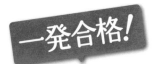

一発合格！

第3版

毒物劇物取扱者試験

テキスト&問題集

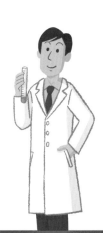

松井奈美子［著］

ナツメ社

〈 は じ め に 〉

　本書は2011年7月に発刊された『一発合格！毒物劇物取扱者試験テキスト＆問題集（ナツメ社）』の３訂版として企画、編集されたものです。初版・改訂版では多くの皆様にご利用いただき、誠にありがとうございました。

　これまでの毒物劇物取扱者試験は各都道府県で独自に実施されておりました。しかし近年では各地方（複数県）で統一の試験問題及び合格基準で実施されるようになり、試験問題の傾向が変わってまいりました。そのため、３訂版ではそれら統一問題や各都道府県の問題傾向をさらに解析し、多くの図やイラストで解説しました。特に第３章では、傾向別に出題されやすい薬品をリストアップすることにより、非常に数多くある毒物・劇物の薬品の中から覚えるべき薬品を限定し、さらに学習しやすいよう工夫しました。また第４章の毒物及び劇物の性質では、できるだけ多くの薬品を載せました。第３章では掲載されなかった薬品の確認や資格取得後の毒物・劇物の取り扱いなどの確認に利用してください。

　本書を手にされた方々が、１人でも多く無事に合格されますよう、お手伝いができれば幸いです。

◆各試験科目の学習方法

①法規　なぜ法律が作られたか、その理由を考えながら理解していくと覚えやすくなります。また、法規の範囲は広くても、出題される範囲は決まっています。本書の掲載範囲を中心に、しっかり覚えてください。

②基礎化学　毒物劇物取扱者試験で必要な化学の範囲は限られています。出題問題の７割は、毎回決まった範囲から出題されています。ですから本書では、化学が苦手でも理解しやすいように、試験に出題される箇所に絞って解説しました。

③毒物及び劇物の性質と実地試験　毒物・劇物の薬品数は膨大ですから、片っ端から覚えようとすると多くは挫折してしまいます。まず、はじめは本書の確認問題や模擬試験問題、自分が受験する都道府県の過去問題で出題された薬品から覚えていきましょう。その後、出題されやすい項目ごとに覚えるようにするとよいでしょう。付属の赤シートを確認ツールとして大いに活用してください。また、本書では学習の目安として見出し横に★印で重要度を記してあります。★★★が最も重要であることを示しています。

松井　奈美子

3

本書の特徴と使い方

本書は毒物劇物取扱者試験の合格を目指す人のためのテキスト&問題集です。「毒物及び劇物に関する法令」「基礎化学」「試験に出題されやすい毒物及び劇物」「毒物及び劇物の性質」「模擬試験」の5章で構成されています。第1・2章は、分野ごとに学習のポイントと、試験に合格するために必要な知識が図表で分かりやすく解説してあります。

また、第3・4章では薬品ごとの性質を詳しく解説していますので、それぞれの薬品の特徴を覚えるために使用してください。

テキスト&確認問題 ➡ 第1章・第2章

学習日
学習した日にちを記入し、学習日を「見える化」しましょう。

ここが重要！
分野ごとに重要なポイントをピックアップ。覚えるべきポイントが理解しやすくなります。

重要度
★印で重要度と出題頻度を明示。★★★が最も重要度が高い項目を表しています。

POINT
重要なポイントを図表やイラストなども使用しながら解説。また、法令に関する箇所は 法規 で表しています。

用語解説
本文に出てきた重要語句や専門用語を解説しています。

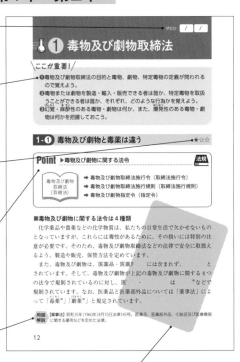

分野ごとに確認問題を複数掲載しています。学習した知識を確認するために、繰り返し解いてみましょう。

赤シート
重要な語句や単語は赤字で表記しています。付属の赤シートで隠すことができるので、繰り返し復習するために活用しましょう。

毒物・劇物の性質一覧　➡　**第3章・第4章**

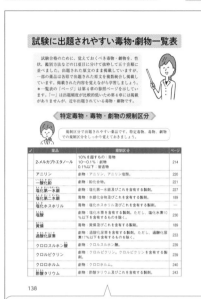

試験に出題されやすい毒物・劇物一覧表

試験合格のために、覚えておくべき毒物・劇物を、性状、鑑別方法などの11項目に分けて抜粋して五十音順に並べました。出題された原文のまま掲載していますので、一部の薬品は各県で出題された原文を複数統合して掲載しています。掲載された内容を覚えながら学習しましょう。
＊一覧表の「ページ」は第4章の参照ページを示しています。「―」は出題頻度が比較的低いため第4章には掲載がありませんが、近年出題されている毒物・劇物です。

特定毒物・毒物・劇物の規制区分

規制区分で出題されやすい薬品です。特定毒物、毒物、劇物での規制区分もしっかり覚えておきましょう。

薬品名	規制区分	ページ
2-メルカプトエタノール	10%を超えるもの：毒物 10〜0.1％：劇物 0.1%以下：普通物	214
アニリン	劇物：アニリン、アニリン塩類。	220
一酸化鉛	劇物：酸化鉛物。	221
塩化第一水銀	劇物：塩化第一水銀及びこれを含有する製剤。	227
塩化第二水銀	毒物：水銀化合物及びこれを含有する製剤。	189
塩化ホスホリル	劇物：塩化ホスホリル及びこれを含有する製剤。	―
塩素	劇物：塩化水素を含有する製剤。ただし、塩化水素10％以下を含有するものを除く。	230
黄燐	毒物：黄燐及びこれを含有する製剤。	189
過酸化尿素	劇物：過酸化尿素を含有する製剤。ただし、過酸化尿素17％以下を含有するものを除く。	233
クロロスルホン酸	劇物：クロロスルホン酸。	239
クロルピクリン	劇物：クロルピクリン、クロルピクリンを含有する製剤。	239
クロロホルム	劇物：クロロホルム。	240
酢酸タリウム	劇物：酢酸タリウム及びこれを含有する製剤。	243

138

第3章は、近年試験に出題された薬品を、性状や毒性など11項目に分けて、原則試験問題の原文のまま掲載しています。出題されやすい項目と、その項目で出題された薬品と特性を覚えましょう。

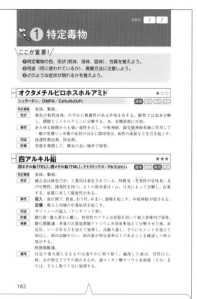

① 特定毒物

〉ここが重要!〈
❶特定毒物の色、形状（気体、液体、固体）、性質を覚えよう。
❷用途（何に使われているか）、廃棄方法に注意しよう。
❸どのような症状が現れるかを覚えよう。

オクタメチルピロホスホルアミド　★☆☆
シュラーダン、OMPA／C₈H₂₄N₆O₃P₂

特定毒物	原体、製剤。
性状	無色の粘性液体。わずかに刺激性のある辛味を有する。酸性では加水分解し、燐酸とジメチルアミンに分解する。水、有機溶剤に可溶。
毒性	あらゆる経路からも強い毒性を示し、中枢神経、副交感神経系統に作用して一般の中毒の症状のほかに眼球縮小、血性の流涙などを引き起こす。
用途	浸透性殺虫剤、防虫剤。
貯蔵	容器を密閉して、換気の良い場所で保管。

四アルキル鉛　★★★
四エチル鉛（TEL）、四メチル鉛（TML）、テトラミックス／Pb(C₂H₅)₄

特定毒物	原体、製剤。
性状	純正品は無色の液体だが、工業用には着色されている。特異臭（芳香性の甘味臭）及び可燃性、揮発性を有する。ヒトの致死量は1cc。日光によって分解し、白濁する。金属に対して侵食性がある。
毒性	吸入：血圧降下、貧血、おうけ、めまい、頭痛を起こす。中枢神経が侵される。皮膚：職人と同様の毒症状を起こす。
用途	ガソリンへの混入（アンチノック剤）。
貯蔵	酸に弱く、爆発性がある。特別性のドラム缶容器を用いて独立倉庫内で保管。
廃棄	酸化隔離法：多量の次亜塩素酸ナトリウム水溶液を加えて分解させた後、消石灰、ソーダ灰などを加えて処理し、沈殿ろ過し、さらにセメントを加えて固化し、溶出試験を行い、溶出量が判定基準以下であることを確認して埋立処分する。燃焼隔離法。
毒性	付近の着火源となるものは速やかに取り除く。漏えいした液は、活性白土、砂、おが屑などでその流れを止め、過マンガン酸カリウム水溶液（5％）または、さらし粉で十分に処理する。

182

第4章は、五十音順で特定毒物・毒物・劇物に分けて薬品を掲載。薬品ごとの性質を詳しく解説しています（詳しい見方はp.180〜181参照）。

模擬試験　➡　**第5章**

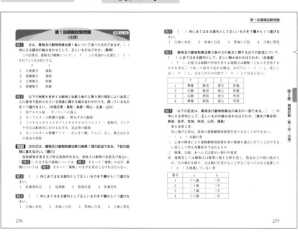

試験問題は各都道府県で出題された問題を原則原文のまま掲載しています。学習の総仕上げとして、模擬試験にチャレンジしてみましょう。

毒物劇物取扱者試験　受験ガイド

毒物劇物取扱責任者とは

　毒物または劇物を製造、輸入、販売する場合には、「毒物及び劇物取締法」に基づく登録が必要です。この毒物または劇物の製造業、輸入業、販売業では、専任者が毒物または劇物による保健衛生上の危害防止にあたらなければならないことを義務付けています。この専任者が「毒物劇物取扱責任者」です。

毒物劇物取扱責任者になるには

　法第8条第1項に定める次の者は「毒物劇物取扱責任者」になることができます。

毒物劇物取扱責任者になれる者

（1）薬剤師
（2）厚生労働省令で定める学校で、応用化学に関する学課を修了した者
（3）各都道府県で実施する毒物劇物取扱者試験に合格した者

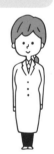

　どの都道府県の毒物劇物取扱者試験に合格しても、全国の都道府県で「毒物劇物取扱責任者」になることができます。また、受験資格として、学歴、年齢及び性別は問われません。

　ただし、法第8条第2項に定める次の者は「毒物劇物取扱責任者」になることができません。

毒物劇物取扱責任者になることができない者

（1）18歳未満の者
（2）心身の障害により毒物劇物取扱責任者の業務を適正に行うことができない者として厚生労働省令で定めるもの
（3）麻薬、大麻、あへんまたは覚せい剤の中毒者
（4）毒物もしくは劇物または薬事に関する罪を犯し、罰金以上の刑に処せられ、その執行を終わり、または執行を受けることがなくなった日から起算して3年を経過していない者

毒物劇物取扱者試験

1）試験の種別

　各都道府県で行われている毒物劇物取扱者試験には3つの種別があり、それぞれ扱える毒物及び劇物が限定されます。

> ア　一般（毒物または劇物の全品目を扱う責任者）
> 　製造業・輸入業・販売業の毒物劇物取扱責任者になることができる。
> イ　農業用品目（農業用の毒物または劇物のみを扱う責任者）
> 　輸入業・販売業の毒物劇物取扱責任者になることができる。
> ウ　特定品目（特定品目の毒物または劇物のみを扱う責任者）
> 　輸入業・販売業の毒物劇物取扱責任者になることができる。

2）試験の内容

　試験は筆記試験3科目と実地試験が行われ、問題数や試験時間、合格基準などは各都道府県で異なります。ただし、多くの都道府県では、多肢択一式により出題され、マークシートで解答します。

① 筆記試験
　ア　毒物及び劇物に関する法規
　イ　基礎化学
　ウ　毒物及び劇物の性質及び貯蔵その他取扱方法
② 実地試験（多くの都道府県では筆記試験により実施）
　毒物及び劇物の識別及び取扱方法

受験申込や受験料など

　試験日程、受験料、申込み方法などは各都道府県によって異なります。このような情報は、各都道府県の「毒物劇物取扱者試験」などのウェブページで公開されていますので、受験する都道府県の該当ページにアクセスして確認してください（東京都なら東京都保健医療局など）。

　試験に合格すると「合格証」が交付されますが、交付の方法も都道府県によって異なります。

〈 も く じ 〉

第1章　毒物及び劇物に関する法令

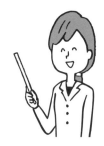

第2章　基礎化学

第3章　試験に出題されやすい毒物及び劇物

第4章　毒物及び劇物の性質

第5章　模擬試験

第1章

毒物及び劇物に関する法令

毒物と劇物は医薬品・医薬部外品・化粧品以外の急性毒性を持ち、健康被害を発生させる恐れの高い物質です。そのため、取扱いや廃棄方法などに非常に厳しい規制があります。
この章では毒物及び劇物に関する法令について、試験に出題される内容を抜粋して説明していきます。

①毒物及び劇物取締法

\ここが重要！/

❶毒物及び劇物取締法の目的と毒物、劇物、特定毒物の定義が問われるので覚えよう。

❷毒物または劇物を製造・輸入・販売できる者は誰か、特定毒物を取扱うことができる者は誰か、それぞれ、どのような行為かを覚えよう。

❸幻覚・麻酔性のある毒物・劇物は何か、また、爆発性のある毒物・劇物は何かを把握しておこう。

1-① 毒物及び劇物と毒薬は違う ★☆☆

Point ▶毒物及び劇物に関する法令 法規

毒物及び劇物
取締法
（取締法）

➡ 毒物及び劇物取締法施行令（取締法施行令）
➡ 毒物及び劇物取締法施行規則（取締法施行規則）
➡ 毒物及び劇物指定令（指定令）

■毒物及び劇物に関する法令は4種類

　化学薬品や農薬などの化学物質は、私たちの日常生活で欠かせないものとなっていますが、これらには毒性があるために、その扱いには特別の注意が必要です。そのため、毒物及び劇物取締法などの法律で安全に取扱えるよう、製造や販売、保管方法を定めています。

　また、毒物及び劇物は、医薬品・医薬部外品には含まれず、医薬用外とされています。そして、毒物及び劇物が上記の毒物及び劇物に関する4つの法令で規制されているのに対し、医薬品・医薬部外品は薬事法※などで規制されています。なお、医薬品と医薬部外品については「薬事法」によって「毒薬※」「劇薬※」と規定されています。

用語
解説 【薬事法】昭和35年(1960年)8月10日法律145号。医薬品、医薬部外品、化粧品及び医療機器に関する運用などを定めた法律。

1-❷ 取締法の目的を覚えておこう ★★★

> **Point** ▶法の目的は保健衛生上の必要な取締を行うこと 法規

取締法第1条【目的】
　この法律は、毒物及び劇物について、保健衛生上の見地から必要な取締を行うことを目的とする。

■取締とは毒物・劇物の取扱いを規制すること

　取締法第1条には、この法律の目的が示されています。「**保健衛生上の見地**」とは、社会において公衆の生命・健康を守り、これを増進・向上させる立場のこと、「**必要な取締**」とは、製造・輸入・販売・貯蔵・運搬などのように、毒物及び劇物を実際に取扱う際に規制を行うことです。この法律は出題頻度が非常に高いので全文を覚えましょう。

1-❸ 毒物及び劇物は法律で定義されている ★★★

> **Point** ▶毒物・劇物は法律の別表に定められている 法規

取締法第2条【定義】
　1　この法律で毒物とは、別表第一に掲げる物であって、医薬品及び医薬部外品以外のものをいう。
　2　この法律で劇物とは、別表第二に掲げる物であって、医薬品及び医薬部外品以外のものをいう。
　3　この法律で特定毒物とは、毒物であって別表第三に掲げるものをいう。

■毒物・劇物は毒性の強弱によって分類する

　取締法には別表第一に毒物、別表第二に劇物、別表第三に特定毒物が示されています（p.178）。毒物、劇物、特定毒物の区別については、毒性の強弱によって分けられ、最も毒性の強いものが特定毒物、最も毒性の弱い

用語解説 【**毒薬・劇薬**】薬事法で定義する医薬品の一種。毒性が強い医薬品が毒薬、劇性が強い医薬品が劇薬。毒薬は劇薬より危険性が高い。なお、毒物及び劇物は医薬用外となる。

ものが劇物とされています。近年、「特定毒物であるものはどれか」といった薬品名を問う問題が出題されています。別表第一、別表第二、別表第三や本書の第3章・第4章を参考にしっかり覚えましょう。

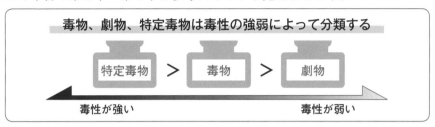

毒物、劇物、特定毒物は毒性の強弱によって分類する

特定毒物 ＞ 毒物 ＞ 劇物

毒性が強い　　　　　　　　　　　毒性が弱い

1-❹ 取締法のさまざまな禁止規定 ★★☆

Point ▶毒物・劇物は登録を受けた者でなければ扱えない

取締法第3条【禁止規定】

1　毒物又は劇物の製造業の登録を受けた者でなければ、毒物又は劇物を販売又は授与の目的で製造してはならない。

2　毒物又は劇物の輸入業の登録を受けた者でなければ、毒物又は劇物を販売又は授与の目的で輸入してはならない。

3　毒物又は劇物の販売業の登録を受けた者でなければ、毒物又は劇物を販売し、授与し、又は販売もしくは授与の目的で貯蔵し、運搬し、もしくは陳列してはならない。　　　　　　　　　　　　　　　　（以下、略）

■製造・輸入・販売の禁止規定

　取締法第3条には、禁止規定として、毒物・劇物の製造、輸入、販売について、それぞれ登録を受けなければ、製造、輸入、販売または授与ができないとされています。製造業・輸入業では、自身で製造・輸入している

製造業、輸入業、販売業ができること

製造業	販売または授与の目的で製造できる。	注：自身で製造・輸入している物に限り販売業の登録なしでも毒物劇物営業者への販売・授与ができる。
輸入業	販売または授与の目的で輸入できる。	
販売業	販売、授与、または販売もしくは授与の目的で貯蔵、運搬、陳列できる。	

14

物に限り、販売業の登録なしでも毒物劇物営業者への販売・授与ができます。また、そのために、貯蔵・運搬・陳列することも許されています。

1-⑤ 特定毒物には厳しい制限がある ★★☆

Point ▶特定毒物の取扱者とできること

【特定毒物を製造できる者】
- 毒物劇物製造業者　● 特定毒物研究者

【特定毒物を輸入できる者】
- 毒物劇物輸入業者　● 特定毒物研究者

【特定毒物を使用できる者】
- 毒物劇物製造業者　● 特定毒物研究者　● 特定毒物使用者

【特定毒物を譲渡・所持できる者】
- 毒物劇物営業者　● 特定毒物研究者　● 特定毒物使用者

■特定毒物取扱いの禁止規定（取締法第3条の2）

　最も毒性の強い特定毒物については、特に厳しく、取締法によってさまざまな制限が加えられています。

1）特定毒物を取扱うことができる者

　特定毒物を取扱うこと（使用、譲渡、所持）ができる者については、取締法第3条の2に毒物劇物営業者、特定毒物研究者、特定毒物使用者の3種類が示されています。

特定毒物を取扱いできる者（取締法第3条の2）

毒物劇物営業者	特定毒物研究者 [*1]	特定毒物使用者
毒物・劇物の製造業者、輸入業者、販売業者すべてを示す。ただし、輸入業者と販売業者は特定毒物を使用できない。	学術研究のため特定毒物を製造し、もしくは使用することができる者として都道府県知事（指定都市の長）の許可を受けた者。	特定毒物研究者または特定毒物を使用することができる者として品目ごとに政令で指定する者。

＊1　特定毒物取扱者の登録を取り消された場合は、登録の取消しの日から2年を経過しないと特定毒物研究者にはなれない。

2）特定毒物の製造

毒物・劇物の製造業者または特定毒物研究者でなければ、特定毒物を製造することはできません。

特定毒物を製造できる者

毒物劇物製造業者　　特定毒物研究者

3）特定毒物の輸入

毒物・劇物の輸入業者または特定毒物研究者でなければ、特定毒物を輸入することはできません。

特定毒物を輸入できる者

毒物劇物輸入業者　　特定毒物研究者

4）特定毒物を使用できる者と用途

取締法には特定毒物を使用できる者と、その用途、使用できるときが政令で定められています。毒物・劇物の輸入業者と販売業者は、特定毒物を使用できないことに注意しましょう。

特定毒物を使用できる者

毒物劇物製造業者	特定毒物研究者	特定毒物使用者
製造のために特定毒物を使用するとき	学術研究のために特定毒物を使用するとき	品目ごとに政令で定める用途

5）特定毒物を譲渡・所持できる者

取締法には特定毒物を譲渡・所持できる者が定められています。ただし、特定毒物使用者については、品目ごとに政令によって指定された者に限って譲渡・所持できるとされています。

特定毒物を譲渡・所持できる者

毒物劇物営業者[*1]　　特定毒物研究者　　特定毒物使用者[*2]

*1 製造業者、輸入業者、販売業者すべてを含む。　　*2 政令により指定された者に限る。

6）譲り渡しの限定と着色基準

毒物劇物営業者、特定毒物研究者は、品質・着色・表示の基準が定めら

16

れた毒物・劇物を譲り渡すとき及び販売するときには、その基準に適合したものでなければ譲り渡すことはできません。また、それらには、それぞれに定められた表示義務があります。

毒物・劇物の着色基準

毒物・劇物の名称	製剤を着色する色
モノフルオール酢酸アミドを含有する製剤	青色
モノフルオール酢酸の塩類を含有する製剤	深紅色
ジメチルエチルメルカプトエチルチオホスフェイトを含有する製剤	紅色
四アルキル鉛を含有する製剤	赤・青・黄・緑色のどれか
加鉛ガソリン（四アルキル鉛含有）	オレンジ色
硫酸タリウムを含有する製剤（農業用劇物）	あせにくい黒色
燐化亜鉛を含有する製剤（農業用劇物）	あせにくい黒色

1-⑥ シンナーなどの乱用の禁止 ★★☆

Point ▶興奮、幻覚※を起こす毒物・劇物

取締法第3条の3
　　興奮、幻覚又は麻酔※の作用を有する毒物又は劇物（これらを含有する物を含む。）であって政令で定めるものは、みだりに摂取し、もしくは吸入し、又はこれらの目的で所持してはならない。

■シンナー等の乱用の禁止規定

　取締法の「興奮、幻覚、麻酔の作用を有するもの」とは、トルエンや塗料などの「取締法施行令第32条の2」に定められているものです。

　これらのものを「摂取、吸入し、または摂取、吸入をする目的で所持」することは禁止されていますから、摂取、吸入をしなくても、摂取、吸入をするために所持しているだけでも罰せられます。

> **用語解説**　【幻覚】外界からの入力がない感覚を体験してしまう症状のこと。夢とは異なる。実在しない音や声がはっきりと聞こえる幻聴、実在しないものがみえる幻視などがある。

> **用語解説**　【麻酔】薬物などにより人為的に疼痛などの感覚をなくすこと。

興奮、幻覚または麻酔の作用を有するもの（取締法施行令第32条の2）
- トルエン（p.258）　●接着剤　●塗料
- 酢酸エチル、トルエンまたはメタノールを含有するシンナー
- 閉そく用またはシーリング用の充てん材※

1-⑦ 爆発性のある毒物及び劇物所持の禁止 ★★☆

Point ▶引火性、発火性、爆発性のある毒物・劇物の所持は禁止されている

取締法第3条の4
　引火性、発火性又は爆発性のある毒物又は劇物であって政令で定めるものは、業務その他正当な理由による場合を除いては、所持してはならない。

■**爆発物等の禁止規定**

　取締法にある「引火性、発火性、爆発性のあるもの」とは、ナトリウムやピクリン酸といった「取締法施行令第32条の3」に定められているものです。これらの爆発性のある毒物・劇物を不当に所持することは、禁止されており、業務上の必要性などの正当な理由がないまま所持すると罰せられます。

引火性、発火性、爆発性のあるもの（取締法施行令第32条の3）
- ナトリウム（p.259）
- ピクリン酸（p.261）
- 亜塩素酸ナトリウムとこれを30%以上を含有する製剤
- 塩素酸塩類（原体）とこれを35%以上を含有する製剤

用語解説 【シーリング用の充てん材】建物の屋根、壁、浴室や台所等の気密性を確保するために充てんする材料のこと。

18

確 認 問 題

問1　次は毒物及び劇物取締法の条文の一部である。（1）〜（5）にあてはまる字句として、正しいものはどれか。（東京）

（目的）

第1条　この法律は、毒物及び劇物について、保健衛生上の見地から必要な（　1　）を行うことを目的とする。

（定義）

第2条第1項　この法律で「毒物」とは、別表第一に掲げるものであって、医薬品及び（　2　）以外のものをいう。

（禁止規定）

第3条第2項　毒物または劇物の（　3　）業の登録を受けたものでなければ、毒物又は劇物を販売又は授与の目的で（　3　）してはならない。

（禁止規定）

第3条の3　（　4　）、幻覚又は麻酔の作用を有する毒物又は劇物（これらを含有するものを含む。）であって政令で定めるものは、みだりに摂取し、若しくは吸入し、又はこれらの目的で（　5　）してはならない。

		1		2		3		4	
（　1　）	1	管理	2	取締	3	監視	4	指導	
（　2　）	1	医薬部外品	2	危険物	3	医療機器	4	食品	
（　3　）	1	卸売販売	2	製造販売	3	貸与	4	輸入	
（　4　）	1	酩酊	2	鎮静	3	興奮	4	錯乱	
（　5　）	1	所持	2	製造	3	貯蔵	4	販売	

問2　毒物及び劇物に関する以下の記述のうち、正しいものの組み合わせを下から一つ選び、その番号を解答欄に記入しなさい。（九州・沖縄統一：福岡・大分・佐賀・熊本・長崎・宮崎・鹿児島・沖縄）

ア　食品添加物に該当するものは、法律別表第一に掲げられている物であっても、毒物から除外される。

イ　医薬部外品に該当するものは、法律別表第二に掲げられている物であっても、劇物から除外される。

ウ　特定毒物とは、毒物であって、法律別表第三に掲げる物をいう。

エ　クロロホルムを含有する製剤は、劇物に該当する。

1（ア、イ）　2（ア、エ）　3（イ、ウ）　4（ウ、エ）

問3 特定毒物の取扱いに関する記述の正誤について、正しい組合せを1～5から一つ選べ。(関西広域連合：滋賀、京都、大阪、兵庫、奈良、和歌山、鳥取、徳島)

a 毒物劇物製造業者は、石油精製業者に、ガソリンへの混入を目的とする四アルキル鉛を含有する製剤を譲渡することができる。
b 特定毒物研究者は、特定毒物を輸入することができる。
c 特定毒物使用者として特定毒物を使用する場合には、品目ごとにその主たる事業所の所在地の都道府県知事(指定都市の区域にある場合においては、指定都市の長)の許可を受けなければならない。
d 毒物劇物営業者、特定毒物研究者又は特定毒物使用者でなければ、特定毒物を所持してはならない。

	a	b	c	d
1	正	正	誤	正
2	正	誤	正	誤
3	正	誤	誤	正
4	正	正	正	誤
5	誤	正	誤	誤

問4 次のうち、毒物及び劇物取締法第3条の4の規定に基づく、引火性、発火性又は爆発性のある毒物又は劇物であって毒物及び劇物取締法施行令で定めるものとして、正しいものはどれか。(東北6県合同：青森、岩手、宮城、秋田、山形、福島)

1 トルエン 2 メタノール 3 カリウム 4 ナトリウム

問5 毒物及び劇物取締法施行令第8条の規定について、(   )の中に入るべき語句はどれか。(北海道)

加鉛ガソリンの製造業者又は輸入業者は、(   )色(第7条の厚生労働省令で定める加鉛ガソリンにあつては、厚生労働省令で定める色)に着色されたものでなければ、加鉛ガソリンを販売し、又は授与してはならない。

1 赤 2 オレンジ 3 青 4 緑

問6　毒物及び劇物取締法の規定に照らし、次のアからウの記述の正誤の組み合わせとして、正しいものを下欄から一つ選びなさい。(千葉)

ア　特定毒物研究者は、特定毒物を学術研究以外の用途に供することができる。
イ　毒物劇物営業者、特定毒物研究者又は特定毒物使用者でなければ、特定毒物を所持してはならない。
ウ　毒物又は劇物の販売業の登録を受けたものは、毒物又は劇物を販売の目的で輸入することができる。

	ア	イ	ウ
1	正	正	正
2	正	誤	正
3	誤	正	正
4	誤	正	誤
5	誤	誤	誤

解　答

問1　(1) 2　(2) 1　毒物劇物の定義参照 (p.13)。　(3) 4　製造・輸入・販売の禁止規定参照 (p.14)。　(4) 3　(5) 1　興奮、幻覚、麻酔の作用を示す毒物劇物参照 (p.17)。

問2　3　法律別表第一や法律別表第二に掲げられた物は、食品添加物に該当するものであっても毒物や劇物から除外されない。医薬品と医薬部外品については「薬事法」によって「毒薬」「劇薬」と規定されている。クロロホルムは毒物及び劇物指定令において、「○○を含有する製剤」と規定されていないため、原体のみが劇物に指定されている。

問3　1　取締法3条の2の5より、特定毒物使用者は、特定毒物を品目ごとに政令で定める用途以外の用途に供してはならない (p.16)。

問4　4　爆発物等の禁止規定参照 (p.18)。

問5　2　毒物・劇物の着色基準参照 (p.17)。

問6　4　ア:特定毒物研究者は、特定毒物を学術研究以外の用途に供してはならない。ウ:毒物又は劇物の輸入業の登録を受けた者でなければ、毒物又は劇物を販売又は授与の目的で輸入してはならない。

② 毒物劇物営業者と取扱責任者

ここが重要！

❶毒物劇物営業者のそれぞれの種類と違いが問われる。取扱いのできる品目についても把握しておこう。

❷毒物劇物営業者の登録事項、登録内容の変更は重要なので覚えよう。

2-① 毒物劇物営業者は3種類　★★☆

Point ▶毒物劇物営業者は製造・輸入・販売業の3種類がある

毒物劇物製造業	毒物劇物輸入業	毒物劇物販売業
都道府県知事により登録票を交付された毒物劇物製造業者	都道府県知事により登録票を交付された毒物劇物輸入業者	都道府県知事により登録票を交付された毒物劇物販売業者

▶販売業者にも3種類がある

販売業の登録名称	取扱い可能な薬品	禁止事項
一般販売業	毒物・劇物全品目を取扱える	—
農業用品目販売業	農業上必要かつ厚生労働省で定める品目のみ	それぞれ、指定された品目以外の販売・貯蔵・運搬・授与・譲渡・陳列は禁止されている。
特定品目販売業	厚生労働省で定める特定品目のみ	

■毒物劇物営業者の種類

毒物劇物営業者とは、毒物・劇物の製造業者・輸入業者・販売業者のすべてを示しています。後に毒物劇物営業者と表示されている場合は、すべての業者を示すものと判断しましょう。

■販売業者による取扱いの区別（取締法第4条の2）

販売業者にも一般販売業、農業用品目販売業、特定品目販売業の3種類の区別があり、それぞれ取扱いのできる品目が決められています。

2-❷ 製造業・輸入業・販売業は登録が必要 ★★★

Point ▶登録手続きは業種によって違っている

┌ 製造業の登録 ┐
都道府県知事へ製造所ごとに行う。
※更新は5年ごと

┌ 輸入業の登録 ┐
都道府県知事へ営業所ごとに行う。
※更新は5年ごと

┌ 販売業の登録 ┐
都道府県知事へ店舗ごとに行う。
※更新は6年ごと

■製造業・輸入業・販売業の登録

　製造業・輸入業・販売業の登録は、製造所、営業所又は店舗ごとに、所在地の都道府県知事へ行います。しかし販売業の場合、所在地が保健所を設置する市の場合は、市長または特別区の区長が登録を行います。

1）登録を行う者（取締法第4条第1項）

業　種	登録単位	登録を行う者
製造業、輸入業	製造所または営業所ごと	所在地の都道府県知事
販売業*	店舗ごと	店舗の所在地の都道府県知事

*所在地が保健所を設置する市の場合は、市長または特別区の区長が登録を行う。

2）登録手続き

業　種	提出単位	申請書の提出先	根拠法（取締法）
製造業	製造所ごと	製造所、営業所又は店舗の所在地の都道府県知事へ	第4条第2項
輸入業	営業所ごと		
販売業*	店舗ごと		

*保健所を設置する市の場合は、市長または特別区の区長が登録を行う。

3）登録の更新

業　種	更新期間	根拠法（取締法）
製造業、輸入業	5年ごと	第4条第3項
販売業*	6年ごと	

*保健所を設置する市の場合は、市長または特別区の区長が登録を行う。

登録の更新は、更新満了日より1カ月前までに登録更新申請書を提出します。更新をしなければその効力を失います（取締法施行規則第4条）。

4）登録事項（取締法第6条）

　登録しなければならない事項は次の通り定められています。

> ### 製造業・輸入業・販売業の登録事項
> ①申請者の氏名、住所（法人の場合は、名称と主たる事務所の所在地）。
> ②製造業または輸入業の登録は、製造または輸入しようとする毒物または劇物の品目。
> ③製造所、営業所または店舗の所在地及び名称（取締法施行規則第4条の5）。
> ④毒物劇物取扱責任者（p.27）の氏名、住所。
> ⑤登録番号及び登録年月日（更新時）。

5）登録内容の変更（取締法第9条、第10条）

　製造業者または輸入業者が登録以外の毒物・劇物を扱うときは、あらかじめ届け出る必要があります。また、下記の事項に該当する場合は30日以内に届け出なければなりません。

> ### 変更や廃止など届け出が必要な場合
> ①氏名（個人経営の場合は、個人氏名、法人組織経営の場合は商号名）または住所を変更したとき。
> ②毒物・劇物を製造し、貯蔵し、運搬する設備の重要な部分を変更したとき。
> ③製造所、営業所または店舗の名称を変更したとき。
> ④登録した毒物・劇物について、製造または輸入を廃止したとき。
> ⑤製造所、営業所または店舗における営業を廃止したとき。

> ### 変更の登録先
>
> | 製造業者・輸入業者 | 販売業者 |
> | --- | --- |
> | 都道府県知事に届け出る。 | 都道府県知事に届け出る。* |
>
> ＊販売業者の場合は、保健所を設置している市の場合は市長、特別区の場合は区長に、それぞれ届け出ることとされている。

■**特定毒物研究者の変更の届け出**（取締法第10条第2項）

　特定毒物研究者が氏名または住所を変更した場合、または特定毒物を使用する研究をやめた場合には、30日以内に都道府県知事に届け出なければなりません。

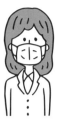

2-③　毒物劇物営業者には設備基準がある ★☆☆

> **Point** ▶毒物劇物営業者の設備には一定の基準がある

施　　設	貯蔵設備
飛散、漏れ、しみ出ない構造。粉じん、蒸気または廃水の処理を行う。	毒物・劇物とその他を区分けする。かぎ、または堅固なさくを設置する。

陳　　列	運　　搬
陳列場所には必ずかぎを設置する。	飛散、漏れ、しみ出る恐れのない運搬用具を用いる。

注：設備基準が満たされていないときは登録取消しとなる。

■**毒物劇物営業者の設備**（取締法第5条）

　毒物・劇物を扱う設備は下記の基準に適合しなければなりません。

1）**製造所等の施設**（取締法施行規則第4条の4）

①コンクリート、板張り、またはこれに準ずる構造で、さらに毒物・劇物が飛散し、漏れ、しみ出、または流れ出、または地下にしみ込む恐れのない構造であること。

②毒物・劇物を含有する粉じん、蒸気または廃水の処理に要する設備または器具を備えていること。

２）毒物・劇物の貯蔵設備

①毒物または劇物とその他のものを区分して貯蔵できること。

②毒物・劇物を貯蔵するタンク、ドラム缶、その他の容器は毒物・劇物が飛散し、漏れ、しみ出る恐れのないものであること。

③貯水池その他容器を用いないで毒物・劇物を貯蔵する設備は、飛散し、地下にしみ込み、または流れ出る恐れがないものであること。

④貯蔵する場所にかぎをかける設備があること。

⑤貯蔵する場所にかぎをかけることができない設備では、その周囲に堅固なさくが設けてあること。

３）毒物・劇物の陳列

毒物・劇物を陳列する場所にかぎをかける設備があること。

注：陳列時には必ずかぎの設備が必要。堅固なさくのみでは不可。

４）毒物・劇物の運搬

運搬用具は、飛散し、漏れ、またはしみ出る恐れのないものであること。

■登録の取消し（取締法第５条・19条）

次のいずれかに該当する場合は、登録取消しとなり、取消しの日から起算して２年を経過しなければ、再び登録することはできません。

> **登録取消しとなる場合**
> ●設備基準が満たされないとき。
> ●設備基準を満たすための改善命令を受け、期限内に措置をとらないとき。
> ●法律またはこれに基づく処分に違反する行為があったとき。

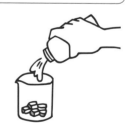

2-④　毒物劇物取扱責任者とは　　★★☆

> **Point** ▶毒物劇物取扱責任者は店舗ごとに設置する　　【法規】
>
> **取締法第7条**
>
> 1　毒物劇物営業者は、毒物又は劇物を直接に取り扱う製造所、営業所又は店舗ごとに、専任の毒物劇物取扱責任者を置き、毒物又は劇物による保健衛生上の危害の防止に当たらせなければならない。ただし、自ら毒物劇物取扱責任者として毒物又は劇物による保健衛生上の危害の防止に当たる製造所、営業所又は店舗については、この限りでない。
>
> 2　毒物劇物営業者が毒物又は劇物の製造業、輸入業又は販売業のうち二以上を併せ営む場合において、その製造所、営業所又は店舗が互いに隣接しているとき、又は同一店舗において毒物又は劇物の販売業を二以上あわせて営む場合には、毒物劇物取扱責任者は、前項の規定にかかわらず、これらの施設を通じて1人で足りる。
>
> 3　毒物劇物営業者は、毒物劇物取扱責任者を置いたときは、30日以内に、その製造所、営業所又は店舗の所在地の都道府県知事にその毒物劇物取扱責任者の氏名を届け出なければならない。毒物劇物取扱責任者を変更したときも、同様とする。

■毒物劇物取扱責任者の設置義務

　毒物及び劇物取締法には、毒物劇物取扱責任者の設置と届け出について次のように定められています。

1）専任の毒物劇物取扱責任者を設置する

　毒物劇物営業者は、製造所・営業所・店舗ごとに専任の毒物劇物取扱責任者を置かなければなりません。ただし、次のような例外があります。

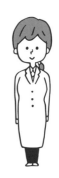

専任の毒物劇物取扱責任者の例外

● **専任の毒物劇物取扱責任者を置かなくてもよい場合**

　毒物・劇物を直接取り扱わない毒物劇物営業者は、責任者を置かなくてもよい（取締法第7条第1項）。

> **例**　毒物・劇物を直接取り扱わず、伝票操作のみの販売を行う場合。
>
> ただし、輸入業の場合は、伝票操作のみの場合でも責任者は必ず必要となる。

● **専任の毒物劇物取扱責任者が1人でもよい場合**

　①②双方の条件がそろえば、専任の責任者は1人でよい（取締法第7条第2項）。

　①同一営業者が販売・輸入・製造の2つ以上の業務を営む場合。

　②製造所・営業所・店舗が互いに隣接、もしくは同一店舗で2つ以上の業務を営む場合。

2）保健衛生上の危害防止を行う

　毒物劇物取扱責任者は、保健衛生上の危害※防止に当たらなければならないとされています。

3）取扱責任者の氏名を30日以内に届け出る

　毒物劇物取扱責任者の氏名は、設置した日から30日以内に届け出なければならないとされています。

> **製造・輸入業**　製造所・営業所の所在地の都道府県知事に届け出る。
>
> **販　売　業**　店舗の所在地の都道府県知事に届け出る。*

＊保健所を設置する市の場合は、市長または特別区の区長が登録を行う。

> **用語解説**　【保健衛生上の危害】人間が健全に生活できない状況。もしくは、環境破壊や衛生的に悪い状況になること。

> **用語解説**　【18歳未満の者】満年齢とは、0歳から始まり誕生日が来ると1歳を加える数え方。18歳未満の者とは、18歳に達していない者のこと。

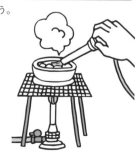

2-⑤　毒物劇物取扱責任者の資格　★★★

Point ▶毒物劇物取扱責任者になれる者となれない者がある

毒物劇物取扱責任者になれる者

①薬剤師
②厚生労働省令で定める学校で、応用化学に関する学課を修了した者
③都道府県知事が行う毒物劇物取扱者試験に合格した者

毒物劇物取扱責任者になれない者

①18歳未満の者※
②心身の障害により毒物劇物取扱責任者の業務を適正に行うことができない者として厚生労働省令で定める者
③麻薬、大麻、あへんまたは覚せい剤の中毒者
④毒物もしくは劇物または薬事に関する罪を犯し、罰金以上の刑を受けて執行を終わり、または執行を受けることがなくなった日から起算して3年を経過していない者

■毒物劇物取扱責任者になれる者（取締法第8条第1項）

毒物劇物取扱責任者になれる人は次のいずれかの者とされています。

毒物劇物取扱責任者になれる者

①薬剤師
②厚生労働省令で定める学校で、応用化学に関する学課を修了した者
③都道府県知事が行う毒物劇物取扱者試験に合格した者

■毒物劇物取扱責任者になれない者（取締法第8条第2項）

次のいずれかの者は、毒物劇物取扱責任者になれないとされています。

毒物劇物取扱責任者になれない者

①18歳未満の者
②心身の障害により毒物劇物取扱責任者の業務を適正に行うことができない者として厚生労働省令で定める者
③麻薬、大麻、あへんまたは覚せい剤の中毒者
④毒物もしくは劇物または薬事に関する罪を犯し、罰金以上の刑を受けて

執行を終わり、または執行を受けることがなくなった日から起算して3年
経過していない者

■毒物劇物取扱責任者ができること（取締法第8条第4項）

　毒物劇物取扱者試験には3種類があり、各試験の合格者は、それぞれ毒
物劇物取扱責任者になれる業種が決まっています。

一般毒物劇物取扱者試験合格者	すべての毒物劇物取扱責任者になれる
農業用品目毒物劇物取扱者試験合格者	農業用品目の輸入業・販売業のみ責任者になれる
特定品目毒物劇物取扱者試験合格者	特定品目の輸入業・販売業のみ責任者になれる

■毒物劇物取扱責任者になれる業種と合格者

　合格した毒物劇物取扱者試験の種類（一般・農業用品目・特定品目）に
よって、毒物劇物取扱責任者となれる業種は次のようになります。

責任者となれるもの	一般毒物劇物取扱者試験合格者	農業用品目毒物劇物取扱者試験合格者	特定品目毒物劇物取扱者試験合格者
一般毒物劇物製造業	○	×	×
農業用品目製造業	○	×	×
特定品目製造業	○	×	×
一般毒物劇物輸入業	○	×	×
農業用品目輸入業	○	○	×
特定品目輸入業	○	×	○
一般毒物劇物販売業	○	×	×
農業用品目販売業	○	○	×
特定品目販売業	○	×	○

注：農業用品目、特定品目の毒物劇物取扱者試験合格者は、製造業での責任者にはなれない。

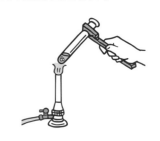

確 認 問 題

問1 次の文は、毒物及び劇物取締法第4条に規定する、営業の登録について記述したものである。記述の正誤について、正しい組合せはどれか。（群馬）

ア　毒物又は劇物の製造業の登録は、製造所ごとに厚生労働大臣が行う。

イ　毒物又は劇物の輸入業の登録は、営業所ごとにその営業所の所在地の都道府県知事が行う。

ウ　毒物又は劇物の販売業の登録は、店舗ごとにその店舗の所在地の都道府県知事（その店舗の所在地が、地域保健法第5条第1項の政令で定める市又は特別区の区域にある場合においては、市長又は区長。）が行う。

エ　製造業、輸入業又は販売業の登録は、6年ごとに更新を受けなければ、その効力を失う。

	ア	イ	ウ	エ
1	正	正	正	誤
2	正	誤	誤	誤
3	誤	誤	正	正
4	誤	正	正	誤

問2 次の記述について、毒物又は劇物の販売業の店舗の設備の基準に該当しないものはどれか。（栃木）

1　毒物又は劇物の運搬用具は、毒物又は劇物が飛散し、漏れ、又はしみ出るおそれがないものであること。

2　毒物又は劇物を保管する場所は3.3平方メートル以上であること。

3　毒物又は劇物を貯蔵するタンク、ドラム缶、その他の容器は、毒物又は劇物が飛散し、漏れ、又はしみ出るおそれのないものであること。

4　毒物又は劇物を貯蔵する場所が、性質上かぎをかけることができないものであるときは、その周囲に、堅固なさくが設けてあること。

5　毒物又は劇物の貯蔵設備は、毒物又は劇物とその他のものとを区分して貯蔵できるものであること。

問3 次の記述のうち、毒物及び劇物取締法上、正しいものはどれか。(新潟)

1　毒物又は劇物の販売業者は、毒物劇物取扱責任者が婚姻により氏名が変更したときには30日以内に、店舗の所在地の都道府県知事（店舗の所在地が保健所を設置する市又は特別区の区域にある場合は、市長又は区長）に届け出なければならない。

2　毒物劇物取扱者試験に合格した20歳の者は、毒物劇物取扱責任者になることができる。

3　毒物劇物取扱者試験に合格した者でなければ、毒物劇物取扱責任者になることができない。

4　特定品目毒物劇物取扱者試験に合格した者は、毒物及び劇物取締法第4条の3第2項に規定する厚生労働省令で定める劇物のみを製造する製造所において毒物劇物取扱責任者になることができる。

問4 次の文章は、毒物及び劇物取締法の条文である。(　　) の中に入れるべき字句の番号をそれぞれ下欄から選びなさい。(神奈川)

1．次の各号に掲げる者でなければ、前条の毒物劇物取扱責任者となることができない。(法第8条第1項)

一　(ア)

二　厚生労働省令で定める学校で、(イ) に関する学課を修了した者

三　都道府県知事が行う毒物劇物取扱者試験に合格した者

【下欄：ア・イ】

1　医師　　2　薬剤師　　3　危険物取扱者　　4　医学　　5　生化学

6　応用化学

2．次に掲げる者は、前条の毒物劇物取扱責任者となることができない。(法第8条第2項)

一　(ウ) の者

二　心身の障害により毒物劇物取扱責任者の業務を適正に行うことができない者として厚生労働省令で定めるもの

三　麻薬、大麻、あへん又は (エ) の中毒者

四　毒物若しくは劇物又は薬事に関する犯罪を犯し、罰金以上の刑に処せられ、その執行を終り、又は執行を受けることがなくなつた日から起算して三年を経過していない者

32

【下欄：ウ・エ】
1　十五歳未満　2　十八歳未満　3　二十歳未満　4　向精神薬
5　覚せい剤　6　アルコール

問5 毒物劇物取扱責任者に関する記述の正誤について、正しい組合せはどれか。（東京）

a　16歳の者は、毒物劇物特定品目販売業の店舗における毒物劇物取扱責任者となることができる。

b　薬剤師は、毒物劇物輸入業者の営業所における毒物劇物取扱責任者になることができない。

c　農業用品目毒物劇物取扱者試験に合格した者は、農業用品目のみを取り扱う輸入業の営業所の毒物劇物取扱責任者になることができる。

	a	b	c
1	正	誤	誤
2	誤	正	誤
3	誤	誤	正
4	誤	誤	誤

解　答

問1　4　製造業・輸入業・販売業の登録参照（p.23）。製造業・輸入業の登録は、製造所・営業所ごとに所在地の都道府県知事が行い、更新は5年ごとに行う。販売業の登録は、店舗所在地の都道府県知事が行い、更新は6年ごとに行う。

問2　2　保管場所の面積に規定はない（p.25）。

問3　2　責任者が、同一人物であり婚姻等での氏名変更及び住所変更の場合の届出は不要。ただし更新申請の際に備考欄に変更の旨を記載する必要がある。毒物劇物取扱者試験に合格した者でも18歳未満等は毒物劇物取扱責任者になれない。特定品目毒物劇物取扱者試験に合格した者は、特定品目の輸入業・販売業のみ責任者になれる。

問4　ア：2　イ：6　ウ：2　エ：5
毒物劇物取扱責任者になれる者参照（p.29）。

問5　3　a：十八歳未満の者は毒物劇物取扱責任者になることができない。
b：薬剤師は毒物劇物取扱責任者となることができる。

③ 取扱いと表示、販売・譲渡・運搬

＼ここが重要！／

❶毒物・劇物の取扱い規定では、保管と運搬のそれぞれの注意事項をきちんと把握しておこう。
❷個々の容器に表示する文字の着色規定に注意しよう。

3-① 毒物及び劇物の取扱いには規定がある ★★☆

Point ▶毒物・劇物取扱いの必要な措置

盗難・紛失の防止のための必要な措置	施設の外への飛散、漏れ、流れ出し、しみ出し、しみ込むことを防止するための必要な措置
運搬時に飛散、漏れ、流れ出し、しみ出ることを防止するための必要な措置	飲食物の容器を使用してはならない

■毒物・劇物の取扱いについての規定（取締法第11条）

　毒物劇物営業者、特定毒物研究者は、毒物・劇物の取扱いについて以下のように規定されています。この条文にある必要な措置とは具体的に、保管場所の周囲に堅固なさくを設ける、保管ロッカーにかぎをかける、保管場所は密閉度を高め、床に防水措置を施すことなどがあげられます。

①盗難・紛失の防止のため、必要な措置をとる。

②製造所や営業所、店舗、研究所などの外に飛散し、漏れ、流れ出し、しみ出し、または施設の地下にしみ込むことを防止するため、危害防止の措置を講ずべき毒物等含有物は次のとおりとする。

施行令　第三十八条

一　無機シアン化合物たる毒物を含有する液体状の物（シアン含有量が1リットルにつき1ミリグラム以下のものを除く。）

二　塩化水素、硝酸若しくは硫酸又は水酸化カリウム若しくは水酸化ナトリウムを含有する液体状の物（水で十倍に希釈した場合の水素イオン濃度が水素指数二・〇から十二・〇までのものを除く。）

③運搬する場合、飛散し、漏れ、流れ出、しみ出ることを防止するため、必要な措置をとる。

④毒物および劇物を入れる容器は、飲食物の容器として使用されるものを使用してはならない。

3-❷　毒物及び劇物の表示基準　★★☆

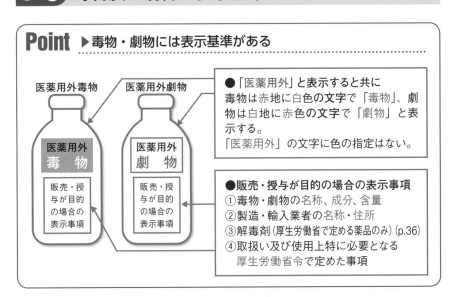

Point ▶毒物・劇物には表示基準がある

医薬用外毒物　　　医薬用外劇物

医薬用外　毒物　　医薬用外　劇物

販売・授与が目的の場合の表示事項

●「医薬用外」と表示すると共に毒物は赤地に白色の文字で「毒物」、劇物は白地に赤色の文字で「劇物」と表示する。
「医薬用外」の文字に色の指定はない。

●販売・授与が目的の場合の表示事項
①毒物・劇物の名称、成分、含量
②製造・輸入業者の名称・住所
③解毒剤（厚生労働省で定める薬品のみ）(p.36)
④取扱い及び使用上特に必要となる厚生労働省令で定めた事項

■毒物及び劇物の表示基準（取締法第12条）

取締法には毒物、劇物の表示について次のように定められています。

1）必ず表示する事項

個々の容器または被包（ひほう）に、医薬用外と表示し、毒物は赤地に白色の文字で「毒物」、劇物は白地に赤色の文字で「劇物」と表示しなければならないとされています。

注：「医薬用外」の文字に着色規定はない。

2）販売・授与が目的の場合（施行規則第11条の6）

　毒物劇物営業者または特定毒物研究者は、容器または被包に以下の事項を表示しなければ、販売・授与してはならないとされています。

容器または被包の表示事項

①毒物または劇物の名称、成分及び含量

②製造業者もしくは輸入業者の名称（氏名）及び住所

③解毒剤（厚生労働省で定める薬品のみ）＊

④取扱い及び使用上特に必要と認めて厚生労働省令で定めた事項

＊取締法施行規則第11条の5（解毒剤）

　有機燐化合物及びこれを含有する製剤たる毒物及び劇物の解毒剤は、2-ピリジルアルドキシムメチオダイド（別名PAM）の製剤及び硫酸アトロピンの製剤とする。

　有機燐化合物：パラチオン、メチルパラチオン、メチルジメトン、EPNなど

3）貯蔵または陳列する場所の表示

　貯蔵または陳列する場所には、毒物を扱う場合は「医薬用外毒物」、劇物を扱う場合は「医薬用外劇物」と表示しなければならないとされています。

　注：貯蔵または陳列の場合は、着色規定がない。

3-❸ 特定用途の毒物・劇物の販売には規制がある ★☆☆

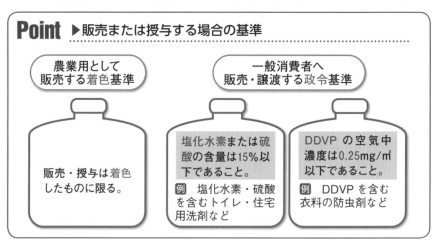

Point ▶販売または授与する場合の基準

農業用として販売する着色基準

販売・授与は着色したものに限る。

一般消費者へ販売・譲渡する政令基準

塩化水素または硫酸の含量は15%以下であること。

例 塩化水素・硫酸を含むトイレ・住宅用洗剤など

DDVPの空気中濃度は0.25mg/㎥以下であること。

例 DDVPを含む衣料の防虫剤など

■販売または授与する場合の基準（取締法第13条）

1）農業用として販売する毒物・劇物

　毒物劇物営業者は、政令で定めた毒物・劇物に関して着色したものでなければ、農業用として販売してはならないとされています。

注：毒物・劇物の着色基準（p.17）を参照。

2）一般消費者へ販売・授与する毒物・劇物（取締法第13条の2）

　一般消費者に利用される毒物・劇物を販売または授与する場合の基準は、次のように定められています。

> 一般消費者の生活の用に供されるものは、成分の含量、容器・被包について政令基準に適合しなければならない。

■一般消費者に販売・授与する場合の政令基準

（取締法施行令　別表第一　第39条の2関係）

1）塩化水素または硫酸を含有する液体状製剤

　トイレや住宅用洗剤などの塩化水素または硫酸を含有する液体状製剤を販売または授与する場合は、塩化水素と硫酸の含有量は、必ず15％以下でなければなりません。

> - 塩化水素のみの含有量
> - 硫酸のみの含有量
> - 塩化水素と硫酸をあわせた含有量
>
> いずれも含有量は必ず15％以下であること

●容器の使用上特に必要な表示事項（取締法施行規則第11条の6）

①製造業もしくは輸入業、もしくは製造した者の氏名及び住所（法人にあっては、その名称及び主たる事務所の所在地）

②以下の旨を記載すること

　イ　小児の手の届かないところに保管しなければならない旨

　ロ　使用の際、手足や皮膚、特に眼にかからないように注意しなければならない旨

　ハ　眼に入った場合は、直ちに流水でよく洗い、医師の診断を受けるべき旨

２）DDVPを含有する製剤

衣料の防虫剤など、DDVP（ジメチル−２,２−ジクロルビニルホスフェイト）を含有する製剤については、次の基準が定められています。

- ●DDVPの空気中濃度が１㎥当たり0.25mg以下となること。
- ●製剤に直接触れることができない構造とすること。
- ●製剤が漏出しない構造であること。

●容器の使用上特に必要な表示事項（取締法施行規則第11条の６）

①製造業もしくは輸入業、もしくは製造した者の氏名及び住所（法人にあっては、その名称及び主たる事務所の所在地）

②以下の旨を記載すること

　イ　小児の手の届かないところに保管しなければならない旨

　ロ　使用直前に開封し、包装紙等は直ちに処分すべき旨

　ハ　居間等人が常時居住する室内では使用してはならない旨

　ニ　皮膚に触れた場合には、石けんを使ってよく洗うべき旨

3-④ 毒物及び劇物の譲渡には手続きがある ★★★

Point ▶毒物・劇物の譲渡にはさまざまな規制がある

書面を保存する義務（５年間）		交付・譲渡の禁止
営業者への譲渡 ①名称及び数量 ②販売・譲渡の年月日 ③氏名、職業、住所	**営業者以外への譲渡** ①名称及び数量 ②販売・譲渡の年月日 ③氏名、職業、住所 ④譲受人の押印	①18歳未満の者 ②厚生労働省令で定める者 ③麻薬などの中毒者

注：爆発性・発火性のある劇物を譲渡した場合にも書面の保存義務がある。

■毒物劇物営業者へ譲渡する場合

毒物劇物営業者は、毒物・劇物を他の営業者に譲渡（販売または授与）したときは、その都度、右記の事項を記した書面を保存する義務があります。

保存する書面に記載する事項（取締法第14条第1項、第4項）

①毒物、劇物の名称及び数量

②販売または譲渡の年月日

③譲受人の氏名、職業、住所（法人の場合は、名称及び事務所の所在地）

注：書面もしくは電磁的記録は、5年間保存しなければならない。

■毒物劇物営業者以外へ譲渡する場合

　毒物劇物営業者が、毒物劇物営業者以外の者に毒物・劇物を譲渡、販売、授与するときは、前述の**保存する書面に記載する事項**の①〜③の記入及び譲受人の**押印**を行い、厚生労働省令で定める通りに作成した書面を提出しなければなりません。**書面は5年間保存**しなければならないとされています（取締法第14条第2項、取締法施行規則第12条の2）。

■毒物劇物営業者等による情報の提供（施行令第40条の9）

　毒物劇物営業者は、毒物または劇物を販売し、または授与するときは、その販売し、または授与するときまでに、譲受人に対し、当該毒物または劇物の性状及び取扱いに関する情報を提供しなければなりません。また**特定毒物研究者が製造した特定毒物を譲り渡す場合**についても準用されます。譲受人に対する情報の提供に関して必要な事項は、厚生労働省令で定められています。

■毒物・劇物の交付・譲渡の制限と規制

1）譲渡してはいけない者（取締法第15条）

　毒物劇物営業者は、次の①〜③のいずれかに該当する者に毒物・劇物を交付・譲渡してはならないとされています。

毒物・劇物を交付・譲渡してはならない者

①**18歳未満の者**

②**心身の障害**により毒物または劇物による保健衛生上の危害の防止の措置を適正に行うことができない者として厚生労働省令で**定める者**

③**麻薬、大麻、あへんまたは覚せい剤の中毒者**

注：薬物に関する罪を犯して3年以内であっても譲渡は可能。

注意　譲渡してはいけない者と、p.29の毒物劇物取扱責任者になれない者の項目を混同しないこと。

2）爆発性や発火性の劇物の譲渡

爆発性や発火性の劇物の譲渡については、譲受人の氏名、住所を確認しなければならないとされています。

爆発性・発火性のある劇物の品目

①亜塩素酸ナトリウムとこれを30％以上含有する製剤
②塩素酸塩類（原体）とこれを35％以上含有する製剤
③ナトリウム
④ピクリン酸

爆発性や**発火性**のある劇物を譲渡した場合、営業者は次の①〜③の事項を記載し、**5年間保存**しなければならないとされています。

爆発性・発火性のある劇物を譲渡した場合の記録の保存

①交付した劇物の名称
②交付年月日
③譲受人の氏名・住所

3-❺ 毒物及び劇物の運搬　　★★☆

Point ▶車両・鉄道で運搬する場合の基準

すべてに共通する運搬基準

①容器・被包に収納
②ふたや弁で容器を密閉

1,000kg以上の運搬

①名称・成分を表示

5,000kg以上の運搬

①交替運転者
　（連続4時間以上運転する場合）
②車両の前後に標識を掲示
③防毒マスク、ゴム手袋などを備える
④毒劇物の名称・成分・含量などの書面

注：車両には0.3メートル平方（30cm四方）の黒色板に白色文字で「毒」と表示した標識を車両の前後の見やすい位置に掲げなければならない。

■毒物・劇物の運搬基準（取締法第16条、取締法施行令第40条の2〜4）

　毒物・劇物（四アルキル鉛を含有する製剤を除く）を、車両または鉄道により**運搬する場合**の基準は、次のように定められています。

①**収　納**　容器または被包に収納されていること。

②**密　閉**　ふたや弁を閉じるなどにより、容器が密閉されていること。

③**表　示**　1回につき1,000kg以上を運搬する場合には、容器の外部に毒物または劇物の名称及び成分を表示する。

注：1回に1,000kgを超える**運搬**を委託する場合は、運送人に対して毒物・劇物の名称、成分とその含量、数量、**事故時**の応急措置**方法**を記した書面**を交付**しなければならない（取締法施行令第40条の6）。

■5,000kg以上を運搬する場合の運搬基準（取締法施行令第40条の5）

　1回につき5,000kg以上を**運搬**する場合は、さらに次の基準があります。

①運転者のほかに交替運転者を同乗させること。

　イ　1人の運転者による連続運転時間（1回が連続10分以上で、かつ、30分以上の運転を中断することなく連続して行う時間）が、4時間（高速自動車国道又は自動車専用道路のサービスエリア又はパーキングエリア等に駐車又は停車できないため、やむを得ず1人の運転者による連続運転時間が4時間を超える場合にあつては、4時間30分）を超える場合。

　ロ　1人の運転者による運転時間が、2日（始業時刻から起算して48時間）を平均し1日当たり9時間を超える場合。

②車両には、0.3メートル平方の黒色板に白色文字で「毒」と表示した標識を車両の前後の見やすい位置に掲げること。

③車両には、防毒マスク、ゴム手袋その他事故の際の応急の措置に必要な保護具を2人分以上備えること。

④車両には、運搬する毒物・劇物の名称、成分とその含量、事故時の応急措置方法を記した書面を備えること。解毒剤の記載の必要はない。

問1 法、政令及び省令の規定に照らし、「毒物又は劇物を車両を使用して運搬する場合で、当該運搬を他に委託し、その1回の運搬数量が1,000キログラムを超えるとき、その荷送人が、運搬人に対し、あらかじめ、書面を交付しなければならない事項」として、次のア〜エのうち、正しいものの組合せはどれか。（茨城）

ア　運搬する毒物又は劇物の名称

イ　運搬する毒物又は劇物の製造年月日

ウ　運搬を委託する年月日

エ　事故の際に講じなければならない応急の措置の内容

1（ア、イ）2（ア、ウ）3（ア、エ）4（イ、エ）5（ウ、エ）

問2 毒物劇物営業者が、毒物または劇物の容器および包装に表示しなければならないものとして、正しいものの組み合わせはどれか。（福井）

a　「医薬用外」の文字および白地に赤色をもって「毒物」の文字

b　「医薬用外」の文字および赤地に白色をもって「劇物」の文字

c　「医薬用外」の文字および白地に赤色をもって「劇物」の文字

d　「医薬用外」の文字および赤地に白色をもって「毒物」の文字

1（a、b）2（a、c）3（b、d）4（c、d）

問3 省令第11条の6の規定に基づき、毒物又は劇物の製造業者が製造したジメチル- 2・2-ジクロルビニルホスフエイト（別名 ＤＤＶＰ）を含有する製剤（衣料用の防虫剤に限る。）を販売し、又は授与するとき、その容器及び被包に、取扱及び使用上特に必要な表示事項として定められている事項について、正しいものの組合せを1〜5から一つ選べ。（関西広域連合：滋賀、京都、大阪、兵庫、奈良、和歌山、鳥取、徳島）

a　使用直前に開封し、包装紙などは直ちに処分すべき旨

b　使用の際、手足や皮膚、特に眼にかからないように注意しなければならない旨

c　眼に入った場合は、直ちに流水でよく洗い、医師の診断を受けるべき旨

d　小児の手の届かないところに保管しなければならない旨

1（a、b）2（a、c）3（a、d）4（b、c）5（c、d）

問4 次の毒物及び劇物取締法第15条の規定に基づく毒物又は劇物の交付の制限に関する記述の正誤について、正しいものの組み合わせを1～5から選びなさい。（富山）

a　毒物劇物営業者は、16歳の者に、毒物又は劇物を交付してもよい。

b　毒物劇物営業者は、大麻の中毒者に、毒物又は劇物を交付してはならない。

c　毒物劇物営業者が、法第3条の4に規定する引火性、発火性又は爆発性のある劇物を交付する場合は、その交付を受ける者の氏名及び住所を確認した後でなければ、交付してはならない。

d　毒物劇物営業者が、法第3条の4に規定する引火性、発火性又は爆発性のある劇物を交付した場合、帳簿を備え、最終の記載をした日から3年間、保存しなくてはならない。

1（a、b）2（b、c）3（c、d）4（a、d）5（b、d）

<hr>

解　答

問1 3　1回に1,000kgを超える運搬を委託する場合は、運送人に対して毒物・劇物の名称、成分とその含量、数量、事故時の応急措置方法を記した書面を交付しなければならない（p.41）。

問2 4　毒物及び劇物の表示基準を参照（p.35）。

問3 3　その他、居間など人が常時居住する室内では使用してはならない旨、皮膚に触れた場合には、石けんを使ってよく洗うべき旨を表示しなければならない（p.38）。

問4 2　毒物・劇物を交付・譲渡してはならない者は、18歳未満の者、心身の障害により毒物または劇物による保健衛生上の危害の防止の措置を適正に行うことができない者として厚生労働省令で定める者、麻薬・大麻・あへんまたは覚せい剤の中毒者。爆発性・発火性のある劇物を譲渡した場合は交付した劇物の名称、交付年月日、譲受人の氏名・住所を5年間保存する必要がある。

4 事故、廃棄、届け出の措置

＼ここが重要！／

❶廃棄方法の種類と違いを把握しておこう。
❷大きく４つに分けられる業務上取扱者の違いを把握しよう。

4-❶ 毒物及び劇物の事故と廃棄 ★★★

Point ▶事故の措置と廃棄の方法

飛散、漏れなど	盗難、紛失	廃 棄
①保健所、警察署又は消防機関へ届け出 ②危害防止のため応急措置	直ちに警察署に届け出る	①中和、加水分解、酸化、還元、稀釈 ②放出、揮発　③燃焼 ④埋める、沈める

■毒物・劇物に関わる事故、立入検査、廃棄についての規定

　毒物・劇物に関わる事故、廃棄については、次の規定があります。

1）事故（盗難、紛失を含む）の際の措置の方法（取締法第17条）

①毒物劇物営業者及び特定毒物研究者は、毒物・劇物が飛散、漏れ、流れ出し、しみ出、地下にしみ込んだ場合、不特定多数の者について保健衛生上の危害が生ずる恐れのあるときは以下のようにする。

　イ　保健所、警察署又は消防機関に届け出る。

　ロ　危害防止のため、応急措置を講じる。

②毒物・劇物が盗難または紛失したときは、直ちに警察署に届け出る。

2）立入検査等（取締法第18条）

①都道府県知事は、保健衛生上必要があると認めるときは、毒物劇物営業者もしくは特定毒物研究者から必要な報告を徴し、または薬事監視員のうちからあらかじめ指定する者に、これらの者の製造所、営業所、店

舗、研究所その他業務上毒物もしくは劇物を取り扱う場所に立ち入り、帳簿その他の物件を検査させ、関係者に質問を行う。もしくは試験のため必要な最小限度の分量に限り、毒物、劇物、第十一条第二項の政令で定める物、もしくはその疑いのある物を収去させることができる。

②前項の規定により指定された者は、毒物劇物監視員と称する。

③毒物劇物監視員は、その身分を示す証票を携帯し、関係者の請求があるときは、これを提示しなければならない。

④第一項の規定は、犯罪捜査のために認められたものと解してはならない。

3）毒物・劇物の廃棄方法の基準（取締法施行令第40条）

①中和、加水分解、酸化、還元、稀釈その他の方法により、毒物及び劇物並びに法第十一条第二項に規定する政令で定める物のいずれにも該当しない物とすること。

②ガス体または揮発性のものは、保健衛生上危害のない場所で少量ずつ放出するか、揮発させる。

③可燃性のものは、保健衛生上危害のない場所で少量ずつ燃焼させる。

④①～③の廃棄方法がむずかしいときは、以下のどれかで処理する。

イ　地下1m以上で地下水を汚染する恐れのない地中に埋める。

ロ　浮き上がったり、引き上げられたりしないように海中に沈める。

ハ　保健衛生上危害を生ずる恐れがないその他の方法。

4-❷ 業務上取扱者の種類と届け出 ★★☆

Point ▶業務上取扱者は4種類

電気めっきを行う事業　　金属熱処理を行う事業
運送の事業　　しろあり防除を行う事業

■業務上取扱者の業務の種類

　業務上取扱者とは、業務として毒物・劇物を取扱う者のことで、次の4つの事業に大別されます。

1）電気めっきを行う事業

　電気めっきを行う事業とは、シアン化ナトリウムまたは無機シアン化合物たる毒物及びこれを含有する製剤を取扱う電気めっきの事業。

2）金属熱処理を行う事業

　金属熱処理を行う事業とは、シアン化ナトリウムまたは無機シアン化合物たる毒物及びこれを含有する製剤を取扱う金属熱処理の事業。

3）運送の事業

　運送の事業とは、大型自動車に固定された容器を用い、または厚生労働省令で定める量以上の容器を大型自動車に積載して、一定の毒物または劇物を運送する事業。

運送の事業に該当する業務

①**大型自動車とは、**最大積載量5,000kg以上の自動車または被牽引自動車。

②**厚生労働省令で定める量とは、**四アルキル鉛を含有する製剤200L以上。
　その他の毒物または劇物1,000L以上。

③**運送の事業の品目**

- アクリルニトリル　●アクロレイン
- アンモニア及びこれを含有する製剤（10％以下を除く）で液体状
- 塩化水素及びこれを含有する製剤（10％以下を除く）で液体状
- 塩素　●黄燐　●過酸化水素及びこれを含有する製剤（6％以下を除く）
- クロルスルホン酸　●クロルピクリン　●クロルメチル　●硅弗化水素酸
- 四アルキル鉛を含有する製剤　●ジメチル硫酸
- 臭素　●硝酸及びこれを含有する製剤（10％以下を除く）で液体状
- 水酸化カリウム及びこれを含有する製剤（5％以下を除く）で液体状
- 水酸化ナトリウム及びこれを含有する製剤（5％以下を除く）で液体状
- ニトロベンゼン　●発煙硫酸　●弗化水素及びこれを含有する製剤
- ホルムアルデヒド及びこれを含有する製剤（1％以下を除く）で液体状
- 無機シアン化合物たる毒物及びこれを含有する製剤で液体状
- 硫酸及びこれを含有する製剤（10％以下を除く）で液体状

4）しろあり防除を行う事業

砒素化合物たる毒物及びこれを含有する製剤を取扱うしろあり防除の事業。

■都道府県知事への届け出

　業務上、シアン化ナトリウムまたはほかの毒物・劇物を取扱う者は、取扱開始日から30日以内に次の事項を事業場所在地の都道府県知事に届け出なければなりません。

都道府県知事への届出事項

①取扱者の氏名、住所（**法人の場合は法人名と事業所所在地など**）
②取扱う毒物・劇物（**無機シアン化合物を含有する製剤**）の品目
③事業場の所在地
④事業場の名称

■その他の業務上取扱者の届け出

　都道府県知事への届け出の義務は、上記の電気めっき、金属熱処理、運送、しろあり防除を行う事業以外の業務上取扱者にはありません。

　ただし、毒物・劇物の取扱い方法等については、毒物劇物営業者のものに準じます。

問1 次の文章は、毒物及び劇物取締法の条文の一部である。（　　）に当てはまる正しい字句を解答欄に記入しなさい。（愛媛）

　第十七条 毒物劇物営業者及び特定毒物研究者は、その取扱いに係る毒物若しくは劇物又は第十一条第二項の政令で定める物が飛散し、漏れ、（ア）、染み出し、又は地下に染み込んだ場合において、不特定又は（イ）の者について（ウ）の危害が生ずるおそれがあるときは、直ちに、その旨を保健所、（エ）又は消防機関に届け出るとともに、（ウ）の危害を防止するために必要な応急の措置を講じなければならない。

　2 毒物劇物営業者及び特定毒物研究者は、その取扱いに係る毒物又は劇物が（オ）にあい、又は紛失したときは、直ちに、その旨を（エ）に届け出なければならない。

問2 次の毒物及び劇物取締法施行令第40条の規定に基づく廃棄の方法に関する記述の正誤について、正しい組み合わせを選びなさい。（富山）

a 地下50センチメートルで、かつ、地下水を汚染するおそれがない地中に確実に埋めた。

b ガス体の毒物を保健衛生上の危害を生ずるおそれがない場所で、大量に放出した。

c 可燃性の毒物を保健衛生上の危害が生ずるおそれがない場所で、少量ずつ燃焼させた。

d 液体の毒物を稀釈し、毒物及び劇物並びに法第11条第2項に規定する政令で定める物のいずれにも該当しない物とした。

	a	b	c	d
1	誤	誤	正	正
2	正	誤	誤	正
3	正	正	誤	誤
4	正	正	正	誤
5	誤	正	正	正

問3　法第18条に規定されている立入検査等に関する記述の正誤について、正しい組合せを1～5から一つ選べ。ただし、「都道府県知事」は、毒物又は劇物の販売業にあってはその店舗の所在地が保健所を設置する市又は特別区の区域にある場合においては市長又は区長とする。（関西広域連合：滋賀、京都、大阪、兵庫、奈良、和歌山、鳥取、徳島）

a 都道府県知事は、保健衛生上必要があると認めるときは、毒物劇物営業者から必要な報告を徴することができる。

b 都道府県知事は、保健衛生上必要があると認めるときは、毒物劇物監視員に、毒物劇物販売業者の店舗に立ち入り、帳簿その他の物件を検査させることができる。

c 都道府県知事は、犯罪捜査上必要があると認めるときは、毒物劇物監視員に、毒物劇物販売業者の店舗に立ち入り、試験のため必要な最小限度の分量に限り、毒物若しくは劇物を収去させることができる。

d 毒物劇物監視員は、その身分を示す証票を携帯し、関係者の請求があるときは、これを提示しなければならない。

	a	b	c	d
1	正	正	正	誤
2	正	正	誤	正
3	正	誤	正	誤
4	誤	誤	誤	正
5	誤	誤	誤	誤

問4　次のうち、法第22条第1項の規定により、業務上取扱者として都道府県知事（その事業場の所在地が、保健所を設置する市又は特別区の区域にある場合においては、市長又は区長。）に届け出なければならない事業場として、正しいものはいくつあるか。（愛知）

ア　アセトニトリルを使用して、化学実験を行う大学

イ　シアン化ナトリウムを使用して、電気めっきを行う工場

ウ　ホルマリンを使用して、病理組織検査を行う病院

1：1つ　2：2つ　3：3つ　4：正しいものはない

問5 次の記述は、**毒物又は劇物の廃棄に関する政令第40条**の条文の一部である。（ア）～（エ）にあてはまる語句の組合せとして正しいものはどれか。（茨城）

法第15条の2の規定により、毒物若しくは劇物又は法第11第2項に規定する政令で定める物の廃棄の方法に関する技術上の基準を次のように定める。

一　中和、（ア）、酸化、還元、（イ）その他の方法により、毒物及び劇物並びに法第11条第2項に規定する政令で定める物のいずれにも該当しない物とすること。

二　ガス体又は揮発性の毒物又は劇物は、保健衛生上危害を生ずるおそれがない場所で、少量ずつ（ウ）し、又は揮発させること。

三　（エ）の毒物又は劇物は、保健衛生上危害を生ずるおそれがない場所で、少量ずつ燃焼させること。

	（ア）	（イ）	（ウ）	（エ）
1	電気分解	希釈	揮散	可燃性
2	電気分解	溶解	放出	引火性
3	加水分解	希釈	揮散	引火性
4	加水分解	溶解	放出	可燃性
5	加水分解	希釈	放出	可燃性

解　答

問1　（ア）流れ出し（イ）多数（ウ）保健衛生上（エ）警察署（オ）盗難

問2　1　地下1m以上で地下水を汚染する恐れのない地中に埋める。ガス体または揮発性のものは、保健衛生上危害のない場所で少量ずつ放出するか、揮発させる。

問3　2　「犯罪捜査上必要があると認めるとき」ではなく「保健衛生上必要があると認めるとき」に収去させることができる。

問4　1　イのみが届け出が必要な事業場である。

問5　5　毒物・劇物の廃棄方法の基準（取締法施行令第40条）参照（p.45）。

第2章

基礎化学

この章では、毒物劇物取扱者試験問題に出題されやすい、化学に関する基礎的な学習内容を抜粋し説明しています。

① 物質の構造と変化①

\ここが重要！/

❶混合物と純物質、単体と化合物の違いをきちんと覚えておこう。
❷原子の構造、質量数の求め方を把握しよう。
❸化学結合の種類と結合のしくみを把握しよう。

1-① 物質とは　★★☆

Point ▶物質には混合物と純物質がある

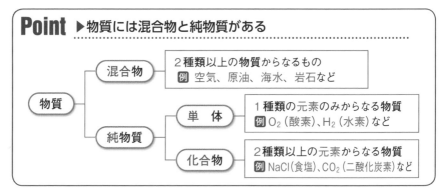

■自然界はさまざまな物質から成り立っている

　物質には、混合物と純物質があります。混合物とは、**2種類以上の物質**から成り立つもので、空気や海水などのように、いろいろなものが混ざり合ってできた物質のことです。

　また、純物質には、単体と化合物の2種類が存在します。単体とは、1種類の元素からなる**物質**であり、化合物とは**2種類以上の元素からなる物質**です。例えば、酸素（O_2）は、O原子2個から成り立つ単体であり、二酸化炭素（CO_2）はC原子1個、O原子2個から成り立つ化合物です。

■化合物と混合物の見分け方

　化合物と混合物は化学式が書けるかどうかで見分けることができます。化合物は化学式で表すことができますが、混合物は化学式で表すことができません。

1-❷ 元素と原子、分子 ★★☆

Point ▶すべての物質は分子の組み合わせからできている

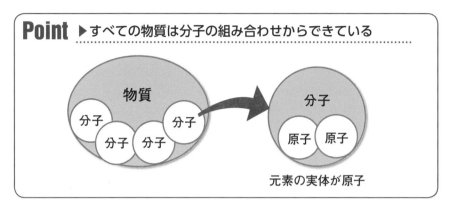

元素の実体が原子

■元素の実体が原子である

　すべての物質は100種類ほどの元素から構成されています。

　この元素という言葉は「物質の根源は元素である」という概念（哲学概念）を示すものであり、実態を伴うものではありません。

　実体として、物質の最小単位（実体）を示すものを原子といいます。原子は、物質を構成する最も基本的な粒子であり、これら原子が組み合わさったものを分子といいます（p.80・81 元素の周期表を参照）。

　例えば、二酸化炭素は酸素と炭素で構成されているため分子になりますが、二酸化炭素を構成している酸素と炭素は原子となります。

元素の種類は約100種類		
	物質を構成する粒子	例
原子	●物質を構成する最も基本的な粒子。 ●元素の実体としての微粒子を示す。	H（水素）、O（酸素）、Fe（鉄）、Na（ナトリウム）
分子	●原子が結合してできた微粒子。 ●物質としての性質を持つ最小の粒子。	H_2（水素分子）、O_2（酸素分子）、NaCl（塩化ナトリウム）、H_2O（水）

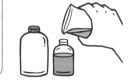

1-③ 同素体と同位体 ★★★

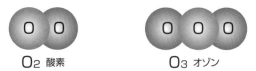

Point ▶同素体とは、同じ元素からできた性質や構造が違う物質のこと

O_2 酸素　　　　　O_3 オゾン

▶同位体とは、同じ原子番号で中性子数が違う元素のこと

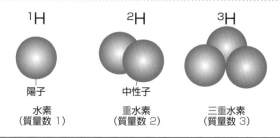

^1H　　　　　^2H　　　　　^3H

陽子　　　　　中性子

水素　　　　　重水素　　　　　三重水素
（質量数 1）　（質量数 2）　（質量数 3）

■同素体

　同素体とは、同じ元素からできていても、つながり方（原子の配列や結合の仕方）が違い、性質も異なる単体です。例えば、酸素とオゾンは同素体で、同じ数の陽子と中性子を持っていますが、性質は異なります。

同素体を持つ代表的な元素

構成元素		同素体
S	硫黄	ゴム状硫黄※（アモルファス硫黄、Sn）、斜方硫黄※（S_8）、単斜硫黄※（S_8）
C	炭素	黒鉛（グラファイト）、ダイヤモンド
O	酸素	酸素（O_2）、オゾン（O_3）
P	燐	赤燐、黄燐
❗：代表的な同素体はSCOP（スコップ）と覚えよう。		

■同位体

同じ原子番号で中性子数が違う元素のことを、同位体といいます。

同位体は、互いに原子核内の陽子数は同じですが、中性子数が異なり、同じ元素の原子でも質量数が異なります。最も簡単な元素である水素を例にとると、陽子が1つの水素（質量数1）、中性子がもう1つある重水素（陽子1＋中性子1＝質量数2）、さらに中性子がもう1つ増えた三重水素（陽子1＋中性子2＝質量数3）の3種類があります。

$$\text{同位体は}\begin{pmatrix}\text{原子番号}\\\text{陽子の数}\\\text{元素}\end{pmatrix}\text{が同じだが、}\begin{pmatrix}\text{質量数}\\\text{中性子の数}\\\text{質量}\end{pmatrix}\text{が異なる原子}$$

同位体と同素体は、間違えやすいので違いをしっかり覚えましょう。

また、化学的性質は同じでも、重さが少しだけ違う原子（元素）がありますが、これらの元素を同位元素（アイソトープ）と呼びます。

1-④ 原子の構造 ★★☆

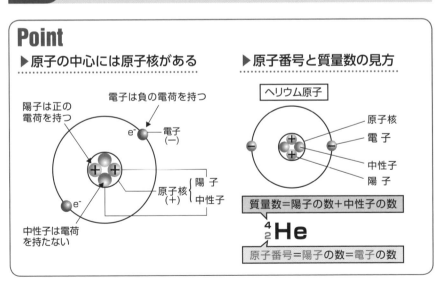

Point

▶原子の中心には原子核がある

陽子は正の電荷を持つ

電子は負の電荷を持つ

e⁻ ── 電子（－）

原子核（＋）─ 陽子 中性子

中性子は電荷を持たない

▶原子番号と質量数の見方

ヘリウム原子

原子核
電子
中性子
陽子

質量数＝陽子の数＋中性子の数

$^{4}_{2}\text{He}$

原子番号＝陽子の数＝電子の数

■原子は原子核と電子からできている

すべての物質は、その最小構成単位である原子の組み合わせによって構成されています。原子の中心には原子核があり、原子の周りを電子が回っています。原子は、中心にある正（＋）の電気を帯びた1個の原子核と、その周りにある負（－）の電気を帯びた何個かの電子から成り立っています。原子核は、正（＋）の電子を持つ陽子（プロトン）と電気的に中性である中性子（ニュートロン）から成り立っています。

原子と原子核	
原　子	正の電荷を持つ原子核と、その周りを回る負の電荷を持つ電子（エレクトロン）から成り立っている。
原子核	正の電荷を持つ陽子（プロトン）と、電気的に中性の中性子（ニュートロン）から成り立っている。

■原子番号と質量数

原子の中にある陽子の数は元素の種類によって違います。この陽子の数を原子番号といいます。また、この陽子の数はいつでも電子の数と等しくなっていて、電気的に中性になっています。

原子番号　＝　陽子の数　＝　電子の数

電子の重さ（質量）は、陽子や中性子の重さの1000分の1よりも小さい

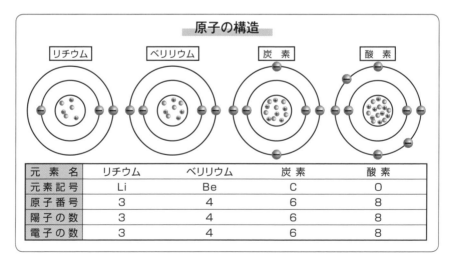

原子の構造

元 素 名	リチウム	ベリリウム	炭　素	酸　素
元素記号	Li	Be	C	O
原子番号	3	4	6	8
陽子の数	3	4	6	8
電子の数	3	4	6	8

ことから、原子の質量数※は、電子の重さを考慮する必要がなく、陽子の数と中性子の数を合わせたもの（和）であるとされています。

質 量 数	=	陽子の数	+	中性子の数

■原子の電子配置

電子は原子核の周りを回っていますが、電子が存在する場所は電子殻（かく）といういくつかの層に分かれていて、一番内側から順にK殻、L殻、M殻、N殻……となっています。それぞれの電子殻に入ることのできる電子の数は決まっていて、K殻に入る電子の数は2個、L殻には8個、M殻には18個、N殻には32個……となっています。

電子殻に収納可能な電子数

殻	K殻	L殻	M殻	N殻	O殻	P殻
主量子数 (n)※	1	2	3	4	5	6
電子数 ($2n^2$)	2	8	18	32	50	72

■電子は内側から配置される

電子が分布している一番外側の電子殻を最外電子殻といいます。この最外電子殻に存在する電子は、他の電子殻の電子よりも不安定であり、他の原子と作用しやすいことから、他の電子と区別して価電子と呼んでいます。また、電子殻は内側ほどエネルギーが弱く、電子は内側から順に配置されていきます。

電子配置とは、原子を構成している電子がどのような軌道に配置しているのかを示したものです。これによって各原子固有の性質が決定されます。例えば、塩素原子の電子配置は右のようになります。

塩素原子 Cl

M殻
L殻
17+ K殻
原子核
価電子
最外電子殻

用語解説　【質量数】原子の重さは質量数で表す。原子の中では、水素が1番軽く（原子番号1）、自然界に存在するものの中で最も重いのがウラン（原子番号92）である。

用語解説　【主量子数】原子における、電子のエネルギーを特徴づける量子数のこと。数が大きいものほど、電子が入る際にエネルギー（力）を使用するため、電子は主量子数の小さいものから順に入っていく。主量子数(n)は1以上の整数で表される。

1-⑤ イオン ★★☆

Point ▶電荷を帯びた原子または原子団をイオンという

イオンとは、原子の中に
ある電子が増えたり減っ
たりすることにより、電
荷を帯びた原子または原
子団をいう。

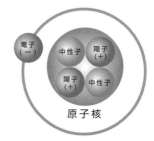

■イオンとは電荷を帯びた原子の集まり

陽子の数と電子の数は等しく、原子は電気的に中性になっていますが、原子の周りを回っている電子が原子の外にはじき出されると、陽子の数と電子の数は等しくならず、原子は中性ではなくなります。

貴ガスなどの一部の原子を除き、原子の最外電子殻にある電子は最も不安定なものであり、外にはじき出されやすくなっています。電子がはじき出されたり、結合したりして中性ではなくなった原子、もしくは、原子の集まりである原子団※をイオンといいます。イオン化とは、この最外電子殻の電子が移動することで行われますが、イオン化することを電離と呼んでいます。例えば、水素イオンは、水素原子が電子を1つ失ってできた1価の陽イオンとなります。

> 例 **イオンの例**
> 水素イオン（H^+）、水酸化物イオン（OH^-）、硫酸イオン（SO_4^{2-}）

用語解説【原子団】分子の中に含まれる特定の原子の集団のこと。

■陽イオンと陰イオン

原子は、電子殻に陽子と同じ数の電子を持っています。この電子1個（主に価電子）が他の原子などに移動すると、中性ではなくなり、陽子の電荷（＋）側に電気を帯びるようになります。この正（＋）の電気を帯び

た原子を陽イオンといいます。

　一方、原子の電子殻（最外電子殻）の電子1個（価電子）を、他の原子から得ると、電子の電荷（−）側の電気を帯びるようになります。この負（−）の電気を帯びた原子を陰イオンといいます。

　例えば、ナトリウム原子には、電子が11個あり、安定した状態になるために、M殻（最外電子殻）にある電子を捨ててネオン（Ne）と同じになろうとします。ネオンと同じ電子配置になって、陽子11個に対して電子が10個となり、プラスの電荷が全体として1個多くなると、ナトリウムは一つプラスの電荷を帯びるので1価の陽イオンとなります。

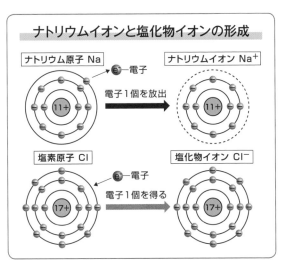

主なイオンと価数

価数	陽イオン		陰イオン	
	イオン式	名称	イオン式	名称
1価	H^+ Na^+ K^+ Ag^+ Cu^+ NH_4^+	水素イオン ナトリウムイオン カリウムイオン 銀イオン 銅（Ⅰ）イオン アンモニウムイオン	Cl^- OH^- NO_3^-	塩化物イオン 水酸化物イオン 硝酸イオン
2価	Mg^{2+} Ca^{2+} Ba^{2+} Cu^{2+} Fe^{2+}	マグネシウムイオン カルシウムイオン バリウムイオン 銅（Ⅱ）イオン 鉄（Ⅱ）イオン	O^{2-} S^{2-} SO_4^{2-} CO_3^{2-}	酸化物イオン 硫化物イオン 硫酸イオン 炭酸イオン
3価	Fe^{3+} Al^{3+}	鉄（Ⅲ）イオン アルミニウムイオン	PO_4^{3-}	リン酸イオン

1-⑥ 結合の種類 ★★★

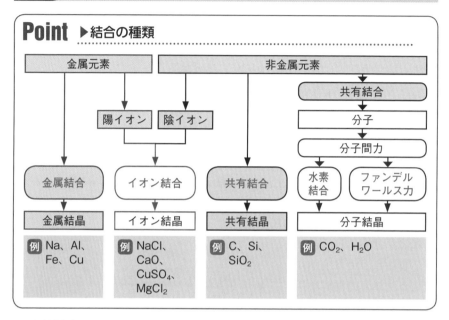

Point ▶結合の種類

非金属元素側の構成：共有結合 → 分子 → 分子間力 →（水素結合、ファンデルワールス力）

金属結合	イオン結合	共有結合	水素結合・ファンデルワールス力
金属結晶	イオン結晶	共有結晶	分子結晶

例 Na、Al、Fe、Cu

例 $NaCl$、CaO、$CuSO_4$、$MgCl_2$

例 C、Si、SiO_2

例 CO_2、H_2O

■化学結合

物質は、原子やイオンなどの粒子が結びついて構成されており、分子内の原子同士をつなぎ合わせる結合を**分子内結合**といいます。また、分子と別の分子とをつなぎ合わせる結合は**分子間結合**と呼ばれ、これら分子内結合と分子間結合を**化学結合**といいます。

化学結合は大きく分けて、共有結合とイオン結合、金属結合に分かれます。金属結合は金属元素同士の結合を示し、イオン結合は金属元素と非金属元素の結合を示します。また非金属元素同士の結合を共有結合といいます。

それぞれの結合の強さは強い順に、共有結合、イオン結合、金属結合、水素結合、ファンデルワールス力（p.65）となっています。

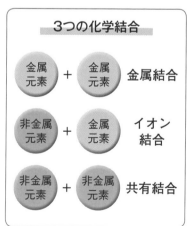

3つの化学結合

金属元素 ＋ 金属元素　金属結合

非金属元素 ＋ 金属元素　イオン結合

非金属元素 ＋ 非金属元素　共有結合

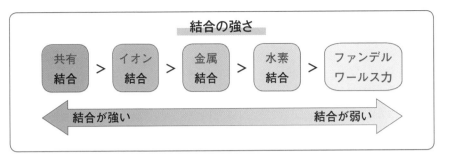

結合の強さ

共有結合 ＞ イオン結合 ＞ 金属結合 ＞ 水素結合 ＞ ファンデルワールス力

結合が強い　　　　　　　　　　　　　　　　　結合が弱い

1）金属結合

金属の単体における各原子の価電子はとても不安定で、元の原子から離れやすいものです。そのため、価電子は特定の原子に固定されずに自由に原子間を動き回ることができます。この自由に動き回れる価電子を**自由電子**といいます。金属では、それぞれの原子の価電子を全体で共有することができます。この共有を金属結合といいます。

右図は、Naの価電子1個が自由電子で、多数のNa原子によって共有された状態を表したものです。

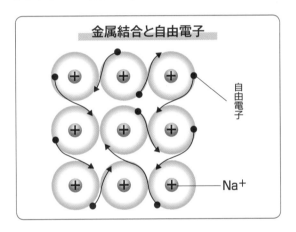

金属結合と自由電子

自由電子

Na^+

例　金属結合の例

鉄（Fe）、銅（Cu）、ナトリウム（Na）、アルミニウム（Al）、マグネシウム（Mg）、水銀（Hg）、鉛（Pb）、亜鉛（Zn）、銀（Ag）

2）イオン結合

塩化ナトリウム（NaCl）は、ナトリウムイオン（Na^+）と塩化物イオン（Cl^-）が互いの**電気的引力（クーロン力）**により引き合い、結合しています。このように、陽イオンと陰イオンの電気的引力によって結びつく結合をイオン結合といいます。

例 イオン結合の例

酸化マグネシウム（MgO）、
塩化ナトリウム（NaCl）、
弗化ナトリウム（NaF）、
塩化カルシウム（CaCl$_2$）、
炭酸ナトリウム（Na$_2$CO$_3$）、
塩化銅（Ⅱ）（CuCl$_2$）、
硫酸カリウム（K$_2$SO$_4$）、
塩化銀（AgCl）、
水酸化ナトリウム（NaOH）、
硝酸カリウム（KNO$_3$）、
炭酸カルシウム（CaCO$_3$）、
塩化マグネシウム（MgCl$_2$）、
酸化亜鉛（ZnO）

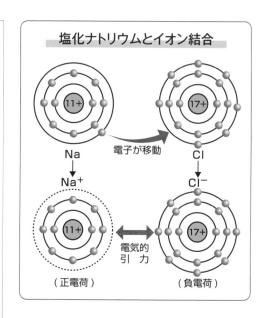

塩化ナトリウムとイオン結合

3）共有結合と配位結合

　それぞれの原子の最外電子殻が互いに重なり合い、お互いの価電子を共有してできる結合を共有結合といい、非金属元素と非金属元素の間に形成されます。

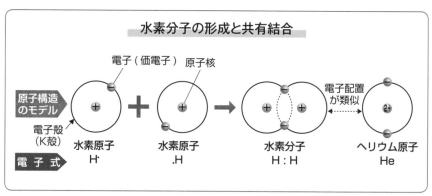

水素分子の形成と共有結合

　次の図は、水素原子と弗素原子が電子を共有する状態を表したものです。対を作っていない電子を不対電子、共有によりできた対を共有電子対、共有前からできていた対を非共有電子対といいます。

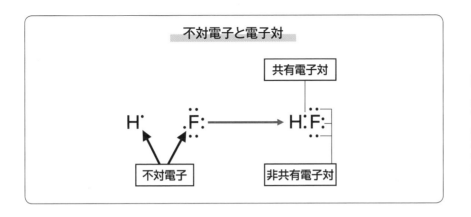

不対電子と電子対

共有電子対

非共有電子対

不対電子

例　**共有結合の例**
酸素（O_2）、窒素（N_2）、二酸化炭素（CO_2）、硫黄（S_8）、炭素（C）、
硅素（Si）、二酸化硅素（SiO_2）、塩化水素（HCl）、アンモニア（NH_3）

　一方が非共有電子対を提供し、それを共有することで生じる結合を配位結合といいます。配位結合は一度できてしまえば共有結合と見分けをつけることができなくなります。例えば、アンモニウムイオンNH_4^+では、窒素N原子の非共有電子対を水素イオンH^+に一方的に供与することで結合が形成されています。

　そのため、一度結合してしまうと共有結合した水素イオンH^+と配位結合した水素イオンH^+の見分けができなくなります。

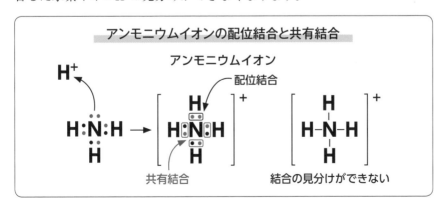

アンモニウムイオンの配位結合と共有結合

アンモニウムイオン

配位結合

共有結合

結合の見分けができない

また、金属の陽イオンに分子や陰イオンが配位結合することによってできるイオンを錯イオンといいます。この錯イオンにおいて、金属イオンに配位結合している分子やイオンを配位子、配位子の数を配位数といいます。

錯イオンの例

配位子	錯イオン（イオン式）	錯イオン（名称）
NH₃	$[Ag(NH_3)_2]^+$	ジアンミン銀（Ⅰ）イオン
	$[Zn(NH_3)_4]^{2+}$	テトラアンミン亜鉛（Ⅱ）イオン
	$[Cu(NH_3)_4]^{2+}$	テトラアンミン銅（Ⅱ）イオン
	$[Ni(NH_3)_6]^{2+}$	ヘキサアンミンニッケル（Ⅱ）イオン
OH⁻	$[Zn(OH)_4]^{2-}$	テトラヒドロキシド亜鉛（Ⅱ）酸イオン
	$[Al(OH)_4]^-$	テトラヒドロキシドアルミン酸イオン
	$[Sn(OH)_4]^{2-}$	テトラヒドロキシドスズ（Ⅱ）酸イオン
	$[Pb(OH)_4]^{2-}$	テトラヒドロキシド鉛（Ⅱ）酸イオン
CN⁻	$[Ag(CN)_2]^-$	ジシアニド銀（Ⅰ）酸イオン
	$[Fe(CN)_6]^{4-}$	ヘキサシアニド鉄（Ⅱ）酸イオン
	$[Fe(CN)_6]^{3-}$	ヘキサシアニド鉄（Ⅲ）酸イオン
$S_2O_3{}^{2-}$	$[Ag(S_2O_3)_2]^{3-}$	ビス（チオスルファト）銀（Ⅰ）酸イオン

■分子間結合

分子と他の分子における結合には、水素結合とファンデルワールス力があります。

1）水素結合

弗化水素（HF）では、水素と弗素が結合する際に、水素の電子1個が弗素原子に引き寄せられて結合しています。その結果、水素原子の原子核が裸の状態に近い形になっているため、少しだけ＋（δ^+）となっています（「δデルタ」とは「微小な」という意味を持つ記号のこと）。また、弗素原子は、水素原子からの電子を引き寄せているので、少しだけ－（δ^-）となっています。こうして水素と弗素それぞれのδ^+、δ^-が引き寄せ合って結合します。このように、**水素原子を介して結合する**ことを水素結合といいます。

下図は、弗素が弗化水素の共有電子対を引きつけて、隣の分子と水素結合を起こす状態を表したものです。

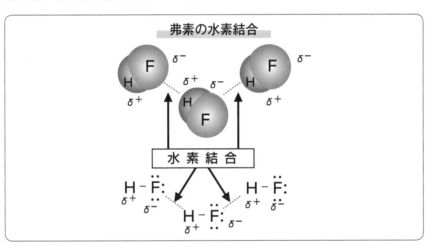

弗素の水素結合

水素結合

例　水素結合の例
水（H_2O）、アンモニア（NH_3）、弗化水素（HF）

2）ファンデルワールス力

共有結合によってできた分子は、お互いに引きつけ合っています。この引きつけ合う力を**分子間力**、または**ファンデルワールス力**といいます。分子量（分子の相対的な質量）が大きい分子ほど**分子間力**も大きくなります。

二酸化炭素や沃素などは、固体の状態で分子が多数集合していて、分子

間に弱い引力が働いています。この分子間に働く弱い力が分子間力です。この分子間力による相互作用をファンデルワールス力といいます。

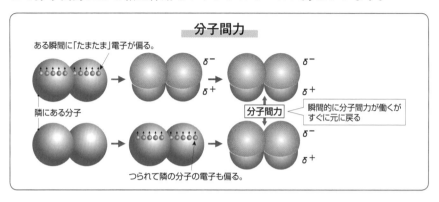

分子間力

ある瞬間に「たまたま」電子が偏る。

隣にある分子

つられて隣の分子の電子も偏る。

分子間力

瞬間的に分子間力が働くがすぐに元に戻る

　分子の多くは常温では気体状態ですが、低温にすると分子間力によって分子が集まって結晶（分子結晶）になります。例えば、−57℃の世界では、二酸化炭素は固体のドライアイスとなります。

> **例** **分子間力（分子結晶）の例**
> ドライアイス（CO_2）、ナフタレン（$C_{10}H_8$）、沃素（I_2）

■分子の極性
1）電子親和力
　電子親和力とは、原子や分子が電子を1つ取り入れるときに放出されるエネルギーのことを示します。電子を引きつける力が強いほど電子親和力が大きく、同一周期内ではハロゲンが最大となります。そのため、電子親和力が大きければ大きいほど陰イオンになりやすい原子となります。

　例えばナトリウムは最外殻電子が1個だけあるため、その電子を放出し陽イオンになりやすい性質を持ちます。そのため電子を引きつける力は非常に弱く電子親和力は小さいといえます。

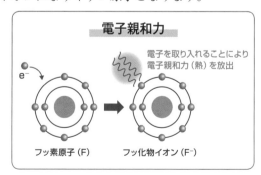

電子親和力

e^-

電子を取り入れることにより電子親和力（熱）を放出

フッ素原子（F）　　フッ化物イオン（F⁻）

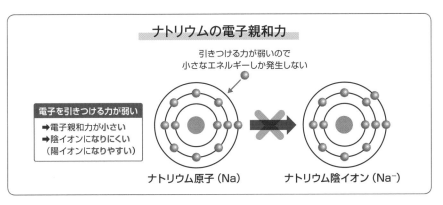

ナトリウムの電子親和力

引きつける力が弱いので
小さなエネルギーしか発生しない

電子を引きつける力が弱い
➡電子親和力が小さい
➡陰イオンになりにくい
（陽イオンになりやすい）

ナトリウム原子 (Na)　　　ナトリウム陰イオン (Na⁻)

　一方、塩素は最外殻電子を7個持ち、あと1つ電子が入ることにより電子配置が安定するため、陰イオンになりやすい性質があり、電子を強く引きつける力を持ちます。そのため、塩素は電子親和力がとても大きいといえます。

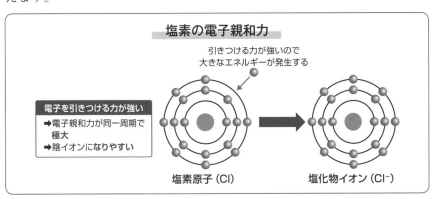

塩素の電子親和力

引きつける力が強いので
大きなエネルギーが発生する

電子を引きつける力が強い
➡電子親和力が同一周期で極大
➡陰イオンになりやすい

塩素原子 (Cl)　　　塩化物イオン (Cl⁻)

　このように、陰イオンになりやすい原子ほど電子親和力は大きく、陽イオンになりやすい原子ほど電子親和力は小さくなります。

2）イオン化エネルギー

　イオン化エネルギーとは、「原子から電子を1つ取り除いて1価の陽イオンになるときに必要なエネルギー」です。イオン化エネルギーは原子によって異なり、原子番号による周期性を示します。同一

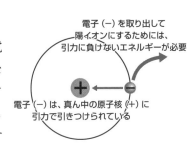

電子（−）を取り出して
陽イオンにするためには、
引力に負けないエネルギーが必要

電子（−）は、真ん中の原子核（+）に
引力で引きつけられている

周期では右に行くほどイオン化エネルギーが増加しており、同一族で見ると下の周期にある原子のほうがイオン化エネルギーが小さくなります。

　イオン化エネルギーは、原子の1価の陽イオンへのなりやすさを表したもの（小さいほど陽イオンになりやすい）で、電子親和力は、原子の陰イオンへのなりやすさを表すということです。イオン化エネルギーと電子親和力はよく混同しやすいので、しっかり違いを覚えておきましょう。

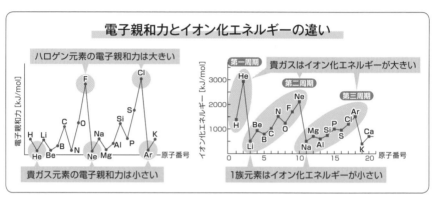

3）電気陰性度

　異なる２つの原子が結合するとき、お互いが電子を１個ずつ出し合い共有電子対を形成します。このとき、原子が共有電子対を自分のほうに引っ張る強さのことを電気陰性度といいます。

　一般に、電気陰性度は、周期表で貴ガスを除いて右上に位置するものほど大きくなるという傾向があります。

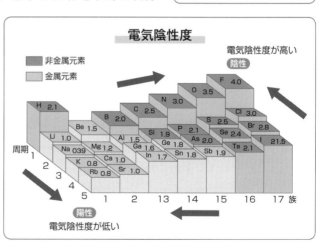

68

電気陰性度の覚え方

電気陰性度の強さの順番の覚え方は、ホ（F、O）ン（N）トに来る（Cl）です。
F＞O＞N、Cl＞Br＞C、S、I＞H、P

F	O	N、Cl	Br	C、S、I	H、P
4.0	3.4	3.0	2.8	2.5	2.1

4）結合の極性

異なる種類の原子が共有結合すると、共有電子対の電子の電気陰性度は大きい原子のほうへ偏ります。

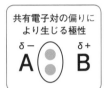

共有電子対の偏りにより生じる極性

電子は負の粒子であるため、電気陰性度の大きい原子はわずかに負（δ-）の電荷を帯び、電気陰性度の小さい原子はわずかに正（δ+）の電荷を帯びます。このように、共有結合している原子間に電荷の偏りがある場合、結合に極性があるといいます。

結合の極性

共有結合している原子間に電荷の偏りがある場合、結合に極性があるという。

↓

電気陰性度の差によって生じる

電子の偏りの方向

$$\overset{\delta+ \longrightarrow \delta-}{\text{H—Cl}}$$

5）分子の極性

共有結合している原子同士に電気陰性度の差があり、極性を持つ分子を極性分子といいます。

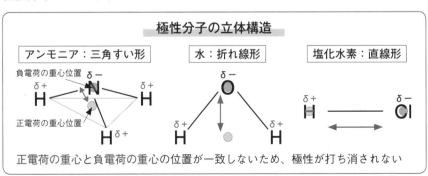

極性分子の立体構造

正電荷の重心と負電荷の重心の位置が一致しないため、極性が打ち消されない

また水素原子（H_2）のように同じ種類の原子同士が結合した電気陰性度に差がない分子と、結合自体に極性があっても正電荷と負電荷の重心が一致することで極性が打ち消される（極性がない）分子を無極性分子といいます。

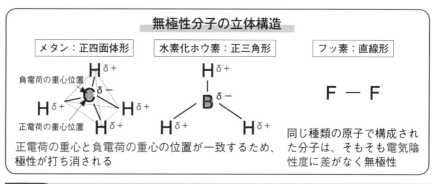

無極性分子の立体構造

| メタン：正四面体形 | 水素化ホウ素：正三角形 | フッ素：直線形 |

正電荷の重心と負電荷の重心の位置が一致するため、極性が打ち消される

同じ種類の原子で構成された分子は、そもそも電気陰性度に差がなく無極性

1-❼ 原子量とアボガドロ定数 ★★☆

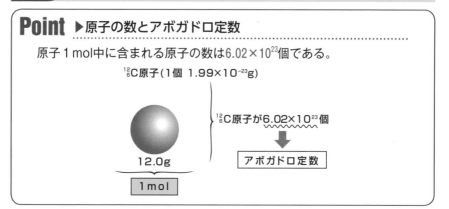

Point ▶原子の数とアボガドロ定数

原子1mol中に含まれる原子の数は$6.02×10^{23}$個である。

${}^{12}_{6}C$原子（1個 $1.99×10^{-23}$g）

${}^{12}_{6}C$原子が$6.02×10^{23}$個

アボガドロ定数

12.0g

1mol

■アボガドロ定数

物質を構成している原子や分子の大きさは非常に小さいことから、原子1個の重さを示すと、とても少ない数になります。そこで、「**鉛筆12本で1ダース**」のように、一定のまとまった数を単位として使用しています。

その大きさを、原子・分子の場合には$6.02×10^{23}$個というまとまり（数）で表しますが、これをアボガドロ定数といいます。原子もしくは分子$6.02×10^{23}$個の重さは、**原子量・分子量**に等しく、この$6.02×10^{23}$個の粒子（原子・分子・イオン）の集まりを1モル（mol）といいます。

第2章 基礎化学

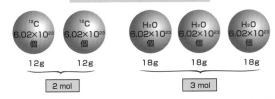

アボガドロ定数と単位

アボガドロ数$6.02×10^{23}$個 ＝ 1 モル（mol）

例 $6.02×10^{23}$個のかたまりが2個ある場合は2mol、$6.02×10^{23}$個のかたまりが3個の場合は3molとなる。

原子の重さと原子量

原子または分子$6.02×10^{23}$個の重さ ＝ 原子量・分子量

原子・分子の物質量

¹²C $6.02×10^{23}$ 個	¹²C $6.02×10^{23}$ 個	H₂O $6.02×10^{23}$ 個	H₂O $6.02×10^{23}$ 個	H₂O $6.02×10^{23}$ 個
12g	12g	18g	18g	18g

2 mol　　3 mol

■原子量

　原子 1 個の質量は10^{-24}〜10^{-23}gと、とても小さく、原子の重さを比べると、水素原子は$1.67×10^{-23}$g、炭素原子は$1.99×10^{-23}$gとなります。しかし、このままでは比較しにくいので、**質量数12の炭素原子の質量を**12として、これを基準に他の原子の**相対質量**を表した数値が原子量です。原子量は、原子 1 mol（$6.02×10^{23}$個）

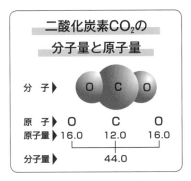

二酸化炭素CO_2の 分子量と原子量

分 子▶	O C O
原 子▶	O C O
原子量▶	16.0　12.0　16.0
分子量▶	44.0

の総量の重さと等しいので、原子 1 mol個の重さは、原子量にg（グラム）をつけた数値と等しくなります。

　原子量＝炭素原子の質量を12として他の原子の相対質量を表した数値

■分子量

　分子を構成する原子の原子量の総和を分子量といいます。分子量の求め方は、分子式と原子量が分かれば計算で求めることができます。

例 二酸化炭素（CO_2）の分子量の求め方
　Cの原子量＝12　Oの原子量＝16
　　（12×1）　＋　（16×2）＝44　二酸化炭素の分子量は44となる。

確認問題

問1 次のうち、同位体の特徴として、最も適切なものを選びなさい。(埼玉)
1 原子番号が異なる。
2 中性子の数が異なる。
3 陽子の数が異なる。
4 電子の数が異なる。

問2 フッ素原子の最外殻電子の数はいくつか。正しいものを下欄から1つ選びなさい。(千葉)
1 1個　　2 2個　　3 5個　　4 7個　　5 8個

問3〜問7 下の表は原子番号、元素名、元素記号、原子量の表である。次の問に答えなさい。(香川)

原子番号	元素名	元素記号	原子量	原子番号	元素名	元素記号	原子量
1	水素	H	1	11	ナトリウム	Na	23
2	ヘリウム	He	4	12	マグネシウム	Mg	24
3	リチウム	Li	7	13	アルミニウム	Al	27
4	ベリリウム	Be	9	14	ケイ素	Si	28
5	ホウ素	B	11	15	リン	P	31
6	炭素	C	12	16	硫黄	S	32
7	窒素	N	14	17	塩素	Cl	35.5
8	酸素	O	16	18	アルゴン	Ar	40
9	フッ素	F	19	19	カリウム	K	39
10	ネオン	Ne	20	20	カルシウム	Ca	40

問3 表にある第2周期の元素のうち、二価の陽イオンになりやすい元素は何か。下欄のうち、あてはまる元素を選びなさい。
【下欄】
1 Li　　2 Be　　3 Mg　　4 Al　　5 S

72

問4 表にある第2周期の元素のうち、一価の陰イオンになりやすい元素は何か。下欄のうち、あてはまる元素を選びなさい。

【下欄】

1 Cl　　2 O　　3 F　　4 P　　5 Na

問5 表にある第2周期の元素のうち、イオン化エネルギーの最も小さい元素は何か。下欄のうち、あてはまる元素を選びなさい。

【下欄】

1 Li　　2 Be　　3 B　　4 Na　　5 Mg

問6 表にある第2周期の元素のうち、電子親和力の最も大きい元素は何か。下欄のうち、あてはまる元素を選びなさい。

【下欄】

1 O　　2 F　　3 Na　　4 Cl　　5 Ne

問7 表にある第2周期の元素のうち、最も化学的に安定な元素は何か。下欄のうち、あてはまる元素を選びなさい。

【下欄】

1 F　　2 Na　　3 S　　4 Cl　　5 Ne

問8 無極性分子はどれか。（三重）

1 H_2O　　2 NH_3　　3 HCl　　4 CH_4

解　答

問1　2　同位体参照（p.55）。

問2　4　フッ素の原子番号は9である。K殻は電子数2個、L殻には電子数8個が入る。そのためフッ素の最外殻電子の数は、7個（9－2＝7）となる。電子殻に収納可能な電子数参照（p.57）。

問3　2　陽イオンと陰イオン（p.58）、イオン化エネルギー参照（p.67）。

問4　3　電子親和力（p.66）イオン化エネルギー参照（p.67）。

問5　1　イオン化エネルギー参照（p.67）。

問6　2　電子親和力参照（p.66、p.68グラフ）。

問7　5　周期表の見方（p.78）の貴ガス（希ガス）参照。

問8　4　分子の極性参照（p.69～70）。その他、無極性分子にはH_2、CO_2などがある。

② 物質の構造と変化②

\ここが重要!/

❶物質の三態、状態変化を把握しよう。
❷元素の周期表と元素記号を把握しよう。
❸主な金属の炎色反応は覚えておこう。

2-❶ 物質の三態　　　　★★☆

Point ▶物質の三態の粒子の状態

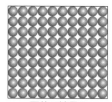
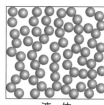
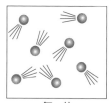

固体 (結晶)	液 体	気 体
粒子が規則的に集合	粒子が不規則に集合	粒子が離れて運動

■物質の三態と分子の状態

①固体	分子（原子）の粒子が、規則正しく集合し一定の形を保っている。規則正しく集合しているため、粒子は移動できない。
②液体	分子（原子）の粒子が、自由に動ける状態で集合している。分子間力や電気的引力によって互いに集合しているため、粒子同士の間隔は固体より少し大きい。密度は固体とほぼ同様だが、固体のように一定の形を持たない。
③気体	分子（原子）の粒子がばらばらに離れて運動している。固体・液体のときの状態と比べると体積が大きく、圧縮されやすい。

■すべての物質は3つの状態に分けられる

　物質は、原子・分子・イオンから成り立っていますが、これら原子・分子・イオンは、**固体・液体・気体**といった3つの形態のいずれかに属しています。また、3つの形態のすべてになることもできます。

　例えば、水分子は、常温では水（液体）の状態ですが、100℃以上にな

ると蒸発して水蒸気（気体）に、0℃以下だと凝固して氷（固体）になります。このように、どの物質にも**固体・液体・気体**の3つの状態があり、このことを**物質の三態**といいます。

2-❷ 物質の状態変化　★★★

> ### Point ▶物質は圧力と温度によって変化する
>
> 物質の状態は温度と圧力によって、固体、液体、気体の間で変化する。
>
>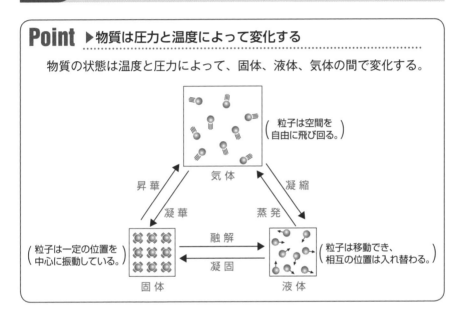

■物質は固体、液体、気体に変化する

　物質の状態は温度と圧力の変化によって、固体、液体、気体の間で変化します。これが物質の三態変化です。例えば、水は氷点下で氷になり、加熱すると100℃で沸騰して湯気となって蒸発します。しかし、気圧が低い山頂などでは、90℃前後でも沸騰します。これは、**気圧（圧力）が低い**ほうが気体になりやすいことを示しています。このように、物質の状態は、圧力と温度によって決められていることが分かります。

　また、物質の状態変化には名前がつけられています。気体から液体への変化を**凝縮**（または**液化**）、液体から気体への変化を**蒸発**（または**気化**）といいます。このほか、液体から固体への変化を**凝固**、固体から液体への変化を**融解**、固体から気体になることを**昇華**、気体から固体になることを

凝華といいます。

このほか、物質の状態変化を表すことばには風解、潮解などがあります。

風解	水分を含んだ物質が、水分を失って粉になること。 風解しやすいもの⇒炭酸ナトリウム、ホウ砂
潮解	固体物質が空気中の水分を吸収して自ら溶解すること。 潮解しやすいもの⇒水酸化ナトリウム、水酸化カリウム

> **例** 昇華しやすいものには次のようなものがある。
> ドライアイス、ナフタレン、沃素、パラジクロロベンゼン（除虫剤の原料）

右図は水の状態図です。縦軸は**圧力**の大きさを示し、横軸は**温度**を示しています。これをみると、水の状態が温度と圧力によって変化することが分かります。

曲線OCは蒸気圧曲線、曲線OBは融解曲線、曲線OAは昇華曲線を示しています。また、固相、液相、気相の三相が互いに平衡となっているO点を三重点といいます。

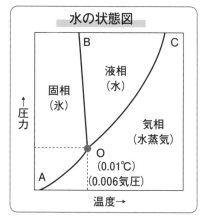

水の状態図

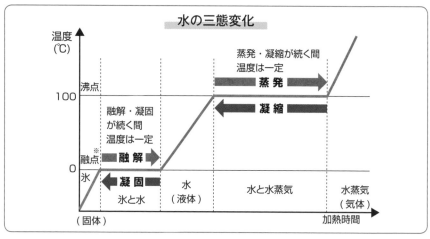

水の三態変化

76

2-❸ 炎色反応 ★★★

Point ▶炎色反応とは金属特有の炎の色

金属名	元素記号	炎　色	覚え方
リチウム	Li	赤	<u>リヤ</u>カー
ナトリウム	Na	黄	無き（<u>なき</u>）
カリウム	K	紫	K村（<u>カリむら</u>）
バリウム	Ba	黄緑	馬力（<u>ばりき</u>）
カルシウム	Ca	橙	借（<u>か</u>）り<u>ようと</u>
銅	Cu	青緑（緑）	努力（<u>どりょく</u>）
ストロンチウム	Sr	紅	<u>する</u>も<u>くれない</u>

■炎色反応は毒物・劇物の鑑別法に用いられる

　アルカリ金属やアルカリ土類金属、銅などを炎の中に入れると、各金属元素特有の色を示します。これが炎色反応であり、この色の違いを利用して、金属の定性分析や、花火の着色のほか、毒物・劇物の鑑別法としても用いられています。

　例えば、水酸化ナトリウムと水酸化カリウムは性質も見た目もとてもよく似ています。そこで、炎色反応を行うことによって、水酸化ナトリウムは黄色の炎、水酸化カリウムは紫の炎となるため、識別することができます。

> 例　水酸化ナトリウム　→　黄色の炎
> 　　水酸化カリウム　→　紫色の炎

炎色反応の覚え方

リヤカー	無き	K村	馬力	借りようと	努力	するもくれない
Li赤	Na黄	K紫	Ba黄緑	Ca橙	Cu緑	Sr紅

用語解説　【融点】固体から液体化する温度を融点といい、液体から固体化する温度を凝固点という。基本的には融点と凝固点は同じ温度を示すことが多い。

Point ▶周期表の見方

周期表とは元素を原子番号順に並べたものである。

族 周期	1	2	3	4	5	6	7	8	9	10	11	12	13	14	15	16	17	18
1	H																	
2		Be																
3		Mg																
4																		
5																		
6																		
7																		

陽性が強い
（陽イオンになりやすい）
金属性が強い

陰性が強い
（陰イオンになりやすい）
非金属性が強い

アルカリ金属
1価の陽イオンになる(Li^+、Na^+、K^+など)。

アルカリ土類金属
2価の陽イオンになる (Ca^{2+}、Sr^{2+}、Ba^{2+}など)。

ハロゲン
1価の陰イオンになる(F^-、Cl^-、Br^-、I^-など)。

貴ガス(希ガス)
化学的に安定し、化合物を作りにくい。

周期表の覚え方

アルカリ金属

リッチ	な、	かあさん、	ルビーを、	せしめて、	フランスへ
Li	Na	K	Rb	Cs	Fr

アルカリ土類金属

ベッドに	もぐれば、	かおりする	ばらの匂い
Be	Mg	Ca Sr	Ba Ra

ハロゲン

ふっくら	ブラウス	洋服	の	あと
F Cl	Br	I		At

貴ガス

へりに寝て、	歩いて暮らそう、	キセラドン
He Ne	Ar Kr	Xe Rn

■周期表の分類

性質が似ている同族の元素群には次の１）〜４）の名前があります。

１）アルカリ金属（１族のHを除いたもの）

軟らかく軽い金属で、反応性に富むために石油中などに保存します。

> **例** Li（リチウム）、Na（ナトリウム）、K（カリウム）、
> Rb（ルビジウム）、Cs（セシウム）、Fr（フランシウム）

２）アルカリ土類金属（２族）

いずれも銀白色の固体で、２価の陽イオンになりやすいものです。２族でも、Be（ベリリウム）とMg（マグネシウム）は性質が他と違うため、アルカリ土類金属に含めないとされるものもありましたが、2022年度学習指導要領の改訂により、現在はアルカリ土類金属に分類されています。水（常温）と反応し、炎色反応を示します。

> **例** Ca（カルシウム）、Sr（ストロンチウム）、 Ba（バリウム）、
> Ra（ラジウム、桃色の炎色反応を示す）

３）ハロゲン（17族）

人工的に作成されたアスタチン以外の元素は、自然界に化合物として広く分布しています。貴ガスと異なり結合能力が高く、ほとんど化合物として存在します。いずれも有色で刺激臭を伴う有毒物です。

> **例** F（弗素）、Cl（塩素）、Br（臭素）、I（沃素）、At（アスタチン）

４）貴ガス（希ガス）（18族）

いずれも気体で、空気中にわずかにしか存在しないため、貴ガス元素と命名されています。

> **例** He（ヘリウム）、Ne（ネオン）、Ar（アルゴン）、
> Kr（クリプトン）、Xe（キセノン）、Rn（ラドン）

族 / 周期	1	2	3	4	5	6	7	8	9
1	1 水素 **H** 1.008								
2	3 リチウム **Li** 6.941	4 ベリリウム **Be** 9.012							
3	11 ナトリウム **Na** 22.99	12 マグネシウム **Mg** 24.31							
4	19 カリウム **K** 39.1	20 カルシウム **Ca** 40.08	21 スカンジウム **Sc** 44.96	22 チタン **Ti** 47.88	23 バナジウム **V** 50.94	24 クロム **Cr** 52	25 マンガン **Mn** 54.94	26 鉄 **Fe** 55.85	27 コバルト **Co** 58.93
5	37 ルビジウム **Rb** 85.47	38 ストロンチウム **Sr** 87.62	39 イットリウム **Y** 88.91	40 ジルコニウム **Zr** 91.22	41 ニオブ **Nb** 92.91	42 モリブデン **Mo** 95.94	43 テクネチウム **Tc** (99)*	44 ルテニウム **Ru** 101.1	45 ロジウム **Rh** 102.9
6	55 セシウム **Cs** 132.9	56 バリウム **Ba** 137.3	57～71 **ランタノイド**	72 ハフニウム **Hf** 178.5	73 タンタル **Ta** 180.9	74 タングステン **W** 183.8	75 レニウム **Re** 186.2	76 オスミウム **Os** 190.2	77 イリジウム **Ir** 192.2
7	87 フランシウム **Fr** (223)	88 ラジウム **Ra** (226)	89～103 **アクチノイド**	104 ラザホージウム **Rf** (261)*	105 ドブニウム **Db** (262)*	106 シーボーギウム **Sg** (263)*	107 ボーリウム **Bh** (264)*	108 ハッシウム **Hs** (265)*	109 マイトネリウム **Mt** (268)*

非金属元素	金属元素	遷移元素

表の見方

原子番号 → 1 水素 ← 元素名
H ← 元素記号
1.008 ← 原子量概数

＊安定した同位体がない元素については、よく知られた同位体の質量数を示している。
※12族元素は、遷移元素に含める場合と含めない場合がある。

57～71 **ランタノイド**	57 ランタン **La** 138.9	58 セリウム **Ce** 140.1	59 プラセオジム **Pr** 140.9	60 ネオジム **Nd** 144.2	61 プロメチウム **Pm** (145)	62 サマリウム **Sm** 150.4
89～103 **アクチノイド**	89 アクチニウム **Ac** (227)	90 トリウム **Th** 232.0	91 プロトアクチニウム **Pa** 231.0	92 ウラン **U** 238.0	93 ネプツニウム **Np** (237)*	94 プルトニウム **Pu** (239)*

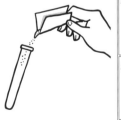

周期表

10	11	12	13	14	15	16	17	18	族/周期
								2 ヘリウム **He** 4.003	1
			5 ホウ素 (硼素) **B** 10.81	6 炭素 **C** 12.01	7 窒素 **N** 14.01	8 酸素 **O** 16.00	9 フッ素 (弗素) **F** 19.00	10 ネオン **Ne** 20.18	2
			13 アルミニウム **Al** 26.98	14 ケイ素 (硅素) **Si** 28.09	15 リン(燐) **P** 30.97	16 硫黄 **S** 32.07	17 塩素 **Cl** 35.45	18 アルゴン **Ar** 39.95	3
28 ニッケル **Ni** 58.69	29 銅 **Cu** 63.55	30 亜鉛 **Zn** 65.39	31 ガリウム **Ga** 69.72	32 ゲルマニウム **Ge** 72.64	33 ヒ素 (砒素) **As** 74.92	34 セレン **Se** 78.96	35 臭素 **Br** 79.9	36 クリプトン **Kr** 83.8	4
46 パラジウム **Pd** 106.4	47 銀 **Ag** 107.9	48 カドミウム **Cd** 112.4	49 インジウム **In** 114.8	50 スズ(錫) **Sn** 118.7	51 アンチモン **Sb** 121.8	52 テルル **Te** 127.6	53 ヨウ素 (沃素) **I** 126.9	54 キセノン **Xe** 131.3	5
78 白金 **Pt** 195.1	79 金 **Au** 197.0	80 水銀 **Hg** 200.6	81 タリウム **Tl** 204.4	82 鉛 **Pb** 207.2	83 ビスマス **Bi** 209.0	84 ポロニウム **Po** (210)	85 アスタチン **At** (210)	86 ラドン **Rn** (222)	6
									7

※12族元素は、遷移元素に含める場合と含めない場合がある。

63 ユウロビウム **Eu** 152.0	64 ガドリニウム **Gd** 157.3	65 テルビウム **Tb** 158.9	66 ジスプロシウム **Dy** 162.5	67 ホルミウム **Ho** 164.9	68 エルビウム **Er** 167.3	69 ツリウム **Tm** 168.9	70 イッテルビウム **Yb** 173.0	71 ルテチウム **Lu** 175.0
95 アメリシウム **Am** (243)*	96 キュリウム **Cm** (247)*	97 バークリウム **Bk** (247)*	98 カリホルニウム **Cf** (252)*	99 アインスタイニウム **Es** (252)*	100 フェルミウム **Fm** (257)*	101 メンデレビウム **Md** (256)*	102 ノーベリウム **No** (259)*	103 ローレンシウム **Lr** (260)*

問1 物質の状態変化に関する次の記述のうち、誤っているものはどれか。（長野）

1　固体が液体になることを融合という。

2　固体が気体になることを昇華という。

3　液体が固体になることを凝固という。

4　液体が気体になることを蒸発という。

5　気体が液体になることを凝縮という。

問2 炎色反応で緑色を呈するものを①〜⑤の中から1つ選びなさい。（岐阜）

①　Na

②　Li

③　Ca

④　Sr

⑤　Cu

問3〜問7 次の周期表に関する記述について、次の（　　）内に当てはまる最も適当な語句を下記から1つ選べ。（愛媛）

周期表の縦の列を「族」と呼び、同じ族の元素は、互いに性質がよく似ているので（問3）とよび、1族元素のうち、Hを除く、Li、Naなどを（問4）という。（問4）は、いずれも価電子数は（問5）個であり、単体や化合物は特有の炎色反応を示すことが知られている。炎色反応により、Liは（問6）を、Naは（問7）を呈する。

（問3）	1 金属元素	2 遷移元素	3 同族元素
（問4）	1 アルカリ金属	2 アルカリ土類金属	3 ハロゲン
（問5）	1 1	2 2	3 3
（問6）	1 赤色	2 黄色	3 緑色
（問7）	1 赤色	2 黄色	3 緑色

問8 次のうち、物質の状態に関する記述として、誤っているものを選びなさい。（埼玉）

1　物質の種類は変化せず、その状態だけが変化する現象を物理変化という。

2　固体が液体になっていく過程では固体と液体が共存し、温度は変化しない。

3　気体の体積は、同じ質量の固体や液体に比べて大きい。

4　液体の温度を上げると、液体中の粒子の熱運動がおだやかになる。

問9〜問13　次の文章は、物質の状態変化について記述したものである。（　）の中に入る最も適当なものの番号を下欄から選びなさい。なお、2箇所の（問10）（問11）内にはそれぞれ同じ字句が入る。（神奈川）

固体から液体への変化を（問9）という。逆に液体から固体への変化を（問10）といい、その時の温度を（問11）という。液体を冷却していくと（問11）以下の温度になってもすぐには（問10）が起こらないことがある。この状態を（問12）という。また、固体から気体へ、液体を経由しないで直接変化することを（問13）という。

1　沸点　2　昇華　3　融解　4　凝固点降下　5　凝縮

6　凝固　7　沸騰　8　過冷却　9　蒸発　0　凝固点

解　答

問1　1　固体が液体になることを融解という。物質の状態変化参照（p.75）。

問2　⑤　Na黄、Li赤、Ca橙、Sr紅、Cu緑。炎色反応参照（p.77）。

問3　3　**問4**　1　**問5**　1　**問6**　1　**問7**　2

問8　4　液体の温度を上げると、液体中の粒子の熱運動が激しくなる。

問9　3　**問10**　6　**問11**　0　**問12**　8　**問13**　2

液体は通常、冷却していくと温度が下がり、温度が凝固点になったとき凝固する。過冷却は、液体の状態を保ったまま、温度が凝固点よりも下がる現象のことを指す。

③ 気体と液体の性質

ここが重要！

❶気体に関する各法則を明確にしよう。
❷気体の温度、圧力、体積の関係を明確にしておこう。
❸温度、圧力、体積の計算問題の解き方を把握しよう。

3-❶ ボイルの法則　★★★

Point ▶ボイルの法則

温度が一定のとき、理想気体※の体積は圧力に反比例する。

P＝圧力　V＝体積

$P_1V_1 = P_2V_2$

P_1：変化前の圧力
P_2：変化後の圧力
V_1：変化前の体積
V_2：変化後の体積

温度一定

■気体の体積は圧力に反比例する

　圧力は、分子が運動をして、容器の壁に衝突することにより生じます。ある容器に入っている気体の体積を半分にした場合、容器内の気体分子の密度は2倍になります。

　この場合、2倍の分子の運動が容器の壁に衝突するので、圧力も2倍になります。このように、体積は圧力に**反比例**するといえます。この法則を**ボイルの法則**といいます。

> **用語**
> **解説** 【理想気体（完全気体）】気体分子（原子）の体積、分子間力などの相互作用を0と考えた場合の仮想的な気体のこと。

84

3-② シャルルの法則　★★★

> # Point ▶シャルルの法則
>
> 圧力が一定なら**気体の体積は絶対温度に**比例する。
> 温度が1℃上昇すると、体積は0℃のときの1/273ずつ上昇する。
>
>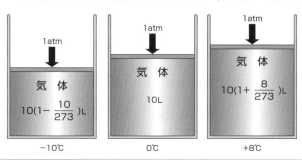

■気体の体積は絶対温度に比例する

　圧力が一定で、温度を変化させた場合の気体の体積は、絶対温度に比例します。これがシャルルの法則です。

> **シャルルの法則**
>
> 一定圧力、一定質量の気体の体積は、温度が1℃上昇または下降するごとに、0℃の体積の1/273ずつ膨張または収縮する。
>
> V＝体積、T＝絶対温度（273＋t）、t＝摂氏温度とすると、
>
> $$\frac{V_1}{T_1}=\frac{V_2}{T_2} \qquad \frac{V_2}{V_1}=\frac{T_2}{T_1} \qquad V_2=V_1\left(\frac{t_2+273}{t_1+273}\right) \quad となる。$$
>
> T_1：変化前の温度
> T_2：変化後の温度

　絶対温度とは、物体の熱運動が最低になる温度（摂氏－273℃）を0℃とした温度です。別名ケルビン温度（単位：K）ともいいます。例えば、気温（摂氏）27℃の場合、絶対温度で示すと、300K（27＋273）となります。

　シャルルの法則では、絶対温度0度のとき、気体の体積は計算上0になりますが、実際には分子自体の体積があるため0にはなりません。このように、実際の気体と法則は必ずしも一致していません。そこで、**ボイル・シャルルの法則**や**気体の状態方程式**に完全にあてはまるものと想定した気体を**理想気体**、実際に存在する気体を**実在気体**としています。

Point ▶ボイル・シャルルの法則

気体の圧力Pは**体積Vに反比例**し**絶対温度Tに比例**する。

P＝圧力　V＝体積　T＝絶対温度

ボイルの法則
$$P_1 V_1 = P_2 V_2$$

シャルルの法則
$$\frac{V_1}{T_1} = \frac{V_2}{T_2}$$

ボイル・シャルルの法則
$$\frac{PV}{T} = \frac{P'V'}{T'}$$

■質量一定がボイル・シャルルの法則

ボイルの法則では温度を一定にして気温や圧力の変化を求め、シャルルの法則では圧力を一定にして体積や圧力を求めます。ボイル・シャルルの法則は、ボイルの法則とシャルルの法則を合わせた法則です。質量を一定とし、圧力・温度・体積を求めることができます。

ボイル・シャルルの法則

質量が一定のとき、気体の体積Vは、圧力Pに反比例し、絶対温度Tに比例する。k を比例定数※という。

$$\frac{P \times V}{T} = k \quad (一定)$$

■各法則を利用した計算問題のヒント

● 温度が一定で、体積と圧力が変化するとき⇒ボイルの法則を利用。

● 圧力が一定で、体積と温度が変化するとき⇒シャルルの法則を利用。

● 質量が一定で、体積・圧力・温度が変化するとき⇒ボイル・シャルルの法則を利用。

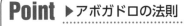

3-④ アボガドロの法則　★★☆

Point ▶アボガドロの法則

同温同圧で同体積の気体は、種類に関係なく、同数個の分子を含む。

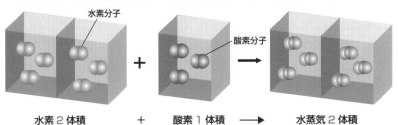

水素分子

酸素分子

水素2体積　＋　酸素1体積　⟶　水蒸気2体積

水素2体積と酸素1体積から水蒸気2体積ができる。

■アボガドロの法則

　同一圧力、同一温度のもとでは、気体の種類に関係なく同一体積中に同数の分子を含んでいます。これをアボガドロの法則といいます。

　水素分子が水素原子2個、酸素分子が酸素原子2個からできていると仮定すると、水素2体積と酸素1体積から水蒸気2体積ができます。どの気体も、同体積の中には同数の分子を含むことを証明しています。

■気体分子の物質量と体積

　すべての気体1 molは、**標準状態**※（0℃、1.013×10⁵Pa）では、約22.4 Lの体積であり、またその中には$6.02×10^{23}$個の気体分子を含んでいます。

> 0℃、1 atmにおいて、V Lの気体の物質量nモルは次の式で求められる。
>
> $$nmol＝\frac{V \text{ L}}{22.4 \text{ L/mol}}$$

用語
解説　【比例定数】比例する二つの量の間の関係式における定数。xとyが比例するときの式「y=kx」におけるkを比例定数という。

用語
解説　【標準状態】標準状態を示す場合、一般的に気体の標準状態(0℃、1.013×10⁵Pa)を示す。気体は温度圧力によって変化するものであるため、ある基準となる状態を示す必要がある。気体の場合、0℃、1.013×10⁵Paという条件を標準状態と定めている。

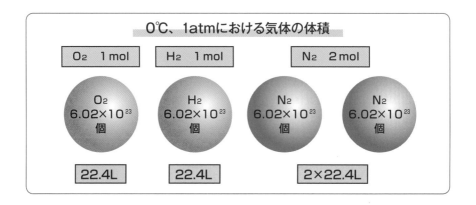

O℃、1atmにおける気体の体積

O₂ 1 mol	H₂ 1 mol	N₂ 2 mol	
O₂ 6.02×10^{23} 個	H₂ 6.02×10^{23} 個	N₂ 6.02×10^{23} 個	N₂ 6.02×10^{23} 個
22.4L	22.4L	2 × 22.4L	

3-⑤ 気体定数 ★★☆

Point ▶「PV／T＝一定」の一定値とは？

温度（T）が一定のとき、理想気体の体積（V）は圧力（P）に反比例する。Kは絶対温度（ケルビン温度）。

$$\frac{PV}{T} = \frac{1(\text{atm}) \times 22.4(\text{L/mol})}{273(\text{K})} = 0.082\,(\text{atm·L/K·mol})$$

■気体定数とは気体の種類には無関係の定数

ボイル・シャルルの法則によれば、一定量の気体において、PV／T＝一定となります。この一定値とはいくらなのでしょうか？

1 molの気体の体積は0℃ 1 atmで22.4 L /molとなります。

P＝圧力、V＝体積、T＝絶対温度をボイル・シャルルの式に代入すると、

$$\frac{PV}{T} = \frac{1 \times 22.4}{(273 + 0)} = 0.082 \quad となる。$$

この0.082を気体定数と呼んでRで表します。また、気体の種類には関係なく、0.082の数値には変化がありません。

■気体の状態方程式

気体定数（R）をボイル・シャルルの法則に用います。

P＝圧力、V＝体積、T＝絶対温度、n＝mol、M＝分子量、W＝質量とすると、

$$PV = nRT \qquad PV = \frac{W}{M}RT \ となる。$$

気体の圧力は温度によって変化しますが、この式を用いることによって、気体の状態を計算で求めることができるようになります。

3-⑥ ドルトンの分圧の法則 ★★☆

Point ▶混合気体の全圧は各成分気体の圧力の和に等しい

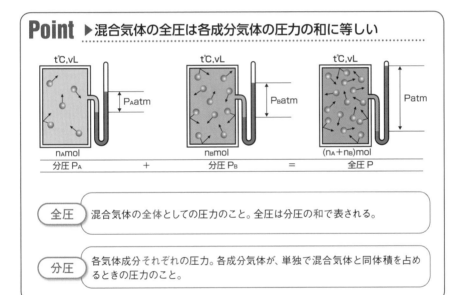

| 分圧 P_A | ＋ | 分圧 P_B | ＝ | 全圧 P |

全圧　混合気体の全体としての圧力のこと。全圧は分圧の和で表される。

分圧　各気体成分それぞれの圧力。各成分気体が、単独で混合気体と同体積を占めるときの圧力のこと。

■ドルトンの分圧の法則

　圧力は、流体を作っている分子や原子が運動をして容器の壁に衝突し、跳ね返っていくときに、壁に及ぼす力の総計のことです。したがって、衝突の回数が減れば圧力は下がります。

　空気の成分は、主に窒素と酸素からできていますが、この空気を、一定容器に入れたときに、気体分子はそれぞれ独立に熱運動をして、容器の壁に衝突することで圧力が生じます。

このとき、空気のような混合気体が示す圧力を全圧、窒素や酸素のように混合気体の成分気体が、単独で全体積を占めると仮定したときの圧力を、各成分気体の分圧といいます。

気体分子の物質量と体積について、**標準状態**（0℃、1.013×10^5 Pa）では、**気体 1 mol は約 22.4 L の体積**であることが分かっています。

よって、同温では気体の種類に関係なく、単位体積当たりの分子量によって圧力は比例することが分かります。

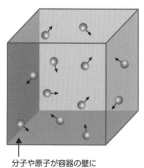

分子や原子が容器の壁に衝突する力が圧力である

例 500 L 1 気圧[※]の酸素と 500 L 2 気圧の窒素を、500 L の容器に加えた場合、3 気圧になる。

500 L 1 気圧 酸 素	+	500 L 2 気圧 窒 素	=	500 L 3 気圧

3-❼ ヘンリーの法則 ★★☆

Point ▶ヘンリーの法則（温度一定のとき）

一定量の溶液に溶ける気体の質量・物質量は圧力に比例する。

一定量の溶液に溶ける気体の体積は、圧力に関係なく一定である。

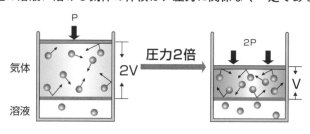

用語解説 【気圧】大気の圧力の強さを意味する。気圧は正式には「標準大気圧」と呼ばれ、1気圧（1atm）は1013.25hPa＝10万1325Pa＝760mmHgである。

■一定温度では溶解度は圧力に比例する

気体の水への溶解度[※]は、温度が低いと大きく、温度が高いと小さくなります。また、温度を一定にして圧力を大きくすると溶解度は大きくなります。このことにより、**一定の温度において、一定量の溶液に溶ける気体の質量・物質量は圧力に比例**することが分かります。これを**ヘンリーの法則**といいます。

例えば、炭酸水などは加圧することで溶液中に炭酸を溶かしています。これを開封すると減圧されるために、溶けきれなくなった炭酸が泡となって出てきます。

■実在気体と理想気体

シャルルの法則でも述べたように、ボイルの法則やシャルルの法則などは、実在する気体では成立しません。そこで、これら気体の法則すべてにあてはまるものとして想定した気体を**理想気体**といいます。これに対して、実際に存在する気体を**実在気体**といいます。

実在気体は、**圧力によって分子間の距離などが変化し、分子の体積が変化**します。しかし、ボイルの法則、シャルルの法則、その他気体の法則は、**圧力により分子の体積が変化することは想定していません**。それにより、実在気体の体積と理想気体の体積が微妙にずれて、法則が成り立たなくなります。

このように、法則に合わせるために作られた理想気体には、次のような特徴があります。

理想気体の特徴

- 分子に体積はないが、質量はある。
- 絶対温度0度（摂氏−273度）のとき、体積が0となる気体である。
- 0℃、1 atmのとき、1 molの体積は22.4 Lである。
- 温度変化により、液体・固体へと変化しない。
- 分子間力は存在しない。

用語解説　【溶解度】ある溶質が一定の量の溶媒に溶ける限界量のこと。

問1 次の記述に該当する化学の法則はどれか。（栃木）

「すべての気体は、同温・同圧のもとでは、同体積中に同数の分子を含む。」

1 アボガドロの法則
2 ボイルの法則
3 シャルルの法則
4 ヘンリーの法則

問2 体積6.0Lの容器に、ある気体2.0molを入れて27℃に保ったとき、気体の圧力（Pa）として正しいものはどれか。

なお、気体定数は$8.3×10^3$ ［Pa・L/（K・mol）］とし、絶対温度T（K）とセ氏温度（セルシウス温度） t（℃）の関係はT＝t+273とする。（東京）

1 $7.5×10^4$Pa
2 $8.3×10^4$Pa
3 $8.3×10^5$Pa
4 $7.5×10^6$Pa

問3 100kPa、10℃の条件で10Lの体積を占める気体を50kPa、20℃の状態にしたとき、この気体の占める体積として、最も適当なものはどれか。（福井）

1 18L　　2 21L　　3 24L　　4 27L　　5 30L

問4 次の文は、ある法則に関する記述である。該当するものはどれか。（長野）

一定量の理想気体の体積は、圧力に反比例し、絶対温度に比例する。

1 アボガドロの法則
2 ファラデーの法則
3 ヘスの法則
4 ヘンリーの法則
5 ボイル・シャルルの法則

問5 100kPaの空気2㎥について、温度が一定の状態で200kPaにしたときの体積を1～5の中から1つ選びなさい。（岐阜）

1 0.5㎥　　2 1㎥　　3 2㎥　　4 3㎥　　5 4㎥

問6 アルミニウムに塩酸を加えたときの、化学反応式は次のようになる。アルミニウム5.4gを完全に反応させたとき生成する水素の体積は標準状態で何Lか。最も適当な数値を選択肢から選びなさい。（富山）

$$2\,Al\ +\ 6\,HCl\ \rightarrow\ 2\,AlCl_3\ +\ 3\,H_2$$

1　2.24L　　2　4.48L　　3　6.72L　　4　8.96L　　5　11.2L

問7 酸素0.32gを27℃で500mLの容器に入れた、この容器内の圧力は何Paか。ただし気体定数Rは$8.3×10^3$Pa・L／K・molとする。原子量については次のとおりとする。（福井）

H＝1、N＝14、O＝16、Na＝23、S＝32、Cl＝35、Ca＝40

1　$1.0×10^4$　　2　$2.0×10^4$　　3　$3.0×10^4$　　4　$4.0×10^4$　　5　$5.0×10^4$

解　答

問1　1　ボイルの法則：温度が一定のとき、理想気体の体積は圧力に反比例する。
シャルルの法則：圧力が一定なら気体の体積は絶対温度に比例する。
ヘンリーの法則：一定量の溶液に溶ける気体の質量・物質量は圧力に比例する。

問2　3　PV＝nRTの公式を使う。P×6.0 L ＝2.0mol×8300 ［Pa・L／（K・mol）］ ×（27+273）　P＝$8.3×10^5$。

問3　2　100kPa×10L÷(10+273)=50kPa× V ÷（20+273）V=20.706となるため、約21 L。

問4　5　ヘスの法則：化学変化に伴う反応エンタルピーは、反応前後の状態で決まり、反応経路によって変化しない。

問5　2　温度が一定なので、ボイルの法則を使用する。100kPa× 2 ㎥÷200kPa ＝1㎥。

問6　3　Alの分子量は27。Al 5.4gは0.2mol（5.4÷27）。Al 2molを完全に反応させたときに水素は3mol作られるので、Al 0.2molを完全に反応させた場合、水素は0.3mol作られる。標準状態（0℃、1気圧）の気体の体積は 1 molあたり24Lなので、水素0.3molの体積は6.72L（0.3×24）となる。

問7　5　酸素O_2の分子量は32（16×2）。酸素0.32gは0.01mol（0.32÷32）。
PV＝nRTの公式を使う。P×0.5L=0.01mol×$8.3×10^3$ ［Pa・L/（K・mol）］ ×（273+27）　P=49800となるため、約$5.0×10^4$Pa。

④ 化学反応式と単位

\ここが重要！/

❶化学式の意味と化学反応式の決まりを把握しておこう。
❷溶液の濃度の計算方法を把握しておこう。
❸数値を表す単位を明確に把握しておこう。

4-❶ 溶液の濃度 ★★★

Point ▶溶液に含まれる溶質の量を百分率で表したものがパーセント濃度である

$$\text{重量容量パーセント(\%)}\ (w/v)\% = \frac{\text{溶質の質量(g)}}{\text{溶液の体積(mL)}} \times 100$$

■パーセント濃度

パーセント濃度とは、溶液に含まれる溶質の量を百分率（全体を100として示す）で表した濃度です。この百分率には、重量パーセント（質量パーセント）、容量パーセント（体積パーセント）、重量容量パーセント（質量体積パーセント）、容量重量パーセント（体積質量パーセント）などがあります。一般的にパーセント濃度を示す場合、重量容量パーセントを示すことが多いです。

$$\text{重量パーセント濃度(\%)}\ (w/w)\% = \frac{\text{溶質の質量(g)}}{\text{溶液の質量(g)}} \times 100$$

$$\text{容量パーセント濃度(\%)}\ (v/v)\% = \frac{\text{溶質の体積(mL)}}{\text{溶液の体積(mL)}} \times 100$$

■ppm（parts per million）

パーセントが百分率で示す濃度であるのに対して、ppmは100万分の1（10^{-6}）の濃度を示すもので、特に濃度の低い場合に用います。

$$1\ \text{ppm} = \frac{1}{1,000,000} = \frac{1}{10,000}\% \qquad 1\ \% = 10,000\text{ppm}$$

主な単位と表記法

単　位		表　記	
ppc （parts per cent）	100分の1	百分率　0.01	10^{-2}
ppm （parts per million）	100万分の1	百万分率 0.000001	10^{-6}
ppb （parts per billion）	10億分の1	十億分率 0.000000001	10^{-9}
ppt （parts per trillion）	1兆分の1	一兆分率 0.000000000001	10^{-12}

■モル濃度

　モル濃度は、化学の分野では最も使用される濃度表記です。溶液1L当たりの溶質のモル数で示します（mol/L、もしくはMと表記）。

> モル濃度（mol/L）＝溶質の重量（g）÷分子量÷溶液の体積（L）

薬品が液体の場合のモル濃度の求め方

例　塩酸36%溶液（分子量36.5、密度1.18g/cm³）のモル濃度を求める場合。

　モル濃度を求める場合、溶質の重量（g）、分子量、溶液の体積（L）が分かればモル濃度を求めることができる。この場合、分子量は36.5と記載してあるので計算で求める必要はない。また、溶液の体積に関しては記載されていないので、モル濃度（mol/L）を求めやすい容量、1Lと仮定して求めることとする。

● **塩酸（36%）溶液1Lの重さを求める**

　塩酸1Lの重さは、密度1.18g/cm³より求めることができる。溶液の場合、1cm³≒1mLと換算できるため、

1.18g/cm³×1000mL=1180g　塩酸（36%）溶液1L=1180g　であることが分かる。

● **塩酸（36%）溶液1Lに溶けている塩酸の重さを求める**

　塩酸（36%）溶液1Lの重さは1180gだが、その中で塩酸だけの重さは1180gの36%分の重さなので、

1180g×0.36=424.8g　424.8gの塩酸が溶けていることが分かる。

● **モル濃度を求める**

　モル濃度の計算式に、溶質の重量(g)、分子量、溶液の体積(L)をあてはめると、

424.8g÷36.5÷1L=11.6mol/L　塩酸（36%）溶液は11.6mol/L　であることが分かる。

　この式をまとめると、

　　モル濃度=1000mL×密度×パーセント濃度÷分子量　となる。

4-❷ 化学反応式 ★★☆

Point ▶化学式の意味

●水分子●

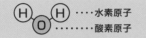

●水分子が3個●

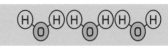

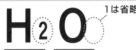

H(水素原子)が②個　O(酸素原子)が①個

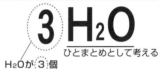

■化学反応

　化学反応とは、物質を構成する原子の組み換えが起こることです。化学反応では、新しい原子ができたり、なくなることはありません。したがって、化学反応の前後での質量の総和は同じです（質量保存の法則）。

　例えば、ナトリウムと塩素の反応では、Na と Cl_2 が反応して、$NaCl$（塩化ナトリウム）ができます。これを化学式にすると、$2Na + Cl_2 \rightarrow 2NaCl$ となります。

■化学反応式の決まり

　化学反応式では、反応物は左辺、生成物を右辺に書きます。

　反応物や生成物が2種類以上の場合は＋（プラス）と書き、左辺と右辺は→(矢印)で結びます。矢印は反応の方向を示しています。

例　化学反応式の作り方

　　水素　＋　酸素　→　　水
　　左辺（反応物）　　右辺（生成物）

①　物質名を化学式に置き換える。

　　H_2 ＋ O_2 → H_2O

②　→をはさんで両辺で原子の種類と数を合わせる。

　　$2H_2$ ＋ O_2 → $2H_2O$

　　左辺はH4個、O2個、右辺はH4個、O2個で合計数は同じとなる。

各元素の左辺・右辺の数がそれぞれ同じ数になるように、係数（整数・1の場合は省略する）を記入します。

■化学反応式が示すこと

化学反応式からは、式の係数を見ることで、反応に関する物質の量も読み取ることができます。例えば、一酸化炭素COが完全燃焼して二酸化炭素CO_2ができるとき、化学反応式からは次の情報を読み取ることができます。

化学反応式から分かる数値

一酸化炭素 + 酸素 → 二酸化炭素

$$2CO + O_2 \rightarrow 2CO_2$$

	反応物		成生物
化 学 式	2CO	O_2	$2CO_2$
分 子 量	12+16=28	16×2=32	12+16×2=44
物質量の関係	2 mol $2×6.02×10^{23}$個の分子	1 mol $1×6.02×10^{23}$個の分子	2 mol $2×6.02×10^{23}$個の分子
質量の関係	2 mol 2×28=56g	1 mol 1×32=32g	2 mol 2×44=88g
標準状態での体積の関係	2 mol 2×22.4=44.8L	1 mol 1×22.4=22.4L	2 mol 2×22.4=44.8L

■化学の基本法則

化学の基本法則として次の法則は重要です。覚えておきましょう。

質量保存の法則＝化学反応の前後では質量が変化しない。
定比例の法則＝同じ1つの化合物を構成する成分元素の質量の比は、常に一定である。

問1 質量パーセント濃度98％硫酸の密度は1.84 g／cm³である。これを希釈して6.0mol/Lの希硫酸を200mLつくった。使用した98％硫酸は（　　　）mLである。ただし、原子量は、水素を1、炭素を12、酸素を16、ナトリウムを23、塩素を35.5、硫黄を32とし、小数第1位を四捨五入せよ。（記述問題。愛媛）

問2 水660 gに塩化ナトリウムを加えると、質量パーセント濃度が12％の塩化ナトリウム水溶液ができた。このとき加えた塩化ナトリウムの量として正しいものはどれか。（三重）

1　12 g　　　2　79 g　　　3　90 g　　　4　180 g

問3 50ppmを百分率で表したものはどれか。正しいものを下欄から1つ選びなさい。（千葉）

1　0.0005％　　2　0.005％　　3　0.05％　　4　0.5％　　5　5％

問4 0.5mol/Lの水酸化ナトリウム水溶液を0.1Lつくりたい。水酸化ナトリウムは何g必要か。ただし、水酸化ナトリウムの式量は40とする。（茨城）

1　2 g　　　2　4 g　　　3　8 g　　　4　10g　　　5　20g

問5 次のうち、硝酸0.3molの質量として正しいものはどれか。ただし、原子量は、水素を1、窒素を14、酸素を16とする。（新潟）

1　9.3 g　　　2　14.1 g　　　3　18.9 g　　　4　93 g

問6 酢酸エチルの分子量はいくつか。下欄の中から選びなさい。ただし原子量は、H＝1、C＝12、N＝14、O＝16とする。（山梨）

1　41　　2　53　　3　74　　4　88　　5　123

問7 以下の化学式の（　　）の中に入る数字の組み合わせとして、正しいものを１つ選びなさい。(中国五県：鳥取・島根・岡山・広島・山口)

$$2\,KMnO_4 + 5\,H_2O_2 + (\quad ア \quad)\,H_2SO_4$$
$$\rightarrow\ 2\,MnSO_4 + (\quad イ \quad)\,H_2O + (\quad ウ \quad)\,O_2 + K_2SO_4$$

	ア	イ	ウ
1	3	8	5
2	3	5	8
3	5	5	8
4	5	8	5

解　答

問1　65　硫酸(H_2SO_4)の分子量は98($1\times2+32+16\times4$)。
モル濃度mol/L×分子量×容量L÷純度÷密度g/㎤=容量mL(㎤)
6.0mol/L×98×0.2L÷0.98÷1.84g/㎤=65.217…≒65。

問2　3　溶質g÷(溶質g+溶媒g)=重量パーセント濃度
X÷(X+660)=0.12　X=0.12(X+660)　X=0.12X+79.2　X-0.12X=79.2
0.88X=79.2　X=79.2÷0.88=90。

問3　2　1%=10000ppm 0.005%=50ppm。

問4　1　式量：イオン式や組成式に含まれる原子量の総和のこと。
溶質の重量g=モル濃度mol/L×分子量(式量)×容量L
0.5mol/L×40×0.1L=2g。

問5　3　硝酸HNO_3の分子量は63($1+14+16\times3$)。0.3mol×63=18.9g。

問6　4　酢酸エチルの化学式は$C_4H_8O_2$である。
そのため(12×4)+(1×8)+(16×2)=88

問7　1　右辺SO_4の量が3molあるため、左辺（　ア　）には3が入る。（　ア　）に3が入るため、左辺のH_2の量は$5\,H_2O_2$と$3\,H_2SO_4$を合わせ8molとなり、右辺の（　イ　）には8が入る。O_2は左辺$5\,H_2O_2$の5molだけなので右辺（　ウ　）は5が入る。化学反応式（p.96）参照。

⚛️ ⑤ さまざまな化学反応

5-❶ 酸と塩基　　★★☆

> **Point** ▶酸と塩基の定義
>
> 酸＝水に溶けてオキソニウムイオン（H_3O^+）を生じる物質。
>
>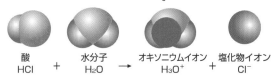
>
> | 酸 | ＋ | 水分子 | → | オキソニウムイオン | ＋ | 塩化物イオン |
> | HCl | | H_2O | | H_3O^+ | | Cl^- |
>
> 塩基＝水に溶けて水酸化物イオン（OH^-）を生じる物質。
>
>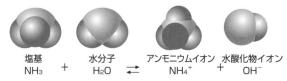
>
> | 塩基 | ＋ | 水分子 | ⇌ | アンモニウムイオン | 水酸化物イオン |
> | NH_3 | | H_2O | | NH_4^+ | OH^- |
>
> 水素イオン（H^+）を他に与える物質が酸、水素イオン（H^+）を受け取る物質が塩基である。
>
> H^+
>
>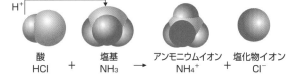
>
> | 酸 | ＋ | 塩基 | → | アンモニウムイオン | ＋ | 塩化物イオン |
> | HCl | | NH_3 | | NH_4^+ | | Cl^- |

■酸とは

　酸とは、水に溶けたときに水素イオン（H^+）、もしくはオキソニウムイオン（H_3O^+）を生じる化合物で、他の物質に水素イオンを与えることができる物質でもあり、青リトマス紙を赤くする働きがあります。

例1　塩化水素（HCl）が水（H₂O）に溶解した場合

$$HCl + H_2O \longrightarrow H^+ + Cl^- + H_2O$$

例2　シアン化水素（HCN）が水（H₂O）に溶解した場合

$$HCN + H_2O \rightleftarrows H^+ + CN^- + H_2O$$

■塩基とは

塩基とは、水に溶けたときに水酸化物イオン（OH⁻）を生じる物質で、他の物質から水素イオンを受け取ることができる物質でもあり、赤リトマス紙を青くする働きがあります。

例1　水酸化ナトリウム（NaOH）が水（H₂O）に溶解した場合

$$NaOH + H_2O \longrightarrow Na^+ + OH^- + H_2O$$

例2　水酸化カルシウム（Ca(OH)₂）が水（H₂O）に溶解した場合

$$Ca(OH)_2 + H_2O \longrightarrow Ca^{2+} + 2\,OH^- + H_2O$$

例3　アンモニア（NH₃）が水（H₂O）に溶解した場合

$$NH_3 + H_2O \rightleftarrows NH_4^+ + OH^-$$

■酸と塩基の電離度

塩基や酸を水に溶かすと、酸や塩基は電離してイオンが存在するようになります。溶かした物質のモル数と電離したモル数の割合を電離度といい、電離度の値は、溶解する物質と、温度、圧力、濃度によって変化します。

$$電離度 = \frac{電離した電解質の物質量(mol)}{溶かした電解質の物質量(mol)}$$

■酸と塩基の強弱

酸と塩基にも強弱が存在します。例えば、水酸化ナトリウムは、アンモニア水より塩基性の度合いが強いものです。このように、同じ塩基でも塩基性の強弱が存在します。これは、電離度の違いにより生じる違いであり、水酸化ナトリウムのような電離度の大きい塩基を強塩基、アンモニア水のように電離度の小さい塩基を弱塩基といいます。酸も、同じように、

電離度の大きい酸を強酸、電離度の小さい酸を弱酸といいます。

┌───┐
酸・塩基には電離度の大小がある

| 強 酸 | > | 弱 酸 |

| 強塩基 | > | 弱塩基 |

←電離度が大きい ＞ 電離度が小さい→
└───┘

■酸・塩基の価数は水素イオン、水酸化物イオンの数による

塩酸（HCl）は、水に溶けると１個の水素イオン（H^+）を放出します。一方、硫酸（H_2SO_4）は、水に溶けると２個のH^+を放出します。

このように、同じ酸でも水に溶解したときにH^+を放出する数は違います。このH^+を放出する数によって、酸の価数が決められています。塩酸は１個のH^+を放出するために１価の酸に、硫酸は２個のH^+を放出するので２価の酸となります。

塩基も同様に、水酸化ナトリウムNaOHは、１個の水酸化物イオンOH^-を放出するので１価の塩基、水酸化カルシウム$Ca(OH)_2$は２個のOH^-を放出するので２価の塩基となります。

5-② 水素イオン濃度とpH　★★★

Point ▶phとは酸性・塩基性の強弱の尺度

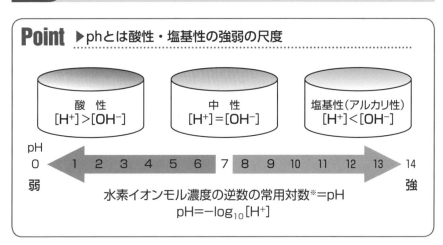

■水素イオン濃度とpH

1）水のイオン積

水の電離度は非常に小さく、ほとんど電離しないでH_2Oの状態で存在していますが、ごく少量の水素イオン（H^+）と水酸化物イオン（OH^-）が存在しています。

水が25℃のときのH^+イオンとOH^-イオンのモル濃度を掛け合わせた数は一定で、1.0×10^{-14}［mol/L］^{2}となります。

この数が水のイオン積であり、H^+イオンとOH^-イオンのモル濃度は反比例の関係にあることが分かります。

水が25℃のとき、
水素イオンモル濃度［H^+］×水酸化物イオンモル濃度［OH^-］
$$= 1.0 \times 10^{-14} \text{［mol/L］}^2$$
$$［H^+］ = ［OH^-］ = 1.0 \times 10^{-7} \text{［mol/L］}$$
となる。

2）酸・塩基の強さの表し方

酸と塩基の強さの表し方として、pH（ピーエイチ）があります。

pHは、水素イオンのモル濃度の逆数の常用対数を用いてpHという表記をしています。

水のイオン積の式から、中性のときの水素イオンモル濃度［H^+］と水酸化物イオンモル濃度［OH^-］は、1.0×10^{-7}mol/Lであり、pH 7 を示します。

［H^+］$> 1.0 \times 10^{-7}$mol/Lのときは酸性を示し、［H^+］$< 1.0 \times 10^{-7}$mol/Lのときはアルカリ性を示します。

25℃の水溶液中の酸性・中性・アルカリ性の関係

酸　　性	［H^+］ $> 1.0 \times 10^{-7}$mol/L $>$ ［OH^-］
中　　性	［H^+］ $= 1.0 \times 10^{-7}$mol/L $=$ ［OH^-］
アルカリ性	［H^+］ $< 1.0 \times 10^{-7}$mol/L $<$ ［OH^-］

用語解説 【逆数の常用対数】逆数とは、ある数に対して、乗算すると1になる数。対数とはlogを使って表す指数で、例えば、「$2^3=8$」（2の3乗は8）の場合、対数となる「3」は「$3=\log_2 8$」で表される。

pHは［H^+］の逆数の常用対数を用いて酸性・塩基性の強弱を示したもので、pH＝$-\log_{10}$［H^+］で求めることができます。

例1　［H^+］＝1.0×10^{-7}　mol/L→pH 7

例2　［H^+］＝1.0×10^{-14}　mol/L→pH14

例3　［H^+］＝1.0×10^{-1}　mol/L→pH 1

水溶液のpHと酸性・中性・塩基性の関係

| 強 | 酸 性 | 中性 | 塩基性 | 強 |

pH	0	1	2	3	4	5	6	7	8	9	10	11	12	13	14
[H^+]	1	10^{-1}	10^{-2}	10^{-3}	10^{-4}	10^{-5}	10^{-6}	10^{-7}	10^{-8}	10^{-9}	10^{-10}	10^{-11}	10^{-12}	10^{-13}	10^{-14}
[OH^-]	10^{-14}	10^{-13}	10^{-12}	10^{-11}	10^{-10}	10^{-9}	10^{-8}	10^{-7}	10^{-6}	10^{-5}	10^{-4}	10^{-3}	10^{-2}	10^{-1}	1

3）pH指示薬

　色素の中には、あるpHにより色が変化するものがあります。この色素をろ紙に吸収させて乾燥させたものがpH指示薬（pH試験紙）です。色素の種類によって、色が変わるpHが違い、この色が変わるpH領域を変色域と呼びます。代表的な指示薬はリトマス紙で、酸性は青リトマス紙を赤色に変え、アルカリ性は赤リトマス紙を青色に変えます。

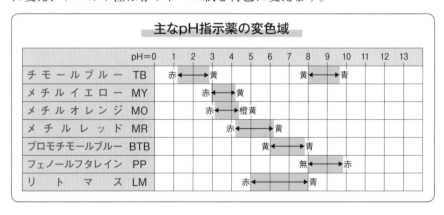

主なpH指示薬の変色域

4）酸・塩基の1グラム当量

水素イオンまたは水酸化物イオンを1mol出すことができる酸、または塩基の量を、**酸または塩基の1グラム当量**といいます。

$$酸・塩基の1グラム当量＝\frac{1\,mol}{価数}\,(mol)＝\frac{化学式量}{価数}\,(g)$$

例　HCl 36.5g＝1グラム当量　　H_2SO_4 49.0g＝1グラム当量

5）規定濃度

水溶液1L中に溶けている溶質の量をグラム当量で表した濃度を、**規定濃度（規定度）**といいNで表します。

1N＝1L溶液に溶質がグラム当量（g）溶けている。

例　1Lの希塩酸水溶液中に36.5g HClが溶けている　→1N　　HCl
　　1Lの希硫酸水溶液中に98.0g H_2SO_4が溶けている→2N　　H_2SO_4

6）中和

中和とは、酸が出すH^+と塩基が出すOH^-が反応して、水（H_2O）ができ、酸の性質と塩基の性質が打ち消される反応のことです。

例　$NaOH + HCl \rightarrow NaCl + H_2O$

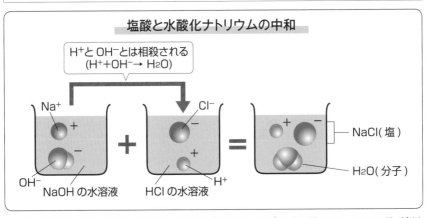

酸と塩基が過不足なく反応するときには、H^+の物質量とOH^-の物質量が等しくなります。

7）中和滴定

　中和滴定とは、酸や塩基の溶液の濃度を求めるために、中和反応を利用した滴定操作を示します。酸溶液と指示薬をコニカルビーカーに入れ、塩基性溶液をビュレットに入れます。その後、酸溶液に塩基性溶液を加え、指示薬の色の変化により中和点(中和点まで加えた塩の容量)を求めます。

中和の関係式

　酸の価数×酸のモル濃度×体積＝塩基の価数×塩基のモル濃度×体積

例 　0.1mol/L硫酸５mLに未知濃度水酸化ナトリウムを20mL加えたら中和した。水酸化ナトリウム溶液の濃度を求めよ。

　硫酸は２価の酸、水酸化ナトリウムは１価の塩基である。これらを中和の関係式にあてはめると、

２価×0.1mol/L×５mL＝１価×塩基のモル濃度×20mL

塩基のモル濃度＝２×0.1×５÷１÷20＝0.05

であるため、水酸化ナトリウムの濃度は0.05mol/Lとなる。

　一般的に中和滴定に使用される指示薬は、強酸・弱酸溶液に塩基溶液を加えることが多いためフェノールフタレイン溶液を使用することが多いですが、強塩基・弱塩基溶液に強酸溶液を加える場合はメチルオレンジが適した指示薬になります。

中和滴定に用いるpH指示薬

強酸←強塩基	中和滴定：フェノールフタレイン
弱酸←強塩基	中和滴定：フェノールフタレイン
強酸←弱塩基	中和滴定：メチルオレンジ
弱酸↔弱塩基	中和滴定：適当な指示薬が決まってない

■塩、塩の分類と液性

1）塩とは

　「塩」とは、酸が電離して生じた陰イオンと、塩基が電離して生じた陽イオンがイオン結合してできた化合物を示します。例えば、塩酸（酸：HCl）と水酸化ナトリウム（塩基：NaOH）溶液を混ぜた場合、これらは中和して、水（H_2O）と塩化ナトリウム（NaCl）ができます。この際にできたNaClが「塩」となります。

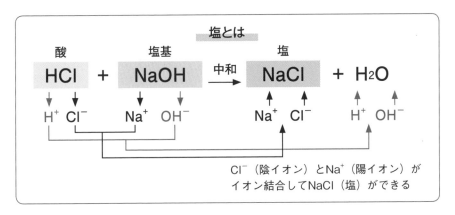

　また塩酸（酸：HCl）と水酸化カルシウム（塩基：$Ca(OH)_2$）溶液を混ぜた場合では、塩化カルシウム（$CaCl_2$）という「塩」ができます。

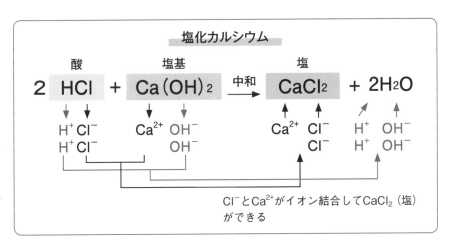

第2章　基礎化学

2）塩の種類

中和によって生成される「塩」は、**酸性塩・塩基性塩・正塩**の３種類に分類されます。**酸性塩**は、酸由来のH^+が残っている塩を示し、**塩基性塩**は塩基由来のOH^-が残っている塩を示します。また**正塩**はH^+もOH^-も残っていない塩のことを示します。

塩の種類	特徴	例
酸性塩	酸由来のH^+が残っている塩	$NaHCO_3$、$NaHSO_4$
塩基性塩	塩基由来のOH^-が残っている塩	$CuCl(OH)$、$MgCl(OH)$
正塩	H^+もOH^-も残っていない塩	$NaCl$、$CaCl_2$、CH_3COONa

3）塩の液性

塩を水に溶かすと、塩の元になった物質によって酸性や塩基性、中性を示します。例えば、強酸＋強塩基で作られた正塩を溶かした水溶液の液性は「**中性**」となり、強酸＋強塩基で作られた酸性塩の液性は「**酸性**」となります。

また強酸＋弱塩基で作られた塩を溶かした水溶液の液性は「**酸性**」、弱酸＋強塩基で作られた塩を溶かした水溶液の液性は「**塩基性**」となります。

	水溶液の性質と代表例	
強酸	硫酸（H_2SO_4）、硝酸（HNO_3）、塩酸（HCl）、臭化水素酸（HBr）、ヨウ化水素酸（$HI \cdot aq$）	
弱酸	酢酸（CH_3COOH）、フッ化水素（HF）、炭酸（H_2CO_3）、硫化水素（H_2S）、シュウ酸（$H_2C_2O_4$または$(COOH)_2$）、リン酸（H_3PO_4）	
強塩基	水酸化ナトリウム（$NaOH$）、水酸化カリウム（KOH）、水酸化カルシウム（$Ca(OH)_2$）、水酸化バリウム（$Ba(OH)_2$）	
弱塩基	アンモニア（NH_3）、水酸化銅（Ⅱ）（$Cu(OH)_2$）、水酸化マグネシウム（$Mg(OH)_2$）、水酸化亜鉛（$Zn(OH)_2$）、水酸化鉄（Ⅱ）（$Fe(OH)_2$）、水酸化アルミニウム（$Al(OH)_3$）、水酸化鉄（Ⅲ）（$Fe(OH)_3$）	

塩の種類と代表例

塩の種類	液性	例
強酸＋強塩基で作られた正塩	中性	$NaCl$、Na_2SO_4、K_2SO_4
強酸＋強塩基で作られた酸性塩	酸性	$NaHSO_4$、NaH_2PO_4
強酸＋弱塩基で作られた塩	酸性	$CuSO_4$、NH_4Cl、$Cu(NO_3)_2$
弱酸＋強塩基で作られた塩	塩基性	$NaHCO_3$、CH_3COONa

5-❸ 酸化還元反応 ★★☆

Point ▶酸化と還元は、酸素・水素・電子の動きによって決まる

定　義	酸素の授受	水素の授受	電子の授受
酸　化	受け取る	失　う	失　う
還　元	失　う	受け取る	受け取る

酸化剤＝相手を酸化し、自身は還元される

```
酸化剤（還元）　──→　相手（酸化）
```

還元剤＝相手を還元し、自身は酸化される

```
還元剤（酸化）　──→　相手（還元）
```

■酸化と還元

　酸化還元とは、物質が酸素と結合する酸化と、物質が酸素を失う還元のことです。酸素が関係する酸化還元のほかに、水素が関係する酸化還元、電子が関係する酸化還元があります。

酸化とは｛物質が酸素と結合する／物質が水素を失う／電子を放出する

還元とは｛物質が酸素を失う／物質が水素を得る／電子を取得する

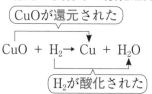

酸化還元

●酸素が関係する酸化還元   ●水素が関係する酸化還元

（CuOが還元された）   （Sが酸化された）

$$CuO + H_2 \rightarrow Cu + H_2O \qquad 2\,H_2S + O_2 \rightarrow 2\,S + 2\,H_2O$$

（H₂が酸化された）   （O₂が還元された）

電子が関係する酸化還元

例 ナトリウムと塩素が反応すると、塩化ナトリウムになる。

$$2\,Na + Cl_2 \rightarrow 2\,NaCl$$

実際の反応の過程は、次のようになる。

① $2\,Na$ が $2\,Na^+ + 2\,e^-$ となり、電子を失う（酸化される）。

② この $2\,Na$ から離れた $2\,e^-$ が今度は Cl_2 と反応し、

③ $Cl_2 + 2\,e^- \rightarrow 2\,Cl^-$ と**電子を取得する**（還元される）。

④ $2\,Na^+$ と $2\,Cl^-$ となったものが、互いに反応し $2\,NaCl$ となる。

$$2\,Na \rightarrow 2\,Na^+ + 2\,e^-$$
$$Cl_2 + 2\,e^- \rightarrow 2\,Cl^-$$
$$\left. \right\} \quad 2\,Na^+ + 2\,Cl^- \rightarrow 2\,NaCl$$

■酸化剤と還元剤

　相手を酸化させて自身は還元される物質を酸化剤といい、相手を還元させて、自身は酸化される物質を還元剤といいます。

　また、ハロゲンの単体は酸化剤として働きます。ハロゲンの単体の酸化力の強さは、フッ素＞塩素＞臭素＞ヨウ素の順となります。

酸化銅（Ⅱ）と酸化還元

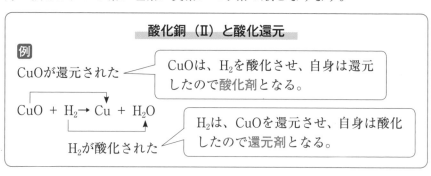

例

CuOが還元された —— CuOは、H₂を酸化させ、自身は還元したので**酸化剤**となる。

$$CuO + H_2 \rightarrow Cu + H_2O$$

H₂が酸化された —— H₂は、CuOを還元させ、自身は酸化したので**還元剤**となる。

110

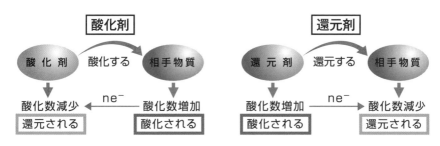

■酸化数

　酸化数とは、物質の持つ電子が基準よりも多いか少ないかを表した値です。酸化された物質は、マイナスの電荷を持つ電子e^-を失うためプラスに帯電します。電子e^-を1つ失うと酸化数$+1$、2つ失うと酸化数$+2$などになります。

酸化数の求め方

①**単体の原子の酸化数は0**

　　単体の場合、原子は電子e^-を得ることも失うこともないため、酸化数は0となる。

　　<u>例</u>　H_2、O_2

②**化合物全体の酸化数は0**

　　化合物全体で電子e^-の総数は変化していないため、化合物全体の酸化数は0となる。

　　<u>例</u>　CO_2　　$C：+4$　　　$O：-4$　　　化合物全体では0となる。

③**イオン全体の酸化数は、その電荷に等しい。**

　　<u>例</u>　$SO_4{}^{-2}$　：　酸化数-2

④**水素原子Hの酸化数は+1**

⑤**酸素原子Oの酸化数は-2**

　　ただし、例外として、過酸化水素H_2O_2の酸素Oの酸化数は-1。NaHの水素Hの酸化数は-1。

⑥**アルカリ金属 +1、二族元素 +2、ハロゲン -1の酸化数を持つ。**

アルカリ金属：リチウム(Li)、ナトリウム(Na)、カリウム(K)、ルビジウム (Rb)、
　　　　　　　セシウム(Cs)

二族元素　　：ベリリウム(Be)、マグネシウム(Mg)、カルシウム(Ca)、ストロンチウム(Sr)、バリウム(Ba)、ラジウム(Ra)

ハロゲン　　：フッ素(F)、塩素(Cl)、臭素(Br)、ヨウ素(I)、アスタチン(At)

■金属のイオン化傾向

　金属が酸と反応するときに、金属は水溶液中に電子を放出して陽イオンになります。金属の水溶液での陽イオンへのなりやすさを比べたものをイオン化傾向といいます。陽イオンになりやすい金属はイオン化傾向が大きく、陽イオンになりにくい金属はイオン化傾向が小さいといえます。

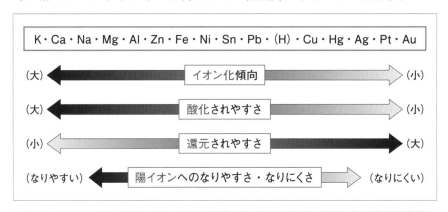

イオン化傾向の覚え方				
貸そう	かな	まあ あてに	すんな ひどすぎる	借金
K	CaNa	MgAlZnFeNi	SnPbHCuHgAg	PtAu

5-④ 電池と電気分解　★★☆

Point ▶電池の反応と電気分解は酸化還元反応による反応

電　　池	正極　還元反応（イオン化傾向が**小さい**金属）
	負極　酸化反応（イオン化傾向が**大きい**金属）

電気分解	陽極　酸化反応
	陰極　還元反応

■電池

　電池とは、異なる金属を溶液に浸けることにより酸化還元反応が起き、電子（e⁻）を発生させ、それらを電流として取り出せるようにした装置

112

のことです。金属原子は溶液に浸けることにより陽イオンになり、金属は電子（e⁻）に富んだ状態になります。この金属を導線で結ぶと導線内を電子が流れるため電流を取り出すことができます。この酸化還元反応には、2種類の金属が必要となり、負極の金属にはイオン化傾向が大きい金属、正極の金属にはイオン化傾向が小さい金属を用います。このイオン化傾向が異なる2つの金属を導線で結ぶことにより、電子が導線内を流れるようになります。そのため、電池は組み立てれば自然と電流が流れる自動的反応になります。

1）ボルタ電池

イタリアの物理学者、アレッサンドロ・ボルタによって考案された電池です。希硫酸に導線で結んだ**亜鉛板**（イオン化傾向が大きい）と**銅板**（イオン化傾向が小さい）を入れると、**亜鉛板は溶け出し電子を放出し銅板へ**と流れます。この原理を使用した電池をボルタ電池といいます。

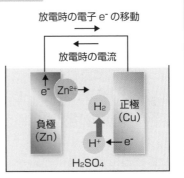

ボルタ電池のしくみ

●ボルタ電池の反応式

正極：$2H^+ + 2e^- \rightarrow H_2$（水素の発生反応）
負極：$Zn \rightarrow Zn^{2+} + 2e^-$（亜鉛の溶出反応）

全反応：$Zn + 2H^+ \rightarrow Zn^{2+} + H_2$

放電時の電子 e⁻ の移動
放電時の電流

e⁻　Zn²⁺→
H₂
正極（Cu）
負極（Zn）
H⁺　←　e⁻
H₂SO₄

2）ダニエル電池

イギリスの化学者・物理学者のジョン・フレデリック・ダニエルによって考案された電池です。ボルタ電池は水素を発生させるなどの欠点があったため、より実用的な使用のために考案された電池になります。素焼き円筒に**硫酸銅水溶液**と**銅棒**を入れ、これを**硫酸亜鉛水溶液**と**亜鉛板**を入れた容器内に沈めた電池を示します。

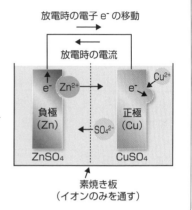

ダニエル電池のしくみ

●ダニエル電池の反応式

正極：$Cu^{2+} + 2e^- \rightarrow Cu$（銅の析出反応）
負極：$Zn \rightarrow Zn^{2+} + 2e^-$（亜鉛の溶出反応）

全反応：$Zn + Cu^{2+} \rightarrow Zn^{2+} + Cu$

放電時の電子 e^- の移動

放電時の電流

e^-　$Zn^{2+} \rightarrow$　　　　　e^-　Cu^{2+}

負極
(Zn)　　　　　$\leftarrow SO_4^{2-}$　　　正極
(Cu)

ZnSO₄　　　　　　　　　CuSO₄

素焼き板
（イオンのみを通す）

■鉛蓄電池

　鉛Pbと酸化鉛（IV）PbO₂を希硫酸H₂SO₄に浸してできる電池を鉛蓄電池といいます。$(-)\ Pb\ |\ H_2SO_4aq\ |\ PbO_2\ (+)$ という電池式で表します。鉛蓄電池では、負極に鉛Pb、正極に酸化鉛PbO₂が使われています。

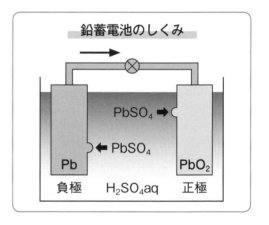

鉛蓄電池のしくみ

PbSO₄ ➡

← PbSO₄

Pb　　　　　　　　　　PbO₂

負極　　　H₂SO₄aq　　　正極

　鉛蓄電池では、負極の鉛が鉛イオンとして溶けて電子が生じ、導線を通っていきます。また、溶け出した鉛イオンはすぐに硫酸イオンと結合し、硫酸鉛となって再び負極に付着します。

　正極では、酸化鉛（IV）が電子を受け取り鉛の酸化数が4から2に変化します。その際、鉛イオンが生じ硫酸イオンと結合して、硫酸鉛が正極に付着します。鉛蓄電池は、溶け出した鉛イオンが硫酸鉛として極板にくっつくといった特徴があります。

■電気分解

電気分解とは、外部から電気エネルギーを与えることにより、強制的に酸化還元反応を起こさせ、対象化合物を化学的に分解することです。このとき、対象化合物は正極側で酸化反応、負極側で還元反応を引き起こして分解します。また、電気分解は電圧をかけることにより反応が引き起こされるため、電池のような自動的反応ではなく受動的反応といえます。

電気分解装置は、主に電極、電源、電解槽の3つで構成されます。例えば、塩酸を電気分解装置で分解すると、塩化物イオン(Cl^-)が陽極に集まります。Cl^-の電子(e^-)が陽極へ移動した後に、陰極へ移動します。Cl^-はe^-を奪われるため酸化され、$2Cl$となり陽極付近で塩素の気体となります。また、陰極に集まったH^+は、移動してきたe^-を受け取り、水素の気体となります。

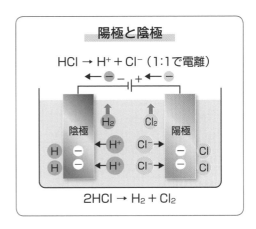

陽極と陰極

$HCl \rightarrow H^+ + Cl^-$（1:1で電離）

陰極　H_2　Cl_2　陽極

$2HCl \rightarrow H_2 + Cl_2$

■電気分解における電気量

1）クーロン

1A（アンペア）の電流が1秒間流れたときの電気量を1クーロン（C）といいます。電気量（C）＝電流（A）×時間（秒）という式が成り立ちます。

2）ファラデー定数

ファラデー定数とは、電子1mol（6.02×10^{23}個）が何クーロン（1Aの電流が1秒流れたときの電気量が1クーロン）にあたるかを表した係数で、おおよそ96500 C/molとなります。この96485 C/molをファラデー定数といい、記号はFで表されます。

■金属イオンの定性分析

　金属イオンがある溶液に複数溶けていた場合、定性分析を行うことにより、どの金属イオンが溶けていたかを求めることができます。金属イオンの中でも、陰イオン金属は金属イオンのみを沈殿させることができるため、陰イオン金属を沈殿させ、後に陽イオン金属を沈殿させていきます。

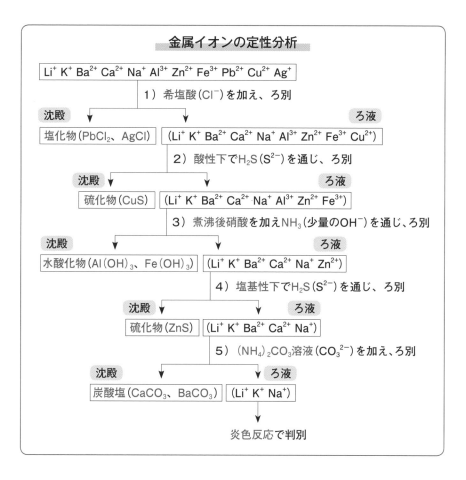

1）塩酸を加えて沈殿させる（塩化物沈殿）

　複数の金属イオンが溶けた溶液に塩酸を加えると、二塩化鉛（白色 $PbCl_2$）と塩化銀（白色 $AgCl$）が沈殿します。塩化銀と塩化鉛を分離する方法は、二塩化鉛のみが熱水に溶ける性質を利用します。

2）硫化水素を加えて沈殿させる（硫化物沈殿）

　HClにより、溶液は酸性溶液となります。その酸性溶液下で、硫化水素を加えると、塩化銀、二塩化鉛、硫化銅（黒色 CuS）が沈殿します。ここではすでに塩化銀、二塩化鉛は沈殿しているため、硫化銅のみが沈殿します。

3）煮沸後、硝酸、アンモニアを加え沈殿させる（水酸化物沈殿）

　一度煮沸させることにより、硫化水素（H_2S）を除去します。硝酸によってF^{2+}を酸化させF^{3+}にします（F^{2+}よりF^{3+}のほうが沈殿しやすいため）。その後、アンモニア（NH_3）を加えることにより水酸化アルミニウム$Al(OH)_3$（白色）、水酸化鉄（Ⅲ）$Fe(OH)_3$（赤褐）ができ、沈殿します。沈殿した水酸化アルミニウムと水酸化鉄（Ⅲ）は水酸化ナトリウムを過剰に加えると、水酸化アルミニウムが再び溶解するため分離できます。

4）硫化水素を加えて沈殿させる（硫化物沈殿）

　塩基条件下（前工程でアンモニアを加えたため）で、再び硫化水素（H_2S）を加えると硫化亜鉛（ZnS）が沈殿します。

5）炭酸アンモニウムを加えて沈殿させる（炭酸塩沈殿）

　炭酸アンモニウム（$(NH_4)_2CO_3$）を加えると、炭酸カルシウム$CaCO_3$（白色）、炭酸バリウム$BaCO_3$（白色）が沈殿します。沈殿した炭酸カルシウムと炭酸バリウムは、薄い酢酸溶液に溶かし、クロム酸カリウム（K_2CrO_4）溶液を加えることにより、クロム酸バリウム$BaCrO_4$（黄色）が沈殿するため分離できます。

6）炎色反応で確認する

　残ったLi^+、K^+、Na^+は沈殿しないため、炎色反応の色で判断します。炎の色が赤色になった場合はLi^+、紫色（赤紫色）になった場合はK^+、黄色になった場合はNa^+が溶けていると判断します。

5-⑤ 燃焼　　　★★☆

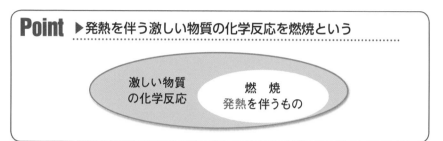

Point ▶発熱を伴う激しい物質の化学反応を燃焼という

激しい物質
の化学反応

燃　焼
発熱を伴うもの

■燃焼とは激しい物質の化学反応

　燃焼とは発熱を伴う激しい物質の化学反応です。発光現象を伴うことも多くみられます。一般的には可燃物質と酸素の化合のうち、発熱と発光を伴うものです。なお、サビは熱を発生しないため、燃焼には含まれません。

5-⑥ コロイド溶液　　　★★☆

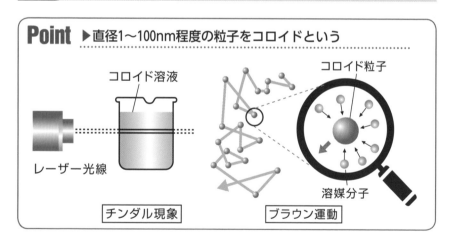

Point ▶直径1〜100nm程度の粒子をコロイドという

コロイド溶液

コロイド粒子

レーザー光線

溶媒分子

| チンダル現象 | | ブラウン運動 |

■コロイド溶液

1）コロイド粒子とコロイド溶液

　粒子はその粒径に応じて呼び名が違います。コロイド粒子とは、直径1〜100nm程度の粒子のことで、小さい分子やイオンなどよりも大きい粒子

です。コロイド粒子は、ろ紙を通過しますが、半透膜は通過できません。コロイド粒子が安定して分散している溶液を、**コロイド溶液**といいます。

粒子の種類と大きさ

粒子の種類	小さい分子・イオン	コロイド粒子	沈殿粒子・大きい粒子
粒子の大きさ	～1 nm	1 nm～100nm	100nm～
ろ　　紙	通過する	通過する	通過しない
半　透　膜	通過する	通過しない	通過しない

2）チンダル現象

コロイド粒子により光線が散乱され、光の通路が輝いて見える現象を**チンダル現象**といいます。コロイド粒子以外の普通の分子の場合にも光線は散乱しますが、コロイド粒子に比べてずっと弱いため、光の経路は見えません。

3）ブラウン運動

限外顕微鏡※でコロイド溶液を観察したときにみられる、コロイド粒子の運動が**ブラウン運動**です。気体や液体中に浮遊する微粒子は、絶えず不規則なジグザグ運動をしていますが、粒子が小さいほど激しく動きます。

4）凝析

疎水コロイドに少量の電解質を加えると、電荷を帯びているコロイド粒子が電気的に中和され、大きな粒子となって沈殿します。この現象を**凝析**といいます。

5）塩析

親水コロイドに多量の電解質を加えると沈殿を生じます。これを**塩析**といいます。

用語解説 【限外顕微鏡】暗視野顕微鏡。特殊な照明を使って微粒子の散乱光を観察する顕微鏡。分解能より小さな物を見ることができる。

第2章　基礎化学

確 認 問 題

問1 水酸化ナトリウム水溶液100mLを中和するのに、0.2mol/Lの塩酸500mL を要した。この際、中和するのに要した塩酸中の塩化水素量（g）と、水酸化 ナトリウム水溶液100mL中の水酸化ナトリウム量（g）の組み合わせのうち、 正しいものはどれか。ただし、分子量は水酸化ナトリウム40、塩化水素36 と する。（群馬）

	塩化水素量（g）	水酸化ナトリウム量（g）
1	3.6	2.0
2	3.6	4.0
3	7.2	4.0
4	7.2	8.0

問2 次のうち、0.10mol/L塩酸のpHとして、正しいものを選びなさい。なお、 温度は25℃、電離度は1.0とする。（埼玉）

1 pH1   2 pH2   3 pH3   4 pH4

問3 次のうち、金属元素をイオン化傾向の大きい順に並べたものとして、正 しいものはどれか。（静岡）

		大							小
（1）	Na	>	Sn	>	Al	>	Pt		
（2）	Mg	>	Ca	>	Pb	>	Au		
（3）	K	>	Fe	>	Cu	>	Pt		
（4）	Li	>	Ca	>	Ag	>	Pb		

問4 以下の化学反応式について、（   ）の中に入るべき係数の正しい組み合 わせを下から１つ選び、その番号を解答欄に記入しなさい。（九州・沖縄統 一：福岡・大分・佐賀・熊本・長崎・宮崎・鹿児島・沖縄）

$3Cu + （　ア　）HNO_3$

$\rightarrow （　イ　）Cu(NO_3)_2 + （　ウ　）H_2O + （　エ　）NO$

	ア	イ	ウ	エ
1	6	4	4	2
2	8	3	4	2
3	8	3	2	4
4	6	4	2	4

120

問5 次の塩の水溶液のうち、塩基性を示すものはどれか。（北海道）

1　$Cu(NO_3)_2$　　2　K_2SO_4　　3　NH_4Cl　　4　CH_3COONa

問6 次のうち、pH指示薬及び万能pH試験紙に関する記述として、最も適当なものはどれか。（福島）

1　pH2の水溶液にメチルオレンジを加えると、黄色になる。

2　pH11の水溶液にブロモチモールブルーを加えると、赤色になる。

3　フェノールフタレインは酸性水溶液中では無色である。

4　万能pH試験紙は、水溶液のpHの正確な値を広範囲にわたって知ることができる。

解答

問1　2　塩化水素1mol/L、1Lの塩化水素量は36ｇ、0.2mol/L 500mLの塩化水素量は、36×0.2mol/L×0.5L＝3.6gとなる。また水酸化ナトリウム量は、中和の式（酸のモル濃度×酸の価数×酸の容量＝塩基のモル濃度×塩基の価数×塩基の容量）に代入し、0.2mol/L×1価×500mL＝ X mol/L×1価×100mL　X＝1mol/L、1mol/L×40×0.1L＝4gとなる。

問2　1　0.1mol/L×1.0＝0.1mol/L　　$[H^+]$＝0.1mol/L＝$1.0×10^{-1}$
pH＝$-\log_{10} 1.0×10^{-1}$＝1 となる。

問3　3　金属のイオン化傾向参照（p.112）。K＞Ca＞Na＞Mg＞Al＞Zn＞Fe＞Ni＞Sn＞Pb＞（H）＞Cu＞Hg＞Ag＞Pt＞Au。

問4　2　化学反応式の決まり参照（p.96）。

問5　4　$Cu(NO_3)_2$：硝酸（強酸）と水酸化銅（弱塩基）の塩なので酸性。
K_2SO_4：硫酸（強酸）と水酸化カリウム（強塩基）の塩なので中性。
NH_4Cl：塩酸（強酸）とアンモニア（弱塩基）の塩なので酸性。
CH_3COONa：酢酸（弱酸）と水酸化ナトリウム（強塩基）の塩なので塩基性。

問6　3　pH2の水溶液にメチルオレンジを加えると、赤色になる。pH11の水溶液にブロモチモールブルーを加えると、青色になる。万能pH試験紙は、水溶液のpHの大まかな値を広範囲にわたって知ることができる。

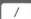

⑥ 有機化合物の性質

\ここが重要！/

❶有機化合物の分類である炭素骨格による分類、炭化水素による分類、官能基による分類の違いを理解しよう。

❷混合有機化合物の分離では、溶媒に対する溶解度の差を利用して分離することを覚えよう。

6-❶ 有機化合物の分類方法 ★★★

Point ▶官能基の種類

官能基	構造	分類名	性質	化合物例	
水酸基 ヒドロキシ(ル)基	—OH	アルコール	極性がある。 中性。	エタノール	CH_3CH_2OH
		フェノール	極性がある。 弱酸性。	フェノール	C_6H_5OH
ホルミル基 (アルデヒド基)	—CHO	アルデヒド	極性がある。 還元性がある。	アセトアルデヒド	CH_3CHO
ケトン基 (カルボニル基)	R–CO–R' (—CO—)	ケトン	極性がある。 還元性がない。	アセトン	CH_3COCH_3
カルボキシ基	—COOH	カルボン酸	極性がある。 酸性。	酢酸	CH_3COOH
				安息香酸	C_6H_5COOH
ニトロ基	—NO_2	ニトロ化合物	極性がある。 水に不溶。	ニトロベンゼン	$C_6H_5NO_2$
				ピクリン酸	$C_6H_2(OH)(NO_2)_3$
アミノ基	—NH_2	アミン	極性がある。 塩基性。	アニリン	$C_6H_5NH_2$
スルホン酸基 (スルホ基)	—SO_3H	スルホン酸	極性がある。 強酸性。	メタンスルホン酸	CH_3SO_3H
				ベンゼンスルホン酸	$C_6H_5SO_3H$

そのほかに、シアノ基(別名ニトリル基 例 アセトニトリルCH_3CN)、メチル基(例 メタノールCH_3OH)などもある。

ヒドロキシ(ル)基	ホルミル基	ケトン基	カルボキシ基	ニトロ基	アミノ基

官能基の例

■**有機化合物とは**

　有機化合物は、炭素を含む有機化合物と炭素を含まない無機化合物に分けられます。有機化合物と無機化合物に使われている「機」の文字は、生命を意味し、生物には炭素を含む化合物が多く含まれているため、炭素を基準に分けられています。炭素はイオンになりにくく、共有結合を作りやすい原子です。炭素同士で共有結合するだけではなく、水素Hや窒素N、酸素O、硫黄S、ハロゲンなども共有結合します。

■**有機化合物の分類**

　有機化合物の分類には、　結合方法の違いや官能基による分類があります。官能基とは、物質の化学的属性や化学反応性に注目した原子団のことです。これらの官能基は、それぞれ特有の物性や化学反応を示します。例えば、水酸基では官能基の水素結合が可能で、水に溶けやすいといった特徴を持っています。

■**炭素骨格による分類**

　炭素原子が鎖状に結合しているものを鎖式化合物、炭素原子が環状構造のものを環式化合物といいます。

　鎖式化合物には、炭素原子がすべて単結合で結合している飽和化合物と、二重結合・三重結合を含む不飽和化合物があります。

　環式化合物の中でも、環状構造に炭素以外の原子が

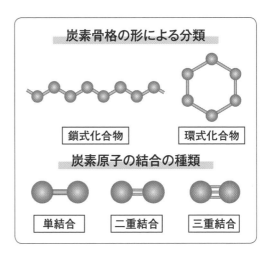

ある化合物を複素環化合物といい、環状構造が炭素のみで構成される化合物を炭素環化合物といいます。また、炭素環化合物はベンゼン環（ベンゼンC_6H_6分子の六角形の構造）を持つ芳香族化合物と、ベンゼン環を含まない脂環式化合物の2つに分かれます。

■炭化水素による分類

炭化水素とは炭素Cと水素Hでできている化合物のことで、有機化合物の中で最も基本的な物質です。炭化水素のうち、分子が鎖状構造のものを鎖式炭化水素（脂肪族炭化水素）、環状構造のものを環式炭化水素といいます。また、その中でも炭素原子間がすべて単結合（アルカン）のものを飽和炭化水素といい、二重結合（アルケン）や三重結合（アルキン）のものは不飽和炭化水素に分類されます。

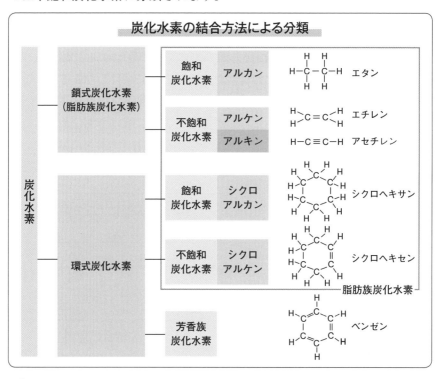

1）アルカン

鎖式飽和炭化水素のことをアルカンといい、これはC_nH_{2n+2}で表される有機化合物になります。アルカンは、炭素原子同士がすべて単結合で結合しているため結合を軸にして炭素が回転でき、化合物全体がいろいろな形を作ることができます。アルカンの薬品名はンで終わるものが多く、メタン、エタン、プロパンなどがあります。

アルカンは2つの性質を持ちます。1つ目の性質は水に溶けにくいこと

です。アルカンだけでなく、多くの炭化水素は水に溶けにくい性質（疎水性）を持ちます。特に、アルカンはC－H結合、C－C結合からなるため、無極性または極性となり水に溶けにくい性質となります。

　2つ目の性質は、直鎖状アルカンでは分子量の増加に伴い、ファンデルワールス力が大きくなり、沸点が高くなるということです。また、分子量の大きさにより、標準状態での状態も、気体・液体・固体と異なります。

直鎖状アルカンの標準状態

直鎖状アルカン　標準状態で
$$\begin{cases} CH_4 \sim C_4H_{10} & 気体 \\ C_5H_{12} \sim C_{17}H_{36} & 液体 \\ C_{18}H_{38} \sim & 固体 \end{cases}$$

2）アルケンとアルキン

　鎖式不飽和炭化水素の中で、炭素二重結合があるものをアルケンといい C_nH_{2n} で表されます。炭素三重結合のものはアルキンといい、C_nH_{2n-2} で表されます。

　二重結合や三重結合があるものは、水素原子が固定されるため自由な形をとることができません。なお、アルケンもアルキンも酸化されやすく、水素などと付加反応を起こしやすい性質を持ちます。

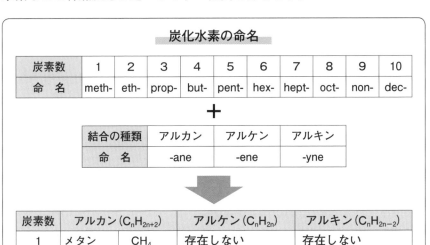

炭化水素の命名

炭素数	1	2	3	4	5	6	7	8	9	10
命名	meth-	eth-	prop-	but-	pent-	hex-	hept-	oct-	non-	dec-

＋

結合の種類	アルカン	アルケン	アルキン
命名	-ane	-ene	-yne

炭素数	アルカン（C_nH_{2n+2}）		アルケン（C_nH_{2n}）	アルキン（C_nH_{2n-2}）
1	メタン	CH_4	存在しない	存在しない

2	エタン	C_2H_6	エテン (エチレン)	C_2H_4	エチン (アセチレン)	C_2H_2
3	プロパン	C_3H_8	プロペン (プロピレン)	C_3H_6	プロピン	C_3H_4
4	ブタン	C_4H_{10}	ブテン	C_4H_8	ブチン	C_4H_6
5	ペンタン	C_5H_{12}	ペンテン	C_5H_{10}	ペンチン	C_5H_8
6	ヘキサン	C_6H_{14}	ヘキセン	C_6H_{12}	ヘキシン	C_6H_{10}
7	ヘプタン	C_7H_{16}	ヘプテン	C_7H_{14}	ヘプチン	C_7H_{12}
8	オクタン	C_8H_{18}	オクテン	C_8H_{16}	オクチン	C_8H_{14}
9	ノナン	C_9H_{20}	ノネン	C_9H_{18}	ノニン	C_9H_{16}
10	デカン	$C_{10}H_{22}$	デセン	$C_{10}H_{20}$	デシン	$C_{10}H_{18}$

6-❷ 有機化合物の系統分離 ★★☆

Point ▶有機化合物は中和反応、沸点の違いにより分離する

強酸有機化合物（安息香酸など）	炭酸ナトリウムによる中和
弱酸有機化合物（フェノールなど）	水酸化ナトリウムによる中和
塩基性有機化合物（アニリンなど）	塩酸による中和
中性有機化合物（ニトロベンゼン、トルエンなど）	沸点の違いにより分離

■有機化合物の分離の原理

　有機化合物が含まれた混合溶液は、溶媒に対する溶解度の差を利用することで混合物と分離することができます。

1）酸性有機化合物、塩基性有機化合物、中性有機化合物は、中和反応を利用することで分離

　有機化合物は水に溶けにくいのですが、中和すると塩になるため水に溶けるようになります。塩となった有機化合物は水の層に溶け出し、中性化合物や中和されていない有機化合物はエーテル層に残ります。

- ●酸性物質……カルボン酸（安息香酸など）とフェノール類（フェノールなど）
- ●塩基性物質…アミン（アニリンなど）
- ●中性物質……トルエン、ニトロベンゼンなど

126

2）炭酸水素ナトリウムNaHCO₃による酸性物質の分離

　強い酸のほうが塩になりやすく、酸の強さは塩酸、硫酸＞カルボン酸＞炭酸＞フェノール類です。炭酸水素ナトリウムNaHCO₃は炭酸の塩で、水溶液は塩基性を示します。そのため炭酸よりも強い酸は、炭酸水素ナトリウムと反応し塩になり水の層に溶け出します。フェノールは炭酸よりも酸性が弱いので、炭酸水素ナトリウムとは中和反応しません。このような反応により、フェノール類をほかの酸と分離することができます。

■有機化合物の分離

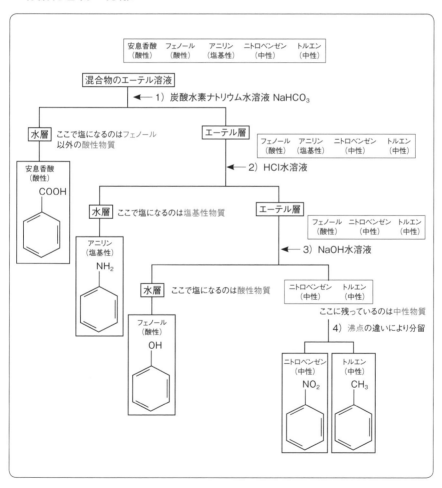

1) 炭酸水素ナトリウムによる中和　安息香酸の分離

　酸性物質は、安息香酸とフェノールですが、1) により**安息香酸だけが**中和され水層に溶け出します。

2) 塩酸による中和　アニリンの分離

　塩基性物質はアニリンなので、塩酸により中和する物質はアニリンのみとなります。アニリンは中和され塩となり水層に溶け出します。

3) 水酸化ナトリウムによる中和　フェノールの分離

　酸性物質は、安息香酸とフェノールですが、安息香酸はすでに分離しているので、水酸化ナトリウムと反応して塩となるのはフェノールのみとなります。塩となったフェノールは水層に溶け出します。

4) 沸点の違いによる分離

　中性物質のニトロベンゼンとトルエンは中性のため塩とならずエーテル層に溶けたままとなります。そのため、ニトロベンゼン（沸点211℃）、トルエン（沸点110℃）の沸点の違いを利用し分離（分留※）します。

用語解説　【分留】分別分留を訳して分留という。3種類以上の混合物を沸点の差によって蒸留し分離する方法のこと。

確 認 問 題

問1 次のうち、フェノールがもつ官能基はどれか。(栃木)
　　1　カルボキシ基　　2　ニトロ基　　3　アミノ基　　4　ヒドロキシ基

問2 次のうち、芳香族化合物はどれか。(群馬)
　　1　トルエン　　2　メタノール　　3　酢酸エチル　　4　アセトン

問3 (　　)に入れるべき字句として、正しいものはどれか。(福井)
単結合のみからなる鎖式炭化水素を (①) といい、炭素の数をnとして分子式C_nH_{2n+2}で表される。(①) のうち炭素数が (②) 以上になる分子には構造異性体が存在する。一方、分子式C_nH_{2n}で表される炭化水素のうち、単結合からなる環式炭化水素を (③)、二重結合を一つ含むものを (④) という。
　(①)　1　アルカン　　　2　アルケン　　　3　ケトン　　　4　アルキン
　　　　5　シクロアルカン

　(②)　1　1　　　2　2　　　3　3　　　4　4　　　5　5

　(③)　1　アルカン　　　2　アルケン　　　3　ケトン　　　4　アルキン
　　　　5　シクロアルカン

　(④)　1　アルカン　　　2　アルケン　　　3　ケトン　　　4　アルキン
　　　　5　シクロアルカン

問4 次の中で、アルデヒド基はどれか。下欄の中から選びなさい。(山梨)
　　1　－CHO　　2　－COOH　　3　－NO_2　　4　－SO_3H
　　5　－NH_2

解 答

問1　4
問2　1　芳香族化合物はベンゼン環を持つので、炭素原子が6以上になる (p.123)。
　　　　他の芳香族化合物にはエチルベンゼン、クメン、フェノール、ベンジル
　　　　アルコールアニソール、ベンズアルデヒド、安息香酸などがある。
問3　(①) 1 (②) 4 (③) 5 (④) 2
問4　1　2はカルボキシ基、3はニトロ基、4はスルホン酸基、5はアミノ基である。

129

7 その他　いろいろな反応

ここが重要！

❶タンパク質、アミノ酸の反応の違いを理解しよう。
❷アルコールの種類をしっかり覚えよう。

7-❶ タンパク質とアミノ酸　　★☆☆

Point ▶主な反応名と加える薬品

反応名	加える薬品・反応	変色後の色・反応
ニンヒドリン反応	ニンヒドリン・熱	青紫～赤紫
キサントプロテイン反応	硝酸	黄変
硫黄反応	水酸化ナトリウム・酢酸鉛・熱	黒色沈殿
ビウレット反応	水酸化ナトリウム・硫酸銅	青紫～赤紫

■タンパク質とアミノ酸の検出反応

　アミノ酸はアミノ基（－NH$_2$）とカルボキシ基（－COOH）の両方を持つ有機化合物のことです。アミノ酸が2個脱水縮合したものをジペプチド、3個をトリペプチド、2～10個程度の少数ならオリゴペプチド、10～100個と多数ならポリペプチドといい、さらに多くのアミノ酸が脱水縮合したものがタンパク質です。そのため、タンパク質とアミノ酸の反応は一緒に出題されることが多く、反応の種類を混同しないようにしなければなりません。タンパク質やアミノ酸を検出する反応は、4種類あります。

1）ニンヒドリン反応

　ニンヒドリン反応とは α-アミノ酸（アミノ酸の中でも、カルボキシ基のついている炭素原子にアミノ基がついているもの）及び、それらからなるペプチドやタンパク質の検出を行う反応です。アミノ酸とニンヒドリンが過熱により反応し、青紫～赤紫色などに呈する反応を示します。

2）キサントプロテイン反応

　キサントプロテイン反応とは、ペプチド・タンパク質にベンゼン環を含むα-アミノ酸が含まれているかどうかを調べる反応です。硝酸の芳香族求電子置換反応によりタンパク質の芳香族アミノ酸残基が変性し、次いで黄変する反応を示します。

3）硫黄反応

　硫黄反応とは硫黄を成分とするα-アミノ酸を含むペプチド・タンパク質の検出を行う反応です。硫黄を含むアミノ酸（タンパク質）に水酸化ナトリウム水溶液（NaOH）及び酢酸鉛Pb$(CH_3COO)_2$水溶液を加えて加熱すると黒色沈殿を生じます。

4）ビウレット反応

　ビウレット反応は化合物がトリペプチド以上かどうかを調べる反応です。タンパク質溶液に水酸化ナトリウム水溶液（NaOH）を加えてアルカリ性にした後、薄い硫酸銅（Ⅱ）（$CuSO_4$）水溶液を少量加えると、青紫〜赤紫色になります。

7-❷ アルコールの種類と反応　★☆☆

Point ▶アルコールは級数によって反応が異なる

第1級アルコール → [酸化] アルデヒド → [酸化] カルボン酸
第2級アルコール → [酸化] ケトン
第3級アルコール　酸化されにくい

■アルコール

　化学においてのアルコールとは、炭化水素の水素原子をヒドロキシ基（－OH）で置き換えた物質の総称です。ただし、芳香環の水素原子を置換したものはフェノール類と呼ばれ、アルコールと区別されます。

　アルコールの炭素鎖の部分は極性が小さく、極性分子である水とはなじみにくい疎水性を示します。また、ヒドロキシ基は極性が大きく水となじ

みやすい親水性であるため、炭素数の割合が多いアルコールは疎水性が強くなり、低級アルコール（炭素原子数5以下のアルコール）のような炭素数が少ないものや、ヒドロキシ基が多いグリセリンなどは親水性が強くなります。

■アルコールの種類

1）価数による分類

アルコール分子の中のヒドロキシ基の個数を、アルコールの価数といいます。ヒドロキシ基が1個のメタノールなどを一価アルコール、2個のものを二価アルコール、3個のものを三価アルコールと分類します。

価数による分類と代表例

	正式名称	別称	示性式
一価 アルコール	メタノール	メチルアルコール	CH_3OH
	エタノール	エチルアルコール	CH_3CH_2OH
	1-プロパノール	ノルマルプロピルアルコール	$CH_3(CH_2)_2OH$
	2-プロパノール	イソプロピルアルコール	$CH_3CH(OH)CH_3$
	1-ブタノール	ノルマルブタノール	$CH_3(CH_2)_3OH$
二価 アルコール	エタン-1，2-ジオール	エチレングリコール	$C_2H_4(OH)_2$
三価 アルコール	プロパン-1，2，3-トリオール	グリセリン	$C_3H_5(OH)_3$

2）級数による分類

アルコールはヒドロキシ基の付き方によって3種類に分けられ、-OHが結合している炭素原子（C）に、炭化水素基（-R）が0個または、1個結合しているアルコールを第1級アルコールといいます。炭化水素基が2個結合しているアルコールは第2級アルコール、3個結合しているものは第3級アルコールと呼ばれます。アルコールは、この級数が大きくなるほど酸化されにくい性質を持っています。

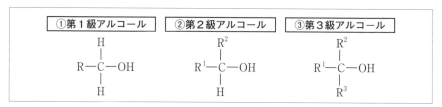

		特徴	化合物の例（別称）	構造式
第1級アルコール	ヒドロキシ基（−OH）が結合している炭素が、1つの炭素原子と結合している		エタノール（エチルアルコール）	H H H−C−C−OH H H
			1-ブタノール（ノルマルブチルアルコール）	H H H H H−C−C−C−C−OH H H H H
第2級アルコール	ヒドロキシ基（−OH）が結合している炭素が、2つの炭素原子と結合している		2-ブタノール（セカンダリーブチルアルコール）	H H H H H−C−C−C−C−H H H OH H
第3級アルコール	ヒドロキシ基（−OH）が結合している炭素が、3つの炭素原子と結合している		2-メチル-2-プロパノール（ターシャリーブチルアルコール）	H H−C−H H H H−C−C−C−H H OH H

■アルコールの酸化

　アルコールは、炭素の周りの炭化水素基の数で反応のしくみが異なるため、それぞれの級数がアルコールの反応に関わっています。

1）第1級アルコールの酸化

　第1級アルコールの酸化は3段階あります。第1級アルコールが酸化すると、第1級アルコールの水素原子2個がなくなることで、アルデヒドになります。また、このアルデヒドがさらに酸化されると酸素原子1個が付き、カルボン酸になります。

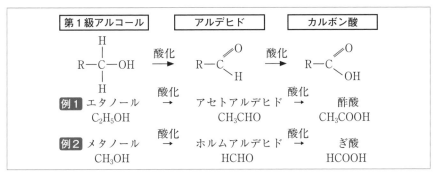

2）第2級アルコールの酸化

　第2級アルコールの酸化は2段階です。第2級アルコールが酸化されると水素原子が2個なくなり、ケトンになります。

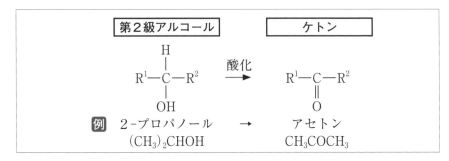

第2級アルコール → ケトン

$$R^1-\underset{\underset{OH}{|}}{\overset{\overset{H}{|}}{C}}-R^2 \quad \xrightarrow{\text{酸化}} \quad R^1-\underset{\underset{O}{\|}}{C}-R^2$$

例 2-プロパノール → アセトン
$(CH_3)_2CHOH$　　　　CH_3COCH_3

3）第3級アルコールの酸化

第3級アルコールは、ほとんど酸化されません。

例 2-メチル-2-プロパノール（t-ブタノール）
$(CH_3)_3COH$

■アルデヒドの検出反応

エタノールなどの第1級アルコールを酸化するとアルデヒドになりますが、グルコース、ぎ酸なども同じホルミル基（アルデヒド基）を持っています。検出する方法にフェーリング反応と銀鏡反応などがあります。

1）フェーリング反応

フェーリング液（硫酸銅（Ⅱ）と酒石酸ナトリウムの混合液）にアルデヒドを加えて加熱すると、Cu^{2+}が還元され、赤色の酸化銅（Ⅰ）が沈殿します。

2）銀鏡反応

アルデヒドは還元性を持つため、アンモニア性硝酸銀水溶液にアルデヒドを加えて加熱するとアンモニア性硝酸銀が還元され、ガラス内の壁に銀が析出し、鏡のようになります。

3）ヨードホルム反応

アセチル基（CH_3CO-）を持つ化合物（酢酸エチル、アセトアミドなど）やその還元体のアルコールを持つ化合物（アセトンなど）が、沃素及び水酸化ナトリウム水溶液と反応して、特有の臭気を持ったヨードホルムの黄色結晶を生成する反応です。

確 認 問 題

問1 次の物質のうち、二価アルコールであるものはどれか。正しいものを下欄から1つ選びなさい（千葉）
1　エチレングリコール　　2　エタノール　　3　グリセリン
4　イソプロパノール　　　5　フェノール

問2 次のうち、正しい記述はどれか。（新潟）
1　溶液を加熱して発生した蒸気を冷却することにより、目的の物質（液体）を取り出す操作を蒸留という。
2　混合物から目的の物質を適切な溶媒に溶かして分離する操作を再結晶という。
3　液体とそれに溶けない固体の混合物を、ろ紙や漏斗を用いて分離する操作をクロマトグラフィーという。
4　温度による溶解度の差を利用して物質を分離・精製する操作を抽出という。

問3 アルコールに関する記述として、正しいものはどれか。（三重）
1　第1級アルコールは、酸化するとエーテルになり、さらに酸化し続けるとカルボン酸になる。
2　第2級アルコールは、酸化するとケトンになる。
3　エチレングリコールは三価アルコールであり、高沸点の油状の液体で、油脂を加水分解することによって得られる。
4　炭素数が少ないアルコールは高級アルコールといい、水に溶けやすい。

問4 次のうち、ヨードホルム反応を示すものとして、最も適当なものはどれか。（東北六県：青森、岩手、宮城、秋田、山形、福島）
1　ホルムアルデヒド　　2　アセチレン　　3　酢酸
4　エタノール

問5 タンパク質の検出反応に関する以下の記述のうち、誤っているものを 1つ選びなさい。(岡山)

1　ビウレット反応においては、青紫～赤紫色を呈することでアミノ酸を検出する。

2　キサントプロテイン反応では、分子内にベンゼン環を有するタンパク質を検出する。

3　タンパク質の構成アミノ酸にシステインが含まれる場合、硫黄反応により黒色沈殿を生じる。

4　ニンヒドリン反応は、タンパク質のみならず、アミノ酸でも起こる。

解　答

問1 　1　価数による分類参照 (p.132)。エタノールは1価、グリセリンは3価、イソプロパノールは1価のアルコール。フェノールはアルコールに分類されない。

問2 　1　2は抽出、3はろ過、4は再結晶。その他、混合物から目的の物質を適切な溶媒に溶かして分離する分留や、固体の混合物から昇華しやすい物質を分離・精製する昇華法なども混合物の分離に使用される。

問3 　2　アルコールの酸化参照 (p.133)。第1級アルコールは、酸化するとアルデヒドになり、さらに酸化し続けるとカルボン酸になる。エチレングリコールは二価アルコールであり、無色で粘性が高い、不揮発性の液体である。炭素数が少ないアルコールを低級アルコールという。

問4 　4　ヨードホルム反応参照 (p.134)。

問5 　1　タンパク質とアミノ酸の検出反応参照 (p.130)。ビウレット反応は、トリペプチド以上の化合物で青紫～赤紫色を呈する。

第3章

試験に出題
されやすい
毒物及び劇物

この章では、出題されやすい薬品とその項目を
抜粋して、原則として原文のまま掲載していま
す。試験に合格するために、まずはこの章で取
り上げられているものを覚えましょう。

試験に出題されやすい毒物・劇物一覧表

試験合格のために、覚えておくべき毒物・劇物を、性状、鑑別方法などの11項目に分けて抜粋して五十音順に並べました。出題された原文のまま掲載していますが、一部の薬品は各県で出題された原文を複数統合し掲載しています。掲載された内容を覚えながら学習しましょう。
＊一覧表の「ページ」は第4章の参照ページを示しています。「一」は出題頻度が比較的低いため第4章には掲載がありませんが、近年出題されている毒物・劇物です。

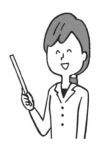

特定毒物・毒物・劇物の規制区分

規制区分で出題されやすい薬品です。特定毒物、毒物、劇物での規制区分をしっかり覚えておきましょう。

✓	薬品	規制区分	ページ
	2-メルカプトエタノール	10％を超すもの：毒物 10〜0.1％：劇物 0.1％以下：普通物	214
	アニリン	劇物：アニリン、アニリン塩類。	220
	一酸化鉛（いっさんかなまり）	劇物：鉛化合物。	221
	塩化第一水銀（えんかだいいちすいぎん）	劇物：塩化第一水銀及びこれを含有する製剤。	227
	塩化第二水銀（えんかだいにすいぎん）	毒物：水銀化合物及びこれを含有する製剤。	189
	塩化ホスホリル（えんか）	毒物：塩化ホスホリル及びこれを含有する製剤。	一
	塩酸（えんさん）	劇物：塩化水素を含有する製剤。ただし、塩化水素10％以下を含有するものを除く。	230
	黄燐（おうりん）	毒物：黄燐及びこれを含有する製剤。	189
	過酸化尿素（かさんかにょうそ）	劇物：過酸化尿素を含有する製剤。ただし、過酸化尿素17％以下を含有するものを除く。	233
	クロロスルホン酸（さん）	劇物：クロルスルホン酸。	239
	クロルピクリン	劇物：クロルピクリン。クロルピクリンを含有する製剤。	239
	クロロホルム	劇物：クロロホルム。	240
	酢酸タリウム（さくさん）	劇物：酢酸タリウム及びこれを含有する製剤。	243

✓	薬品	規制区分	ページ
	三弗化燐 さんふっかりん	毒物：三弗化燐及びこれを含有する製剤。	196
	四アルキル鉛 なまり	特定毒物（毒物）：四アルキル鉛及びこれを含有する製剤。	182
	シアン化ナトリウム か	毒物：無機シアン化合物及びこれを含有する製剤。	199
	四塩化炭素 しえんかたんそ	劇物：四塩化炭素。四塩化炭素を含有する製剤。	244
	ジクロル酢酸 さくさん	劇物：ジクロル酢酸。	245
	ジニトロフェノール	毒物：ジニトロフェノール及びこれを含有する製剤。	―
	四弗化硫黄 しふっかいおう	毒物：四弗化硫黄及びこれを含有する製剤。	200
	ジボラン	毒物：ジボラン及びこれを含有する製剤。	201
	臭化銀 しゅうかぎん	劇物：無機銀塩類。ただし、塩化銀及び雷酸銀を除く。	―
	重クロム酸カリウム じゅう さん	劇物：重クロム酸塩類及びこれを含有する製剤。	248
	セレン化水素 かすいそ	毒物：セレン化合物及びこれを含有する製剤。	205
	トリクロロシラン	劇物：トリクロロシラン及びこれを含有する製剤。	258
	トルエン	劇物：トルエン。	258
	二酸化鉛 にさんかなまり	劇物：鉛化合物。	―
	ニッケルカルボニル	毒物：ニッケルカルボニル。ニッケルカルボニルを含有する製剤	208
	ヒドラジン	毒物：ヒドラジン。	210
	ヒドロキシルアミン	劇物：ヒドロキシルアミン。ヒドロキシルアミンを含有する製剤	―
	フェンチオン	劇物：MPP及びこれを含有する製剤。含有率2％を超えるもの。	225
	弗化スルフリル ふっか	毒物：弗化スルフリル及びこれを含有する製剤。	211
	ブロムエチル	劇物：ブロムエチル。	247
	ブロムメチル	劇物：ブロムメチル。ブロムメチルを含有する製剤。	247
	ブロモ酢酸エチル さくさん	毒物：ブロモ酢酸エチル及びこれを含有する製剤。	―
	ヘキサン酸 さん	劇物：ヘキサン酸及びこれを含有する製剤。ただし、ヘキサン酸11％以下を含有するものを除く。	―
	ベタナフトール	劇物：ベタナフトール及びベタナフトールを含有する製剤。ただし、ベタナフトール1％以下を含有するものを除く。	264
	ベンゼンチオール	毒物：ベンゼンチオール及びこれを含有する製剤。	212
	ホスゲン	毒物：ホスゲン及びこれを含有する製剤。	212

第3章 試験に出題されやすい毒物及び劇物

✓	薬品	規制区分	ページ
	メタノール	劇物：メタノール。	268
	メチルアミン	劇物：メチルアミン及びこれを含有する製剤。ただし、メチルアミン40%以下を含有するものを除く。	—
	モノフルオール酢酸（さくさん）	特定毒物（毒物）：モノフルオール酢酸。	184
	燐化亜鉛（りんかあえん）	劇物：燐化亜鉛及びこれを含有する製剤。ただし、燐化亜鉛1%以下を含有し、黒色に着色され、かつ、トウガラシエキスを用いて著しくからく着味されているものを除く。	274

◁ 濃度除外を持つ薬品 ▷

　薬品により、政令で指定された濃度基準以下の場合には、毒物（毒）から劇物（劇）、あるいは無指定（普）へと除外される場合があります。試験では、「どの濃度を超えると毒物になるか」などと問われることがあります。出題頻度の高いものには★印を付けていますので必ず覚えましょう。

表の見方
例 「アジ化ナトリウム」濃度が0.1%以下の場合（除外後）⇒無指定（普＝普通物） 「アジ化ナトリウム」濃度が0.1%を超える場合（除外前）⇒毒物（毒）

✓	濃度 %以下	薬品（毒物・劇物）	除外 超え	除外 以下	別名	参照 ページ
	0.005	★2-ジフェニルアセチル-1,3-インダンジオン	毒	劇	ダイファシノン	—
	0.1	★アジ化（か）ナトリウム	毒	普		186
	0.2	★ジニトロメチルヘプチルフェニルクロトナート	劇	普	ジノカップ	—
	0.3	★硫酸（りゅうさん）タリウム	劇	普		273
	0.5	2,4-ジニトロ-6-シクロヘキシルフェノール	劇	普	DN、 ジネックス	
	1	★ベタナフトール	劇	普		264
		★ペンタクロルフェノール	劇	普	PCP	265
		ホルムアルデヒド水溶液（すいようえき）	劇	普		266
		ジエチル-3,5,6-トリクロル-2-ピリジルチオホスフェイト	劇	普	クロルピリホス	—
		ロダン酢酸（さくさん）エチル	劇	普	サッセン	—

✓	濃度 %以下	薬品(毒物・劇物)	除外 超え	除外 以下	別名	参照 ページ
	1.5	★2-イソプロピルフェニル-N-メチルカルバメート	劇	普	MIPC	225
		★エチルパラニトロフェニルチオノベンゼンホスホネイト	毒	劇	EPN	188
		★1,2,3,4,5,6-ヘキサクロルシクロヘキサン	劇	普	リンデン	—
	2	★0-エチルジフェニルジチオホスフェイト	劇	普	EDDP	222
		2,4-ジニトロ-6-(1-メチルプロピル)-フェノール	毒	劇	DNBP、ジノセブ	—
		2-エチルチオメチルフェニル-N-メチルカルバメート	劇	普	エチオフェンカルブ	—
		ジメチル-4-メチルメルカプト-3-メチルフェニルチオホスフェイト	劇	普	MPP	225
		★ラサロシド	劇	普		—
		★ロテノン	劇	普		274
	2.2	ジエチル-S-(2-オキソ-6-クロルベンゾオキサゾロメチル)-ジチオホスフェイト	劇	普	ホサロン	—
	2.3	★ジエチル-S-ベンジルチオホスフェイト	劇	普	EBP	—
	2.5	★N-メチルカルバミル-2-クロルフェノール	劇	普	CPMC	—
	3.5	★1,1′-イミノジ(オクタメチレン)ジグアニジン	劇	普	イミノクタジン	—
	4	ジメチル-(イソプロピルチオエチル)-ジチオホスフェイト	毒	劇	イソチオネート	—
	5	★過酸化ナトリウム	劇	普		233
		★クレゾール	劇	普		237
		★水酸化カリウム	劇	普		253
		★水酸化ナトリウム	劇	普		253
		★2-イソプロピル-4-メチルピリミジル-6-ジエチルチオホスフェイト	劇	普	ダイアジノン	255
		★フェノール	劇	普		262

✓	濃度 %以下	薬品(毒物・劇物)	除外 超え	除外 以下	別名	参照 ページ
	5	★N-メチル-1-ナフチルカルバメート	劇	普	カルバリル、NAC	224
		★酸化（第一／第二）水銀	毒	劇		194
		O-エチル-O-(2-イソプロポキシカルボニルフェニル)-N-イソプロピルチオホスホルアミド	毒	劇	イソフェンホス	—
		ジエチル-S-(エチルチオエチル)-ジチオホスフェイト	毒	劇	エチルチオメトン、ジスルホトン	188
	6	★過酸化水素水	劇	普	過酸化水素液	232
	10	★アンモニア水	劇	普	液体アンモニア、アンモニア	221
		★アクリル酸	劇	普		217
		★塩酸	劇	普	塩化水素水溶液	230
		★シュウ酸	劇	普		249
		★硝酸	劇	普		250
		トリクロルヒドロキシエチルジメチルホスホネイト	劇	普	DEP、トリクロルホン	257
		★硫酸	劇	普		271
	17	★過酸化尿素	劇	普	過酸化カルバミド	233
	20	★2-アミノエタノール	劇	普	エタノールアミン	220
	25	亜塩素酸ナトリウム	劇	普	亜塩素酸ソーダ	—
		ジエチル-3,5,6-トリクロル-2-ピリジルチオホスフェイト（マイクロカプセル製剤）	劇	普	クロルピリホス	—
		★メタクリル酸	劇	普		267
	30	2-イソプロピル-4-メチルピリミジル-6-ジエチルチオホスフェイト（マイクロカプセル製剤）	劇	普	ダイアジノン	255
		★ヒドラジン一水和物	劇	普		—
	50	★1,2-ジブロムエタン	劇	普	EDB	—
	70	★クロム酸鉛	劇	普	黄鉛	238
	90	★ぎ酸	劇	普	メタン酸	235

性状について問われやすい毒物・劇物

試験で性状について問われやすい主な毒物・劇物の一覧です。毒物・劇物は性状によって貯蔵方法や鑑別方法が異なります。そのため性状を最初に覚えると、他の項目が覚えやすくなります。

✓	薬品（毒物・劇物）	性　状	ページ
●アルファベット			
	劇 DDVP	刺激性で、微臭のある揮発性の無色油状の液体。	256
	劇 NAC	ほとんど白色無臭の結晶で、有機溶媒に可溶、水に不溶である。常温で安定であるが、アルカリに不安定である。融点は142℃である。	224
	劇 PAP	無色～薄い黄色の透明液体。エタノール及び、アセトンに溶けやすく、水にほとんど溶けない。	―
●あ行			
	劇 アクリルニトリル	無色透明の液体。蒸発しやすく、沸点は77.3℃、融点は−83℃、水には常温で7.3％溶け、有機溶媒には任意の割合で混和する。	218
	劇 アクロレイン	無色または淡黄色の液体で刺激臭があり、引火性である。熱または炎にさらしたときには、分解して毒性の高い煙を発生する。	218
	劇 亜硝酸ナトリウム	白色または微黄色の結晶性粉末、粒状または棒状。水に溶けやすく、アルコールにはわずかに溶ける。希硫酸に冷時反応して分解し、褐色の蒸気を出す。	219
	劇 亜硝酸メチル	リンゴ臭のある気体。水に難溶。蒸気は空気より重く、引火しやすい。	―
	毒 アジ化ナトリウム	無色無臭の結晶。水に20℃で29％溶解、アルコールに難溶、エーテルには不溶。	186
	劇 アセタミプリド	白色結晶固体であり、アセトン、エタノール、クロロホルム、アセトニトリル等の有機溶媒に溶けやすい。	―
	劇 アゾキシストロビン	白色粉末の固体であり、水、ヘキサンに不溶で、メタノール、トルエン、アセトンに可溶である。80％を超す製剤は劇物。	―
	劇 アニリン	純品は無色透明な油状液体で、特有臭気がある。蒸気は空気より重い。空気に触れて赤褐色に呈する。中毒は蒸気の吸入、皮膚の吸収によって起こる。	220
	毒 アリルアルコール	刺激臭のある無色の軽い液体。水、アルコール、クロロホルムに可溶、引火性もある。	187

✓	薬品（毒物・劇物）	性　状	ページ
	劇 アンモニア水	水溶液はアルカリ性である。特有の刺激臭のある無色の気体である。圧縮することによって常温で簡単に液化する。	221
	劇 一酸化鉛	重い粉末で、黄色から赤色の間の種々のものがある。水にはほとんど溶けないが、酸、アルカリにはよく溶ける。	221
	劇 エチルメチルケトン	無色の液体である。	223
	劇 塩化亜鉛	白色の結晶で、空気に触れると、水分を吸収して潮解する。	226
	劇 塩化第一銅	白色または灰白色の結晶性粉末である。空気により酸化されやすく緑色となり、光により褐色を呈する。水に極めて溶けにくい。塩酸、アンモニア水に可溶である。	228
	劇 塩素	常温で窒息性臭気を持つ黄緑色気体。冷却すると黄色溶液を経て黄白色固体となる。	231
	劇 塩素酸ナトリウム	無色または白色、無臭の結晶で、潮解性がある。強い酸化剤で有機物、硫黄、金属粉などの可燃物が混在すると、加熱、摩擦または衝撃により爆発する。	232
	劇 エンドタール	軽度の特異臭を持つ白色結晶。	―
	毒 黄燐	・白色または淡黄色の蝋様半透明の結晶性固体で、ニンニク臭を有する。空気に触れると発火しやすいので、水中に沈めて瓶に入れ、さらに砂を入れた缶中に固定して、冷暗所に蓄える。 ・白色または淡黄色の蝋様半透明の結晶性固体で、ニンニク臭を有する。水にはほとんど溶けないが、ベンゼン、二硫化炭素に溶けやすい。空気中では非常に酸化されやすい性質を持つ。水酸化カリウムと熱すればホスフィンを発生する。	189

●か行

	劇 過酸化水素水	無色透明の液体で弱い特有の臭い（オゾン臭）がある。不燃性。水と任意の割合で混和する。酸化力と還元力を併有している。市販品は、35％及び60％のものが多い。分解が起こると激しく酸素を発生し、周囲に易燃物があると火災になる恐れがある。高濃度（74％以上）のものは自己分解により爆発の可能性がある。	232
	劇 カリウム	金属光沢を持つ銀白色の軟らかい固体。空気中で灰色に変色する。空気中に放置すると自然発火。水と激しく反応して、水酸化カリウムと水素を生成し、反応熱により水素が発火する。反応性に富む。燃焼すると生成した酸化カリウムが空気中で水酸化カリウムになり、皮膚、鼻、のどを刺激する。ナトリウムに比較して反応が激しい。水、二酸化炭素、ハロゲン化炭化水素と激しく反応する。	234

144

✓	薬品(毒物・劇物)	性　状	ページ
	劇 カルボスルファン	薄い黄色〜褐色の粘稠な液体。水に溶けにくく、アセトンなどの有機溶媒と混和する。	—
	劇 キノリン	不快臭のある吸湿性の液体。熱水、アルコール、エーテル、二硫化炭素に可溶。	236
	毒 クラーレ	黒または黒褐色の塊状あるいは粒状。ツヅラフジ科またはマチン科植物の樹皮の煎汁より得られ、猛毒性アルカロイドを含有する。	190
	劇 クロルエチル	常温で気体。可燃性で、点火すれば緑色の辺縁を有する炎をあげて燃焼する。水にはわずかに溶けるが、アルコール、エーテルには容易に溶解する。	226
	劇 クロルピクリン	・純正品は無色の油状体である。水にはほとんど溶けないが、アルコール、エーテルなどには溶ける。熱には比較的安定である。金属腐食性が大きい。 ・純品は無色の油状体であるが、市販品はふつう微黄色を呈している。催涙性があり、強い粘膜刺激臭を有する。	239
	劇 クロルピリホス	白色の結晶。水に溶けにくく、アセトンなどに溶ける。	—
	劇 クロロホルム	・無色、揮発性の液体で特異の香気とかすかな甘味を有し、純粋のものは、空気に触れ、同時に日光の作用をうけると分解する。 ・水にわずかに溶ける。	240
●さ行			
	劇 酢酸エチル	強い果実臭の香気のある可燃性無色の液体。燃焼により一酸化炭素を発生する。強酸化物質と接触させない。	242
	劇 酢酸タリウム	無色の結晶で、湿った空気中で潮解する。水及び有機溶媒に易溶である。	243
	毒 三酸化二砒素	無色、結晶性の物質で200℃に熱すると融解せず昇華する。	187
	毒 三硫化二砒素	黄色の粉末または、橙(赤)色の粉末。水に可溶だが、アルカリや硫化アルカリに溶解する。	—
	毒 シアン化カリウム	無色または白色の軸晶の塊状、あるいは粉末。本品はそれ自体猛毒性であるが、空気に触れると湿気及び炭酸ガスを吸収して青酸ガスを発生するためさらに危険である。	196
	劇 四塩化炭素	揮発性、麻酔の芳香を有する無色の重い液体で水には溶けにくいが、アルコール、エーテル、クロロホルムなどにはよく溶ける。油脂類をよく溶解する性質がある。	244
	毒 ジボラン	無色の可燃性の気体で、ビタミン臭を有する。	201

✓	薬品（毒物・劇物）	性　状	ページ
特毒 四エチル鉛 （四メチル鉛）	・純品は無色の揮発性液体であるが、特殊な臭気があり、比較的不安定で、日光によって徐々に分解、白濁する。引火性であり、金属に対して腐食性がある。 ・常温において無色可燃性、ハッカ実臭を持つ液体。ガソリンに全溶、水にわずかに溶け、日光によって分解する。	182
劇 臭化銀	淡黄色粉末で、水に難溶である。シアン化カリウム水溶液に可溶である。	—
劇 重クロム酸 カリウム	橙赤色の柱状結晶である。融点398℃、分解点500℃。水に溶けやすい。アルコールには溶けない。強力な酸化剤である。	248
劇 蓚酸	無色、稜柱状の結晶、乾燥空気中で風化する。アルコールには溶けるが、エーテルには溶けにくい。	249
劇 臭素	刺激性の臭気を放って揮発する赤褐色液体で重い。引火燃焼はない。	250
劇 硝酸	・極めて純粋な水分を含まない硝酸は無色の液体で、特有の臭気がある。銅を加え熱すると、藍色を呈して溶け、その際に赤褐色の亜硝酸の蒸気を発生する。 ・空気に触れると刺激性白霧を発する。	250
劇 硝酸銀	無色透明の結晶で光によって分解して黒変する。強力な酸化剤であり水に極めて溶けやすく、アセトン、グリセリンにも溶ける。	251
毒 水銀	常温で液体の唯一の金属。銀白色、金属光沢を有する重い液体。ナトリウム、カリウム、金、銀その他多くの金属と合金を作る。硝酸には溶けるが、塩酸には溶けない。また、銀とアマルガムを生成するが、鉄とはアマルガムを生成しない。	203
劇 水酸化ナトリウム	白色、結晶性の固体で、繊維状結晶の破砕面を現す。水と炭酸を吸収する性質が強く、空気中に放置すると潮解する。	253
毒 水素化砒素	無色、ニンニク臭の気体。比重2.7（空気を1として）。水にやや溶けやすい。	203
劇 スルホナール	無色、稜柱状の結晶性粉末で臭気はなく、味もほとんどしない。水、アルコール、エーテルには溶けにくいが、熱湯、熱アルコールには溶ける。	255
毒 セレン	灰色の金属光沢を有するペレットまたは黒色の粉末。水に不溶。二硫化炭素に可溶である。	205
●た行		
劇 チオシクラム	無色～わずかに薄い黄色結晶。無臭。123℃で分解。水に溶け、エタノールに溶けにくい。光により変質する恐れがある。アルカリに不安定。	—
劇 トリクロロシラン	無色の刺激性のある液体。空気中の湿気により発煙する。水により加水分解し、塩化水素のガスを生成する。	258

146

✓	薬品(毒物・劇物)	性　状	ページ
	毒 トリブチルアミン	無色もしくは黄色の吸湿性のある液体。引火点63℃の液体であり、酸化剤と反応する。	—
	劇 トルエン	無色透明の液体で芳香（ベンゼン臭）がある。蒸気は空気より重く、引火しやすい。水にほとんど溶けない。	258
●な行			
	毒 ニコチン	純品は無色、無臭の油状液体であるが、空気中ではすみやかに褐変する。	207
●は行			
	劇 ピクリン酸	・淡黄色の光沢の結晶で、急熱あるいは衝撃により爆発する。 ・淡黄色の光沢のある小葉状あるいは針状結晶。	261
	毒 ヒドラジン	無色透明でアンモニアに似た臭いの液体。水に極めて溶けやすい。アルコールに可溶。空気中で発煙する。蒸気は空気より重く、引火しやすい。空容器の鉄錆などとの接触により爆発するので容器はステンレス製がよい。加熱、火花などにより爆発。水と接触すると強アルカリ性を示す。燃焼して窒素酸化物のガス（有害）が発生。	210
	劇 ピロカテコール	特徴的臭気のある無色の結晶。アセトン、エタノールに溶けやすい。	—
	劇 フェノール	無色の針状結晶あるいは白色の放射状結晶塊で、空気中で容易に赤変する。特異の臭気と灼くような味を有する。	262
	毒 弗化水素酸	弗化水素の水溶液で無色またはわずかに着色した透明の液体。特有の強い刺激臭がありガラスを腐食する。不燃性で濃厚なものは空気中で白煙を生じる。弱酸であり、多くの化合物と激しく反応し、火災や爆発の危険性を生じる。塩基と激しく反応し、多くの金属に腐食性を示す。金属との接触により引火性の水素ガスを生成する。一部のプラスチック、ゴム、被膜剤をおかす。	211
	毒 弗化スルフリル	無色の気体。液化されたガス。水に溶けにくく、アセトン、クロロホルムに溶ける。	211
	劇 ブロム水素酸	臭化水素（ガス）を水に溶かした溶液。市販品は48%前後の溶液で無色もしくは、わずかに黄色の液体。腐食性が強く、強酸性を示す。水、有機溶剤、アルコールに可溶。極めて反応性に富み、金・白・タンタル以外のあらゆる金属を腐食する。空気と光に敏感。加水分解性、酸アルカリ分解性、光分解性、熱分解性があり、臭素、臭化水素を発生する。	247
	劇 ブロムメチル	常温では無色の気体であるが、冷却圧縮すると液化しやすく、クロロホルム様の臭気がある。	247

✓	薬品（毒物・劇物）	性　　状	ページ
	劇 ベタナフトール	白色の光沢のある結晶性粉末。フェノール臭がある。水にほとんど溶けず、エーテル、エタノールに溶ける。空気中では徐々に赤褐色に着色する。	264
	毒 ホスゲン	無色の窒息性ガス。水により徐々に分解され二酸化炭素と塩化水素になる。ベンゼン、トルエン、酢酸などに易溶である。	212
	劇 ホルマリン（ホルムアルデヒド水溶液）	無色あるいはほとんど無色透明の液体で、刺激性の臭気を持ち、寒冷にあえば混濁することがある。	266
●ま行			
	劇 無水クロム酸 （む すい）（さん）	暗赤色針状結晶で潮解性があり、水に易溶であり、極めて強い酸化剤である。	267
	劇 モノクロル酢酸 （さくさん）	無色、潮解性の単斜晶系の結晶で、水によく溶ける。	269
●や行			
	劇 沃化メチル （よう か）	無色透明の液体もしくは淡黄色液体でエーテル臭を持つ。光により沃素を遊離して褐色となる。蒸気は空気より重く、燃えにくい。	270
	劇 沃素 （よう そ）	金属光沢のある黒灰色結晶。催涙性の特異臭を持つ。常温で茶色の蒸気を出して昇華する。水に難溶。沃化カリウム、沃化水素酸に可溶。アルコール、エーテルなどにも可溶。澱粉を加えると紫色を呈する。	270
●ら行			
	劇 硫化カドミウム （りゅう か）	黄橙色粉末で、水にほとんど溶けない。	271
	劇 硫化第二銅 （りゅう か だい に どう）	濃い藍色〜暗黒緑色の結晶で、湿った空気中で徐々に硫酸銅になる。水に不溶。	―
	劇 硫化バリウム （りゅう か）	白色の結晶性粉末。水により加水分解し、アルカリ性を示す。	―
	劇 硫酸 （りゅうさん）	無色透明の液体で、濃い硫酸は猛烈に水を吸収する。濃硫酸が皮膚に触れると、やけどを起こさせる。	271
	劇 硫酸第二銅 （りゅうさんだい に どう）	濃い藍色の結晶で、風解性がある。水溶液は酸性である。	273
	劇 燐化亜鉛 （りん か あ えん）	暗赤色から暗灰色の結晶または粉末で、乾燥状態では安定しており、水及びアルコールに溶けないが、ベンゼン及び二硫化炭素に可溶である。塩酸と反応してホスフィンを発生する。	274
	毒 燐化水素 （りん か すい そ）	無色のアセチレンに似た、また、腐った魚の臭いのある気体である。水にわずかに溶け、酸素及びハロゲンと激しく結合する。	215

148

毒性について問われやすい毒物・劇物

試験で毒性について問われやすい主な毒物・劇物の一覧です。似た症状を持つ毒物・劇物が多いため、出題される問題は特徴的な症状を持つ毒物・劇物が多くなります。

✓	薬品（毒物・劇物）	毒　　性	ページ
●アルファベット			
	劇 DDVP	激しい中枢神経刺激と副交感神経刺激とが認められる。	256
	毒 EPN	コリンエステラーゼ阻害作用により、頭痛、めまい、おう吐などを起こし、はなはだしい場合、縮瞳、意識混濁、全身けいれんなどを起こすことがある。	188
●あ行			
	劇 アクロレイン	眼と呼吸器系を激しく刺激する。また、皮膚を刺激し、気管支カタルや結膜炎を起こさせる。	218
	劇 アニリン	蒸気の吸入、皮膚の吸収により、血液に作用する。血液毒であり、かつ神経毒であるため、血液に作用してメトヘモグロビンを作り、チアノーゼを起こさせる。	220
	劇 エチレンクロルヒドリン	皮膚から容易に吸収され、全身中毒症状を引き起こす。中枢神経系、肝臓、腎臓、肺に著明な障害を引き起こす。致死量のガスに曝露すると、粘膜刺激症状、眠気、嗜眠、めまい、吐き気を起こす。	224
	劇 塩素（えんそ）	粘膜接触により刺激症状を呈し、眼、鼻、咽頭及び口腔粘膜を障害する。吸入により、窒息感、喉頭及び気管支筋の強直をきたし、呼吸困難に陥る。	231
	劇 塩素酸カリウム（えんそさん）	血液がどろどろになり黒色になる。腎臓がおかされ、尿に血液が混じり尿量が少なくなる。重くなると気を失ってけいれんを起こして死ぬことがある。	231
●か行			
	劇 過酸化水素水（かさんかすいそすい）	溶液、蒸気いずれも刺激性が強い。35％以上の溶液は皮膚に水疱を作りやすい。眼には腐食作用を及ぼす。	232
	劇 クロム酸塩類（さんえんるい）	内服した場合には、口と食道が帯赤黄色に染まり、後に青緑色に変わる。腹痛を訴え、血の混じった便をする。	―
	劇 クロルピクリン	吸入すると、分解しないで組織内に吸収され各器官障害を与える。血液に入ってメトヘモグロビンを作り、また中枢神経や心臓、眼結膜をおかし、肺にも相当強い障害を与える。	239

✓	薬品（毒物・劇物）	毒　性	ページ
劇 クロルピリホス	中毒症状にはコリンエステラーゼ阻害特有の症状を現す。	―
劇 クロロホルム	原形質毒であり、脳の節細胞を麻痺させ、赤血球を溶解する。吸収すると、はじめにおう吐、瞳孔の縮小、運動性不安が現れる。強い麻酔作用があり、めまい、頭痛、吐き気を起こす。	240

●さ行

劇 酢酸エチル（さくさん）	蒸気は粘膜を刺激し、持続的に吸入すると肺、肝臓及び心臓を障害する。	242
毒 シアン化水素（かすいそ）	極めて猛毒で、希薄な蒸気でも吸入すると呼吸中枢を刺激し、麻痺を起こす。	198
劇 四塩化炭素（しえんかたんそ）	はじめ頭痛、悪心などをきたし、黄疸のように角膜が黄色となり、しだいに尿毒症状を呈し、重症なときは死亡する。	244
劇 ジメチル（N-メチルカルバミルメチル）-ジチオフォスフェイト（ジメトエート）	副交感神経及び中枢神経刺激症状を呈する。症状は震顫、流涙、けいれん様呼吸、軽度の麻痺状を呈し、時間とともに間代性けいれん、体温の低下を呈して死亡する。	―
劇 蓚酸（しゅうさん）	神経毒。血液中の石灰分を奪取し、神経系をおかす。急性中毒症状は、胃痛、おう吐、口腔、咽喉に炎症を起こし、腎臓がおかされる。	249
劇 臭素（しゅうそ）	腐食性及び揮発性であるため、鼻、気管支などを強く刺激する。液に触れると激痛を伴う炎症または潰瘍を生じる。眼の粘膜が激しく刺激され炎症を起こす。	250
劇 硝酸（しょうさん）	蒸気は眼、呼吸器などの粘膜及び皮膚に強い刺激性を持つ。高濃度のものが皮膚に触れるとガスを発生し、皮膚を白くさせる。その後、キサントプロテイン反応によって皮膚が黄変する。	250
劇 水酸化カリウム（すいさんか）	濃厚水溶液は強アルカリ性で腐食性が強く、皮膚をはじめ体組織を損傷する。	253
劇 水酸化ナトリウム（すいさんか）	腐食性が極めて強いので、皮膚に触れると激しくおかし、また、高濃度溶液を経口摂取すると、口内、食道、胃などの粘膜を腐食して死亡する。	253
劇 水素化アンチモン（すいそか）	ヘモグロビンと結合し急激な赤血球の減少を導き、強い溶血作用が現れる。また、肺水腫や肝臓、腎臓にも影響し、頭痛、吐気、衰弱、呼吸低下などの兆候が現れる。	254
劇 スルホナール	おう吐、めまい、胃腸障害、腹痛、下痢または便秘を起こし、運動失調、麻痺、腎臓炎、尿量減退、ポルフィリン尿（尿が赤色を呈する）として現れる。	255

150

✓	薬品（毒物・劇物）	毒　性	ページ
	毒 セレン	急性中毒として胃腸障害、神経過敏症、くしゃみなどがあり、慢性中毒では、いちじるしい蒼白、息のニンニク臭、指、歯、毛髪などを赤くする。	205
●た行			
	劇 ダイアジノン	縮瞳、意識混濁、全身けいれんなどを起こす。結膜充血などを起こす。	255
	劇 トルイジン	摂取すると、メトヘモグロビンが形成され、チアノーゼ症状を起こす。	258
	劇 トルエン	蒸気の吸入により、頭痛、食欲不振などがみられる。大量では緩和な大赤血球性貧血をきたす。	258
●な行			
	毒 ニコチン	猛烈な神経毒がある。急性中毒では、よだれ、吐き気、悪心、脈拍緩徐不整となり、発汗、瞳孔縮小、呼吸困難、けいれんをきたす。	207
	劇 二硫化炭素	慢性中毒の場合、はじめに頭痛、四肢の疼痛、食欲不振などがあり、ついで、麻酔状態、てんかん様発作などの精神症状が加わる。	260
●は行			
	特毒 パラチオン	毒性が極めて強い毒物で、中毒になると、頭痛、めまい、吐き気、発熱、麻痺、けいれんなどの症状を起こす。	183
	劇 ピクリン酸	多量に服用すると、おう吐、下痢などを起こし、諸器官は黄色に染まる。	261
	毒 砒素	経口摂取しても吸収されにくいが、一部は酸化されて亜砒酸に変化し、亜砒酸の作用を呈する。	209
	劇 フェノール	皮膚や粘膜につくと火傷を起こし、その部分は白色となる。内服すると口腔、咽喉、胃に高度の灼熱感を訴え、尿は特有の暗赤色を呈する。	262
	劇 ブロムエチル	頭痛、眼及び鼻孔の刺激、呼吸困難などとして現れ、皮膚につくと水疱を生じる。	247
	劇 ブロム水素酸	強い腐食性を有する。接触部分の激痛、皮膚の潰瘍を起こす。	247
	毒 ホスゲン	灼熱感、胸苦しさ、咽頭痛、咳、息苦しさ、息切れ。症状は遅れて現れることがある。凍傷を起こす。眼に、発赤、痛みを起こす。吸入すると、鼻、のど、気管支等の粘膜を刺激し、炎症を起こす。	212
	劇 ホルマリン（ホルムアルデヒド水溶液）	蒸気は粘膜を刺激し、鼻カタル、結膜炎、気管支炎などを起こさせる。高濃度のものは皮膚に対し壊疽を起こさせ、しばしば湿疹を生じさせる。	266

✓	薬品（毒物・劇物）	毒　　性	ページ
●ま行			
	劇 メタノール	飲むと頭痛、めまい、おう吐、下痢、腹痛などを起こし、致死量に近づくと麻酔状態になり、視神経がおかされ、失明することがある。	268
	劇 メチルエチルケトン	鼻、のどの刺激、頭痛、めまい、おう吐が起こる。皮膚を刺激して乾性の炎症（鱗状症）を起こす。	223
	特毒 モノフルオール酢酸ナトリウム	生体細胞内のTCAサイクル阻害作用により、おう吐、胃の疼痛、意識混濁、てんかん性けいれん、脈拍遅延が起こり、チアノーゼ、血圧下降をきたす。心臓障害で死にいたる。	185
●や行			
	劇 沃素	皮膚に触れると褐色に染め、その揮散する蒸気を吸入すると、めまいや頭痛を伴う一種の酩酊を起こす。	270
●ら行			
	劇 硫酸	皮膚に触れた場合、激しいやけど（薬傷）を引き起こす。	271
	劇 硫酸タリウム	おう吐、けいれん、麻痺などの症状に伴い、次第に呼吸困難となり、虚脱症状となる。	273
	劇 燐化亜鉛	嚥下吸入したときは、胃及び肺で胃酸や水と反応して、有毒ガスを発生することにより中毒症状を呈する。	274

用途を問われやすい毒物・劇物

　試験で用途について問われやすい主な毒物・劇物の一覧です。毒物・劇物にはさまざまな用途がありますが、問われやすい毒物・劇物は限られています。まずは下記の毒物・劇物を覚えましょう。

✓	薬品（毒物・劇物）	用　　途	ページ
●数字・アルファベット			
	劇 2-アミノエタノール	合成洗剤、乳化剤、化粧品、靴墨、ワックス。	220
	劇 EDDP	殺菌剤。	222
	毒 EPN	遅効性の殺虫剤。	188
	劇 PAP（フェントエート）	低毒性有機燐剤。	―

✓	薬品(毒物・劇物)	用　　途	ページ
●あ行			
	劇 アクリルアミド	水処理剤及び紙力増強剤の原料、土質安定剤。	217
	劇 アクリルニトリル	合成ゴムや合成樹脂の原料。	218
	劇 アクロレイン	アミノ酸(メチオニン、葉酸、リジン)の合成原料として用いられる。	218
	毒 アジ化ナトリウム	医療検体、試薬の防腐剤として用いられる。	186
	毒 亜硝酸イソプロピル	合成色素。	―
	劇 亜硝酸メチル	ロケット燃料。	―
	劇 アセタミプリド	十字花科作物のコナガ、果菜類のミナミキイロアザミウマ及び果樹のシンクイムシ類等に用いられる。ネオコニチノイド系殺虫剤。	―
	劇 アゾキシストロビン	殺菌剤。	―
	劇 アニリン	タールの中間物の製造原料。	220
	劇 アンモニア水	化学工業用・医薬用の試薬。	221
	劇 一酸化鉛	染料の製造原料。	221
	劇 エチレンオキシド	界面活性剤、燻蒸消毒。	―
	劇 エチレンジアミン(エタン−1,2−ジアミン)	キレート剤。	―
	劇 塩化亜鉛	脱水剤、木材防腐剤、活性炭の製造、乾電池材料	226
	劇 塩素	酸化剤、紙、パルプの漂白剤、殺菌剤、消毒剤、上水道水の消毒剤。	231
	劇 塩素酸カリウム	マッチ、煙火、爆発物の製造、酸化剤、抜染剤。	231
	劇 エンドタール	非ホルモン型の接触型除草剤。	―
	毒 オルトケイ酸テトラメチル	高純度合成シリカ原料材に用いられる。	―
●か行			
	劇 過酸化水素水	漂白剤。	232
	劇 過酸化ナトリウム	工業用の酸化剤、漂白剤。	233
	毒 カズサホス	農業用殺虫剤(線虫用)。	209
	劇 カルボスルファン	カーバメート系殺虫剤。	―
	劇 ぎ酸	染色助剤、皮なめし剤。	235

✓	薬品（毒物・劇物）	用　　途	ページ
劇 キシレン	溶剤。	236
劇 キノリン	キノリン染料、界面活性剤の原料。	236
劇 グリコール酸	皮膚、毛、爪のケア製品などの化粧品、洗浄剤、塗料剥離剤、繊維加工仕上げ剤、pH調整剤、有機化学合成の出発物質。	―
劇 クレゾール	消毒、殺菌、木材の防腐剤、合成樹脂可塑剤。	237
劇 クロム酸亜鉛カリウム	さび止め下塗り塗料。	―
劇 クロム酸鉛	顔料。	238
劇 クロルスルホン酸	スルホン化剤。	239
劇 クロルピリホス	果実の害虫防除。	―
劇 クロロホルム	溶媒として、広く用いられる。	240
劇 硅弗化水素酸	セメントの硬化促進剤、鉛の電解製錬、鍍金の電解液。	241
劇 硅弗化ナトリウム	釉薬、試薬。	241
毒 五塩化燐	特殊材料ガス、各種塩化物の製造。	191
劇 五酸化バナジウム	触媒、塗料、顔料、蓄電池、蛍光体。	―
●さ行		
劇 酢酸エチル	香料、溶剤、有機合成材料。	242
劇 酢酸タリウム	殺鼠剤。	243
劇 サリノマイシンナトリウム	飼料添加物（抗コクシジウム剤）	―
劇 酸化バリウム	乾燥剤、ガラスの製造や油の精製、水の軟化、製糖、各種バリウム化合物の製造、有機合成。	―
毒 三酸化二砒素	殺虫剤、陶磁器の釉薬。	187
毒 三硫化二砒素	顔料や、薄膜状のフィルター。	
特毒 四アルキル鉛	ガソリンへの混入。	182
毒 シアン化カリウム	冶金、メッキ、分析試薬。	196
毒 シアン化銀	特殊分析、鍍金。	197
毒 シアン化ナトリウム	除草剤。	199
劇 四塩化炭素	洗濯剤及び種々の洗浄剤の製造、引火性の少ないベンジンの製造、化学薬品。	244

✓	薬品（毒物・劇物）	用　途	ページ
毒 ジボラン	特殊材料ガス。	201
劇 ジメチルアミン	界面活性剤原料、ゴム加硫促進、皮なめし。	246
劇 臭化銀	写真感光材料。	―
劇 蓚酸	捺染剤、木、コルク、綿、藁製品などの漂白剤、鉄錆のよごれ落とし、真鍮、銅みがき。	249
劇 硝酸バリウム	煙火の原料。	252
毒 水銀	工業用として寒暖計、気圧計その他の理化学機械、ランプ、整流器、医薬品として軟膏、また、歯科用アマルガム（充填剤）などに使用される。	203
毒 セレン	タール中間物の製造原料、ガラスの脱色、釉薬、整流器などに使用される。	205
●た行・な行		
劇 ダイアジノン	接触性殺虫剤。	255
毒 トリブチルアミン	防錆剤、腐食防止剤。	―
劇 トルエン	香料、染色、サッカリン、合成高分子材料の原料、溶剤、分析試薬。	258
劇 ナトリウム	アマルガム製造、漂白剤の過酸化ナトリウムの製造、試薬。	259
劇 ニトロベンゼン	純アニリンの製造原料。	259
●は行		
毒 パラコート	防菌剤、防カビ剤、除草剤。	201
劇 パラフエニレンジアミン	染料製造、毛皮の染色、ゴム工業、染毛剤、試薬。	―
毒 砒素	散弾の製造、化学工業用として使用される。少量は花火の製造にも用いられる。	209
毒 ヒドラジン	ロケット燃料。	210
毒 弗化水素酸	ガラスのつや消し。	211
劇 ブルシン	合成触媒、アルコール変性剤として用いられる。	―
劇 ブロムエチル	アルキル化剤。医薬・農薬・有機合成原料、冷凍剤。	247
劇 ブロムメチル	果実、種子の燻蒸。殺虫剤。メチル化剤。	247
劇 ヘキサン-1,6-ジアミン	ナイロン66の原料、イソシアネートの原料。	―
劇 ベタナフトール	防腐剤、工業用の染料製造原料。	264

✓	薬品（毒物・劇物）	用　途	ページ
●ま行			
	劇 無水クロム酸	酸化剤。	267
	劇 メタノール	樹脂、塗料などの溶剤、燃料。	268
	毒 メチルメルカプタン	殺虫剤、香料、付臭剤、触媒活性調整剤、反応促進剤。	213
	毒 劇 メトミル	殺虫剤。	268
	劇 モノクロロ酢酸	有機合成、医薬、パーマ液。	269
●や行			
	劇 沃素	分析、写真、医療用消毒薬、レントゲン造影剤、殺菌剤、防カビ剤。	270
●ら行			
	劇 硫化カドミウム	試薬、顔料、電池製造に用いる。	271
	劇 硫化バリウム	工業用に発光顔料、リトポン原料として使用される。	—
	劇 硫酸第二銅	農業用殺菌剤、顔料、銅メッキ、医薬、試薬。	273
	劇 硫酸タリウム	殺鼠剤。	273
	劇 燐化亜鉛	殺鼠剤。	274
	特毒 燐化アルミニウム	燻蒸による倉庫内、コンテナ内または船倉内におけるネズミ、昆虫などの駆除。	185
	毒 六弗化タングステン	半導体配線の原料。	216

貯蔵方法について問われやすい毒物・劇物

　試験で貯蔵方法について問われやすい主な毒物・劇物の一覧です。貯蔵方法で出題されやすい毒物・劇物の数は限られているため、下記に記載している毒物・劇物が多く出題されます。貯蔵方法を覚えるためには、性状の違いと結びつけて学習するとよいでしょう。

✓	薬品（毒物・劇物）	貯蔵方法	ページ
●あ行			
	劇 アクリルアミド	高温または紫外線、酸化剤の影響で容易に重合するため、酸化剤と離し冷暗所に貯蔵する。	217

✓	薬品(毒物・劇物)	貯蔵方法	ページ
	劇 アクリルニトリル	炎や火花を生ずるような器具から離す。また、強酸と激しく反応するので、強酸とも安全な距離を保ち貯蔵する。できるだけ、窒素のような不活性ガスの中に貯蔵するのが良い。	218
	劇 アクロレイン	火気厳禁。非常に反応性に富むので、安定剤を加え空気を遮断して貯蔵する。	218
	毒 亜砒酸	少量ならばガラス瓶、多量ならば木樽に貯蔵する。	187
	毒 亜砒酸ナトリウム	密閉保管。	—
	劇 アンモニア水	揮発しやすいので、よく密栓をし、耐腐食性、耐腐食性内張りのある容器で貯蔵する。	221
	劇 塩素酸ナトリウム	潮解性があり、強い酸化剤で、有機物、金属等の可燃物が混在すると加熱等により爆発する性質があるので、乾燥した換気の良い冷暗所に密閉して貯蔵する。	232
	毒 黄燐	空気に触れると発火しやすいので、水中に沈めて瓶に入れ、さらに砂を入れた缶の中に固定して、冷暗所に貯蔵する。	189
●か行			
	劇 過酸化水素水	少量ならば褐色ガラス瓶、大量ならばカーボイ等を使用し、3分の1の空間を保って貯蔵する。日光の直射を避け、有機物、金属塩、樹脂、油類、その他有機性蒸気を放出する物質と引き離して、冷所で貯蔵する。	232
	劇 カリウム	空気中にそのまま貯蔵することはできないので、石油の中に貯蔵する。また、水分の混入や火気を避けて貯蔵する。	234
	劇 カリウムナトリウム合金	十分に乾燥した鋼製容器に収め、アルゴンガス（微量の酸素も除いておくこと）を封入して密栓して保管。	234
	劇 クロルピクリン	酸化剤から離して容器を密閉して換気の良い場所で保管。金属腐食性が高いため、金属は用いない。	239
	劇 クロロホルム	冷暗所に貯蔵する。純品は空気と日光によって変質するので、少量のアルコールを加えて分解を防ぐ。	240
	毒 五硫化燐	加熱厳禁。換気の良い冷暗所に保管。	215
●さ行			
	毒 三酸化二砒素	少量ならばガラス瓶で保管。多量ならば木樽で保管。	187
	毒 三硫化燐	少量ならば共栓ガラス瓶、多量ならばブリキ缶を用いて、木箱に入れ保管。引火性、爆発性、自然発火性物質を避け、冷所密閉保管。	215
	毒 シアン化カリウム	少量ならばガラス瓶、多量ならばブリキ缶あるいは鉄ドラムを用いて、酸類とは離して、空気の流通の良い乾燥した冷所に密封貯蔵。	196

第3章 試験に出題されやすい毒物及び劇物

✓	薬品（毒物・劇物）	貯蔵方法	ページ
	毒 シアン化水素 （か すい そ）	少量ならば褐色ガラス瓶を用い、多量ならば銅製シリンダーを用いる。日光及び加熱を避け、通風の良い冷所に保管。	198
	毒 シアン化 ナトリウム （か）	少量ならばガラス瓶、多量ならばブリキ缶または鉄ドラムを用い、酸類とは離して、空気の流通の良い乾燥した冷所に密封して貯蔵する。	199
	劇 四塩化炭素 （し えん か たん そ）	亜鉛または錫メッキをした鋼鉄製容器で、高温に接しない場所に保管する。	244
	特毒 四エチル鉛 （し）（なまり）	特別性のドラム缶容器を用いて独立倉庫内で保管。	182
	劇 蓚酸 （しゅうさん）	乾燥空気中で風化するので、密栓して貯蔵する。	249
	劇 臭素 （しゅう そ）	少量ならば共栓ガラス瓶、多量ならばカーボイ、陶製壺などを使用し、冷所に濃塩酸、アンモニアガスなどと引き離して貯蔵する。	250
	劇 硝酸銀 （しょうさんぎん）	ガラス瓶などを用いて、乾燥した冷暗所で保管。	251
	劇 水酸化カリウム （すいさん か）	二酸化炭素と水を吸収する性質が強いので、密栓して貯蔵する。	253
	劇 水酸化ナトリウム （すいさん か）	水と二酸化炭素を吸う性質（潮解性）が強いため、密閉保存。	253

●な行

✓	薬品（毒物・劇物）	貯蔵方法	ページ
	劇 ナトリウム	通常、石油の中に貯蔵する。冷所で雨水などの漏れが絶対にない場所に保存する。	259
	劇 二硫化炭素 （に りゅうか たん そ）	少量ならば共栓ガラス瓶、多量ならば鋼製ドラム等を使用する。低温でも引火性があるため、開封後は蒸留水を混ぜておくと安全。	260

●は行

✓	薬品（毒物・劇物）	貯蔵方法	ページ
	劇 ピクリン酸 （さん）	鉄、銅、鉛等の金属容器は使用せず、火気に対し安全で隔離された場所に、硫黄、ガソリン、アルコールなどと離して貯蔵する。	261
	毒 弗化水素酸 （ふっ か すい そ さん）	銅、コンクリートまたは木製のタンクにゴム、鉛、ポリ塩化ビニルあるいはポリエチレンのライニングをほどこしたものを用いる。火気厳禁。	211
	劇 ブロムメチル	常温では気体なので、圧縮冷却して液化し、圧縮容器に入れ、直射日光その他、温度上昇の原因を避けて、冷暗所に貯蔵する。	247
	劇 ベタナフトール	空気や光線に触れると赤変するので、遮光して貯蔵する。	264
	特毒 ホストキシン	大気中の水分に触れると、徐々に分解し有毒ガス（燐火水素）を発生するため、密閉保存。	185

✓	薬品（毒物・劇物）	貯蔵方法	ページ
	劇 ホルマリン（ホルムアルデヒド水溶液）	常温保存（冷所ではホルムアルデヒドが析出するため）。	266
●ま行			
	劇 メタノール	引火しやすく、またその蒸気は空気と混合して爆発性混合ガスを形成するので、火気を避け、密栓し冷所に貯蔵する。	268
	劇 メチルエチルケトン	揮発性が大きく引火しやすいため、密栓して冷所に保管する。	223
●や行			
	劇 沃化メチル	空気中で光により分解するので、容器は遮光し、直射日光を避け、密閉して換気の良い冷暗所に貯蔵する。	270
	劇 沃素	気密容器を用いて冷所に貯蔵する。金属、アンモニア、テレピン油などから離しておく。	270
●ら行			
	劇 硫酸第二銅	風解性があるので、密閉して貯蔵する。	273
	劇 ロテノン	酸素に触れることにより殺虫力を失うため、空気を遮断し保存。	274

廃棄方法を問われやすい毒物・劇物

　試験で廃棄方法について問われやすい主な毒物・劇物の一覧です。廃棄方法も貯蔵方法と同じく、それぞれの性状と結びつけて覚えるのが一番良い方法です。廃棄方法の名称のみ問われる場合もあれば、具体的な方法が出題されることもありますので、方法の詳細もしっかり覚えましょう。

✓	薬品（毒物・劇物）	廃棄方法	ページ
●あ行			
	劇 亜塩素酸ナトリウム	還元法：チオ硫酸ナトリウムの水溶液に希硫酸を加えて酸性にし、この中に少量ずつ投入する。反応終了後、反応液を中和し、多量の水で希釈して処理する。	―
	劇 アクリルアミド	燃焼法：アフターバーナーを具備した焼却炉で焼却する。水溶液の場合は、木粉（おが屑）などに吸収させて同様に処理する。	217
	劇 アクリルニトリル	燃焼法：焼却炉の火室へ噴霧し焼却する。	218

第3章 試験に出題されやすい毒物及び劇物

✓	薬品（毒物・劇物）	廃棄方法	ページ
劇 アニリン	①燃焼法：可燃性溶剤とともに、焼却炉の火室に噴霧し、焼却する。 ②活性汚泥法。	220
劇 アンモニア水	中和法：水で希薄な水溶液とし、酸（希塩酸、希硫酸など）で中和させた後、多量の水で希釈して処理する。	221
劇 イソプロカルブ	①燃焼法：そのまま焼却炉で焼却する。可燃性溶剤とともにスクラバーを具備した焼却炉の火室へ噴霧し、焼却する。 ②アルカリ法：水酸化ナトリウム水溶液などと加温して加水分解する。	225
劇 一酸化鉛	①固化隔離法：セメントを用いて固化し、溶出試験を行い、溶出量が判定基準以下であることを確認して埋立処分する。 ②焙焼法：多量の場合には還元焙焼法により金属鉛として回収する。	221
劇 エチレンオキシド	活性汚泥法：多量の水に少量ずつガスを吹き込み溶解し希釈した後、少量の硫酸を加えエチレングリコールに変え、アルカリ水で中和し、活性汚泥で処理する。	—
劇 塩化亜鉛	①沈殿法：水に溶かし、消石灰、ソーダ灰等の水溶液を加えて処理し、沈殿ろ過して埋立処分する。 ②焙焼法：多量の場合には還元焙焼法により金属亜鉛として回収する。	226
劇 塩化カドミウム 2.5水和物	沈殿隔離法：水に溶かし、消石灰、ソーダ灰などの水溶液を加えて処理し、さらにセメントを用いて固化する。溶出試験を行い、溶出量が判定基準以下であることを確認して埋立処分する。	227
劇 塩化バリウム	沈殿法：水に溶かし、硫酸ナトリウム水溶液を加えて処理し、沈殿ろ過して埋立処分する。	229
劇 塩酸	中和法：徐々に石灰乳などの撹拌溶液に加え中和させた後、多量の水で希釈して処理する。	230
劇 塩素	アルカリ法：多量のアルカリ水溶液（石灰乳または水酸化ナトリウム水溶液など）中に吹き込んだ後、多量の水で希釈して処理する。	231
劇 塩素酸ナトリウム	還元法：還元剤（例えばチオ硫酸ナトリウムなど）の水溶液に希硫酸を加えて酸性にし、この中に少量ずつ投入する。反応終了後、反応液を中和し多量の水で希釈して処理する。	232
毒 黄燐	燃焼法：スクラバー及び必要があればアフターバーナーを具備した焼却設備で焼却する。スクラバーから発生する廃水は消石灰などを加えて中和する。	189

160

✓	薬品(毒物・劇物)	廃棄方法	ページ
●か行			
劇 過酸化水素水 （かさんかすいそすい）	希釈法：多量の水で希釈して処理する。	232
劇 過酸化ナトリウム （かさんか）	中和法：水に加えて希薄な水溶液とし、酸（希塩酸、希硫酸など）で中和した後、多量の水で希釈して処理する。	233
劇 過酸化尿素 （かさんかにょうそ）	希釈法：多量の水で希釈して処理する。	233
劇 ぎ酸 （さん）	①燃焼法：可燃性溶剤とともにアフターバーナー及びスクラバーを具備した焼却炉の火室に噴霧し焼却する。②活性汚泥法：多量の水酸化ナトリウム水溶液に少しずつ加えて中和した後、多量の水で希釈して活性汚泥で処理する。	235
劇 クロルスルホン酸 （さん）	中和法： （ア）耐食性の細い導管よりガス発生がないように少量ずつ、多量の水中深く流す装置を用い希釈してからアルカリ水溶液で中和して処理をする。 （イ）水蒸気（ドレンを含まない。）または空気と接触させ白煙をアルカリで処理した後、残液を多量の水に徐々に添加し希釈してからアルカリ水溶液で中和して処理する。 （ウ）硅そう土、タルク、石膏などに吸着させてから少量ずつ多量の水に加え、その後アルカリ水溶液で中和して処理する。（吸着させるとき空気中の水分で発煙するので吸引処理する。）	239
劇 クロルピクリン	分解法：少量の界面活性剤を加えた亜硫酸ナトリウムと炭酸ナトリウムの混合溶液の中で、撹拌し分解させた後、多量の水で希釈して処理する。	239
劇 クロロ酢酸 ナトリウム （さくさん）	①燃焼法：メタノールとともにアフターバーナー及びスクラバーを具備した焼却炉の火室に噴霧し、焼却する。②活性汚泥法：多量の水で希釈し、活性汚泥で処理する。	—
劇 クロロホルム	燃焼法：過剰の可燃性溶剤または重油などの燃料とともにアフターバーナー及びスクラバーを具備した焼却炉の火室へ噴霧してできるだけ高温で焼却する。	240
劇 硅弗化ナトリウム （けいふっか）	分解沈殿法：水に溶かし、消石灰などの水溶液を加えて処理した後、希硫酸を加えて中和し、沈殿ろ過して埋立処分する。 〈備考〉処理時のpHは8.5以上とする。これ以下では沈殿が完全には生成しない。	241
劇 五塩化アンチモン （ごえんか）	沈殿法：多量の水に溶かし、硫化ナトリウム水溶液を加えて沈殿させ、ろ過して埋立処分する。	—

161

✓	薬品（毒物・劇物）	廃棄方法	ページ
●さ行			
	劇 酢酸エチル （さくさん）	①燃焼法： （ア）ケイソウ土などに吸収させて開放型の焼却炉で焼却する。 （イ）焼却炉の火室へ噴霧し焼却する ②活性汚泥法	242
	劇 三塩化アンチモン （さんえんか）	沈殿法：水に溶かし、硫化ナトリウム水溶液を加えて沈殿させ、ろ過して埋立処分する。	243
	毒 三酸化二砒素 （さんさんかにひそ）	沈殿隔離法：水酸化ナトリウム水溶液を加えて完全に可溶性とした後、希硫酸を加えて酸性にする。この溶液に、含有する砒素の化学当量の４倍以上の硫酸第二鉄の水溶液を加えて混合攪拌した後、消石灰、ソーダ灰等の水溶液を加えて処理し、更にセメントを用いて固化し、溶出試験を行い、溶出量が判定基準以下であることを確認して埋立処分する。	187
	毒 三硫化二砒素 （さんりゅうかにひそ）	固化隔離法：セメントを用いて固化し、溶出試験を行い、溶出量が判定基準以下であることを確認して埋立処分する。	—
	特毒 四アルキル鉛 （し）（なまり）	酸化隔離法：多量の次亜塩素酸ナトリウム水溶液を加えて分解させた後、消石灰、ソーダ灰などを加えて処理し、沈殿ろ過し、さらにセメントを加えて固化し、溶出試験を行い、溶出量が判定基準以下であることを確認して埋立処分する。	182
	毒 シアン化カリウム （か）	酸化法：水酸化ナトリウム水溶液を加えてアルカリ性（pH11以上）とし、酸化剤（次亜塩素酸ナトリウム、さらし粉など）の水溶液を加えてCN成分を酸化分解する。CN成分を分解した後、硫酸を加え中和し、多量の水で希釈して処理する。	196
	毒 シアン化第一金 カリウム （かだいいちきん）	①酸化沈殿法：水酸化ナトリウム水溶液を加えてアルカリ性（pH11以上）とし、酸化剤（次亜塩素酸ナトリウム、さらし粉など）の水溶液を加えてCN成分を酸化分解する。CN成分を分解した後、硫酸を加え中和して金属塩を水酸化物（水酸化金、水酸化銀）として沈殿ろ過し、それにより金属を回収する。 ②焙焼法：多量の場合には還元焙焼法を用いて金属（金、銀）として回収する。	—
	毒 シアン化 ナトリウム （か）	酸化法：水酸化ナトリウム水溶液を加えアルカリ性（ｐＨ11以上）とし、酸化剤の水溶液を加えて酸化分解した後、硫酸を加え中和し、多量の水で希釈して処理する。	199

✓	薬品(毒物・劇物)	廃棄方法	ページ
	毒 ジボラン	①焼却法：スクラバーを具備した焼却炉の火室へ噴射し、焼却する。 ②酸化法：多量の次亜塩素酸ナトリウムと水酸化ナトリウムの混合水溶液中に徐々に吹き込んでガスを吸収させ、酸化分解した後、多量の水で希釈して処理する。	201
	劇 臭化水素酸・臭化水素	中和法：水酸化ナトリウムまたは消石灰の水溶液で中和した後、多量の水で希釈して処理する。	247
	劇 重クロム酸カリウム	還元沈殿法：希硫酸に溶かし、クロム酸を遊離させ、還元剤（硫酸第一鉄など）の水溶液を過剰に用いて還元した後、消石灰、ソーダ灰などの水溶液で処理し水酸化クロム（Ⅲ）として沈殿ろ過する。溶出試験を行い、溶出量が判定基準以下であることを確認して埋立処分する。	248
	劇 蓚酸	①燃焼法：焼却炉で燃焼する。 ②活性汚泥法：ナトリウム塩とした後、活性汚泥で処理する。	249
	劇 臭素	アルカリ法：アルカリ水溶液（石灰乳または水酸化ナトリウム水溶液）中に少量ずつ滴下し多量の水で希釈して処理する。	250
	劇 硝酸バリウム	沈殿法：水に溶かし、硫酸ナトリウム水溶液を加えて処理し、沈殿ろ過して埋立処分する。	252
	毒 水銀	回収法：そのまま再生利用するため蒸留する。	203
	劇 水酸化カドミウム	①固化隔離法：セメントで固化し溶出試験を行い、溶出量が判定基準以下であることを確認して埋立処分する。②焙焼法：多量の場合には、還元焙焼法により金属カドミウムとして回収する。	—
●た行			
	劇 ダイアジノン	燃焼法： （ア）木粉（おが屑）などに吸収させてアフターバーナー及びスクラバーを具備した焼却炉で焼却する。 （イ）可燃性溶剤とともにアフターバーナー及びスクラバーを具備した焼却炉の火室へ噴霧し、焼却する。	255
	劇 トルエン	燃焼法：焼却炉の火室へ噴霧し焼却する。	258
●な行			
	毒 ニッケルカルボニル	①酸化沈殿法：多量の次亜塩素酸ナトリウム水溶液を用いて酸化分解する。その後過剰の塩素を亜硫酸ナトリウム水溶液などで分解させ、そのあと硫酸を加えて中和し、金属塩を水酸化ニッケル(Ⅱ)として沈殿ろ過し埋立処分する。 ②燃焼法：多量のベンゼンに溶解し、スクラバーを具備した焼却炉の火室へ噴霧し、焼却する。	208

✓	薬品（毒物・劇物）	廃棄方法	ページ
	劇 ニトロベンゼン	燃焼法：木粉（おが屑）と混ぜて焼却するか、またはアセトンなどの可燃性溶剤に溶かし、焼却炉の火室へ噴霧し焼却する。	259
	劇 二硫化炭素（にりゅうかたんそ）	酸化法：次亜塩素酸ナトリウム水溶液と水酸化ナトリウムの混合溶液を撹拌しながらこの中に滴下した後、多量の水で希釈して処理する。	260

●は行

✓	薬品（毒物・劇物）	廃棄方法	ページ
	劇 発煙硫酸（はつえんりゅうさん）	中和法：徐々に石灰乳などの撹拌溶液に加えて中和させた後、多量の水で希釈して処理する。	261
	劇 ピクリン酸（さん）	燃焼法：炭酸水素ナトリウムと混合したものを少量ずつ紙などで包み、他の木材、紙などと一緒に危害を生ずる恐れがない場所で、開放状態で焼却する。	261
	劇 ピクリン酸（さん）アンモニウム	燃焼法：炭酸水素ナトリウムと混合したものを少量ずつ紙などで包み、他の木材、紙などと一緒に危害を生ずるおそれがない場所で、開放状態で焼却する。	―
	毒 砒素（ひそ）	①回収法：そのまま再利用するため蒸留する。②固化隔離法：セメントを用いて固化し、溶出試験を行い、溶出量が判定基準以下であることを確認して埋立処分する。	209
	劇 フェンチオン	燃焼法：（ア）木粉（おが屑）などに吸収させてアフターバーナー及びスクラバーを具備した焼却炉で焼却する。（イ）可燃性溶剤と共にアフターバーナー及びスクラバーを具備した焼却炉の火室へ噴霧し、焼却する。	225
	毒 弗化水素（ふっかすいそ）	沈殿法：多量の消石灰水溶液に撹拌しながら少量ずつ加えて中和し、沈殿ろ過して埋立処分する。	210
	毒 弗化水素酸（ふっかすいそさん）	沈殿法：多量の消石灰水溶液に撹拌しながら少量ずつ加えて中和し、沈殿ろ過して埋立処分する。	211
	劇 ベタナフトール	燃焼法：（ア）焼却炉でそのまま焼却する。（イ）可燃性溶剤とともに焼却炉の火室へ噴霧し焼却する。	264
	毒 ホスゲン	アルカリ法：多量の水酸化ナトリウム溶液に撹拌しながら少量ずつガスを吹き込み分解した後、希硫酸を加えて中和し処理する。	212

✓	薬品（毒物・劇物）	廃棄方法	ページ
劇 ホルマリン		①酸化法： （ア）多量の水を加えて希薄な水溶液とした後、次亜塩素酸塩水溶液を加え分解させ廃棄する。 （イ）水酸化ナトリウム水溶液などでアルカリ性とし、過酸化水素水を加えて分解させ多量の水で希釈して処理する。 ②燃焼法：アフターバーナーを具備した焼却炉の火室へ噴霧し焼却する。 ③活性汚泥法	266
●ま行			
劇 モノクロル酢酸		燃焼法：可燃性溶剤と共にアフターバーナー及びスクラバーを具備した焼却炉の火室へ噴霧し焼却する。	269
●や行			
劇 沃化水素酸		アルカリ中和法：水酸化ナトリウム水溶液で中和した後、多量の水で希釈して処理する。	269
●ら行			
劇 硫酸第二銅		①沈殿法：水に溶かし、消石灰、ソーダ灰などの水溶液を加えて処理し、沈殿ろ過して埋立処分する。 ②焙焼法：多量の場合には還元焙焼法により金属銅として回収する。	273
劇 燐化亜鉛		酸化法：多量の次亜塩素酸ナトリウムと水酸化ナトリウムの混合水溶液を撹拌しながら少量ずつ加えて酸化分解する。	274
毒 燐化水素		①燃焼法：スクラバーを具備した焼却炉の火室へ噴霧し、焼却する。 ②酸化法：多量の次亜塩素酸ナトリウムと水酸化ナトリウムの混合水溶液に吹き込んで吸収させ、酸化分解した後、多量の水で希釈して処理する。	215

第3章　試験に出題されやすい毒物及び劇物

漏洩した場合の処置方法を問われやすい毒物・劇物

　試験で漏洩した場合について問われやすい主な毒物・劇物の一覧です。他の項目と比べて漏洩した場合の処置方法の出題頻度は低いです。水で洗い流す、または回収するのが基本なので、その前の工程を理解しましょう。

✓	薬品（毒物・劇物）	処置方法	ページ
●アルファベット			
毒 EPN	付近の着火源となるものを速やかに取り除く。空容器にできるだけ回収し、その後、消石灰等の水溶液を用いて処理し、多量の水を用いて洗い流す。	188
●あ行			
劇 アクロレイン	漏洩した液は、土砂などでその流れを止め、安全な場所に穴を掘るなどしてこれをためる。これに亜硫酸水素ナトリウム水溶液（約10％）を加え、ときどき、撹拌して反応させた後、多量の水を用いて十分に希釈して洗い流す。この際、蒸発した本成分が大気中に拡散しないよう霧状の水をかけて吸収させる。	218
劇 アンモニア水	多量に漏洩した場合、漏洩した液は、土砂などでその流れを止め、安全な場所に導いて遠くから多量の水をかけて洗い流す。この場合、濃厚な廃液が河川等に排出されないよう注意する。	221
劇 エチレンオキシド	付近の着火源となるものを速やかに取り除く。漏洩したボンベなどを多量の水に容器ごと投入してガスを吸収させて処理し、その処理液を多量の水で希釈して洗い流す。	—
毒 黄燐	漏出したものの表面を速やかに土砂または多量の水で覆い、水を満たした空容器に回収する。	189
●か行			
劇 過酸化ナトリウム	回収したものは、発火の恐れがあるので速やかに多量の水に溶かして処理する。回収した後は、多量の水を用いて洗い流す。	233
劇 カリウム	流動パラフィン浸漬品の場合、漏出したものは、速やかに拾い集めて灯油または流動パラフィンの入った容器に回収する。砂利、石などに付着している場合は砂利、石ごと回収する。	234
劇 キシレン	多量に漏洩した場合、土砂などでその流れを止め、安全な場所に導き、液の表面を泡で覆い、できるだけ空容器に回収する。	236

✓	薬品（毒物・劇物）	処置方法	ページ
劇 クロム酸ナトリウム	硫酸第一鉄などの還元剤の水溶液を散布し、消石灰、ソーダ灰などの水溶液を用いて処理した後、多量の水を用いて洗い流す。	237

●さ行

✓	薬品（毒物・劇物）	処置方法	ページ
劇 酢酸トリフェニル錫	飛散したものは空容器にできるだけ回収し、その後、多量の水を用いて洗い流す。洗い流す場合は、中性洗剤などの分散剤を使用する。	―
特毒 四アルキル鉛（四メチル鉛）	付近の着火源となるものは速やかに取り除く。漏洩した液は、活性白土、砂、おが屑などでその流れを止め、過マンガン酸カリウム水溶液（5%）またはさらし粉で十分に処理する。	182
毒 シアン化カリウム	水酸化ナトリウム、ソーダ灰などの水溶液を散布してアルカリ性とし、さらに次亜塩素酸ナトリウム、さらし粉などの酸化剤の水溶液で酸化処理を行い、多量の水を用いて洗い流す。	196
毒 シアン化銀	空容器にできるだけ回収し、その後に水酸化ナトリウム、ソーダ灰などの水溶液を散布してアルカリ性とし、さらに酸化剤（次亜塩素酸ナトリウム、さらし粉など）の水溶液で酸化処理を行い、多量の水を用いて洗い流す。	197
毒 シアン化水素	漏洩した容器ごと多量の水酸化ナトリウム水溶液（20w/v%以上）に投入してガスを吸収させ、酸化剤の水溶液で酸化処理を行い、多量の水を用いて洗い流す。	198
毒 シアン化ナトリウム	飛散したものは空容器にできるだけ回収する。砂利などに付着していた場合は、砂利などを回収し、その後に水酸化ナトリウム、ソーダ灰などの溶液を散布してアルカリ性とし、さらに酸化剤の水溶液で処理を行い、多量の水を用いて洗い流す。	199
劇 重クロム酸ナトリウム	飛散したものは空容器にできるだけ回収し、その後、硫酸第一鉄などの還元剤の水溶液を散布。消石灰、ソーダ灰などの水溶液で処理した後、多量の水を用いて洗い流す。	249
劇 硝酸銀	飛散したものは空容器にできるだけ回収し、その後、食塩水を用いて処理し、多量の水を用いて洗い流す。	251
劇 水酸化カリウム	極めて腐食性が強いので、作業の際には十分に注意し、少量漏洩した場合は、多量の水を用いて十分に希釈して洗い流す。	253
劇 水酸化バリウム	希硫酸を用いて中和し、多量の水を用いて洗い流す。	254

第3章　試験に出題されやすい毒物及び劇物

167

✓	薬品（毒物・劇物）	処置方法	ページ
	毒 水素化砒素 すいそかひそ	漏洩したボンベなどを多量の水酸化ナトリウム水溶液と酸化剤（次亜塩素酸ナトリウム、さらし粉など）の水溶液の混合溶液に容器ごと投入してガスを吸収させ、酸化処理し、この処理液を処理設備に持ち込み、毒物及び劇物の廃棄の方法に関する基準に従って処理を行う。	203

●な行

| | 劇 ナトリウム | 禁水を表示する。流動パラフィン浸漬品の場合、漏出したものは、速やかに拾い集めて灯油または流動パラフィンの入った容器に回収する。 | 259 |

●は行

	劇 ピクリン酸 さん	飛散したものが、乾燥しないように適量の水を散布して空容器にできるだけ回収し、その後、多量の水を用いて洗い流す。また、回収物の保管輸送に際しても、十分に水を含んだ状態を保つようする。用具及び容器は金属製のものを使用してはならない。	261
	毒 砒酸水素 ひさんすいそ 二ナトリウム に	飛散したものは、空容器にできるだけ回収し、その後、硫酸第二鉄等の水溶液を散布し、消石灰、ソーダ灰等の水溶液を用いて処理した後、多量の水を用いて洗い流す。この場合、濃厚な廃液が河川等に排出されないよう注意する。	―
	劇 フェンバレレート	魚毒性が強いので漏洩した場所を水で洗い流すことはできるだけ避け、水で洗い流す場合には、廃液が河川等に流入しないよう注意する。	―
	劇 ブロムメチル	蒸発させる。漏洩した液は、速やかに蒸発するので周辺に近づかないようにする。	247

●ま行

| | 劇 無水クロム酸
むすい さん | 飛散したものは空容器にできるだけ回収し、その後、還元剤（硫酸第一鉄など）の水溶液を散布し、消石灰、ソーダ灰などの水溶液で処理した後、多量の水を用いて洗い流す。 | 267 |

●ら行

| | 劇 燐化亜鉛
りんか あえん | 飛散した物質の表面を速やかに土砂などで覆い、密閉可能な空容器にできるだけ回収して密閉する。汚染された土砂等も同様の措置をする。 | 274 |

解毒方法を問われやすい毒物・劇物

主な解毒剤とそれに適応する毒物・劇物の一覧です。解毒剤は比較的出題頻度の低い項目ですが、その中でも出題頻度の高いものを抜粋します。必ず覚えておきましょう。

✓	解毒剤（一般名）	適応する毒物・劇物
	BAL（バル） 注：ジメルカプロール	水銀、鉛、ビスマス、クロム、アンチモン、タリウム、コバルト、亜鉛、ニッケルカルボニル、砒素、亜砒素、砒素化合物、重金属。
	EDTA（CaNa₂EDTA）	重金属、鉛、カドミウム、クロム、ベリリウム、バナジウム、銅。
	PAM（パム） 注：プラリドキシムヨウ化メチル	有機リン剤、EPN、パラチオン、DDVP、MPP。
	亜硝酸アミル、亜硝酸ナトリウム	シアン化合物。
	エタノール	メタノール。
	弱アルカリ	強酸。
	弱酸	強アルカリ。
	チオ硫酸ナトリウム	シアン化合物、シアン化ナトリウム、砒素化合物。
	ビタミンK	ワーファリン、クマリン系殺鼠剤。
	硫酸アトロピン 注：PAMとの混合使用不可	有機リン剤、カーバメート剤、EPN、パラチオン、DDVP、MPP、ダイアジノン、ニコチン剤、硫酸ニコチン、メトミル、エチルチオメトン。

鑑別方法を問われやすい毒物・劇物

試験で鑑別方法について問われやすい主な毒物・劇物の一覧です。鑑別方法で問われやすい毒物・劇物も限られています。また、色の変化や沈殿について問われることが多いため、まずはその二点を中心に覚えていきましょう。

✓	薬品（毒物・劇物）	鑑別方法	ページ
●あ行			
劇	亜硝酸ナトリウム	希硫酸に冷時反応して分解し、褐色の蒸気を出す。	219
劇	アニリン	さらし粉を加えると赤紫色を呈する。	220

✓	薬品（毒物・劇物）	鑑別方法	ページ
劇 アンモニア水		①濃塩酸でうるおしたガラス棒を近づけると白煙を生じる。 ②塩酸を加えて中和した後、塩化白金溶液を加えると黄色結晶性の沈殿を生じる。 ③水溶液にネスラー試薬を加えると黄（褐）色の沈殿を生じる。	221
劇 一酸化鉛		熱すると帯褐赤色になる。希硝酸に溶かすと無色の液となり、これに硫化水素を通じると黒色の沈殿（硫化鉛）を生じる。	221
劇 塩化亜鉛		硝酸銀溶液を加えると白色沈殿（塩化銀）を生じる。	226
劇 塩化第一水銀		水酸化ナトリウム溶液を加えると黒色の亜酸化水銀が沈殿する。	227
毒 塩化第二水銀		①水溶液は酸性を示す。水溶液に塩化ナトリウムを加えると中性になる。 ②石灰水、消石灰（水酸化カルシウム）を加えると赤色酸化水銀が沈殿する。 ③アンモニア水を加えると白色の白降汞（アミノ塩化第二水銀）が沈殿する。	189
劇 塩酸 （塩素・塩化水素）		①硝酸銀溶液を加えると白色沈殿（塩化銀）を生じる。 ②金属を腐食して、水素ガスを発生する。	230
劇 塩素酸カリウム		①酒石酸を多量に加えると、白色結晶性沈殿を生じる。 ②熱すると酸素を発生し塩化物に変わる。	231
劇 塩素酸ナトリウム		①炭の上に小さな孔を作り、試料を入れて吹管炎で灼熱すると、パチパチ音をたてて分解する。 ②熱すると酸素を発生し塩化物に変わる。	232
毒 黄燐		暗室内で酒石酸または硫酸酸性で水蒸気蒸留を行う。その際、冷却器あるいは流出管の内部に青白色の光が認められる。	189

●か行

✓	薬品（毒物・劇物）	鑑別方法	ページ
劇 過酸化水素水		①水で湿らせたヨウ化カリウム澱粉紙を青色に変色させる。 ②過マンガン酸カリウムを還元し、クロム酸塩を過クロム酸塩に変える。	232
劇 カリウム		青紫色の炎色反応を示す。それをコバルト色のガラスを通してみると炎は紅紫色に見える。	234
劇 クロム酸塩類		水溶液は硝酸バリウムまたは、塩化バリウムを加えると白色のクロム酸のバリウム化合物が沈殿する。	―
劇 クロム酸カリウム		①水溶液は塩化バリウムで黄色の沈殿を生じる。 ②水溶液は酢酸鉛で黄色の沈殿を生じる。 ③クロム酸イオンは黄色で、重クロム酸イオンは赤色である。	237

170

✓	薬品（毒物・劇物）	鑑別方法	ページ
	劇 クロム酸鉛（さんなまり）	硝酸銀を加えると赤褐色の沈殿を生じる。	238
	劇 クロルピクリン	①水溶液に金属カルシウムを加え、これにベタナフチルアミン及び硫酸を加えると赤色の沈殿を生じる。 ②本品のアルコール溶液にジメチルアニリン及びブルシンを加えて溶解し、ブロムシアン溶液を加えると緑色ないし赤紫色を呈する。	239
	劇 クロロホルム	①本品をレゾルシンと33％水酸化カリウム溶液と熱すると黄赤色を呈し、緑色の蛍石色を呈する。 ②ベタナフトールと濃厚水酸化カリウム溶液と熱すると藍色を呈し、空気に触れて緑より褐色に変じ、酸を加えると赤色の沈殿を生じる。 ③アルコール溶液に水酸化カリウム溶液と少量のアニリンを加えて熱すると、不快な刺激性の臭気を放つ。 ④強酸と混合するとホスゲンを発生する。	240
●さ行			
	劇 酢酸鉛（さくさんなまり）	硫化水素を加えると黒色の沈殿を生じる。	243
	劇 酸化カドミウム	水溶液に水酸化ナトリウム溶液を加えると白色の水酸化カドミウムが沈殿する。	244
	毒 酸化第二水銀（さんかだいにすいぎん）	小さな試験管に入れて熱すると、はじめに黒色に変わり、後に分解して水銀を残す。なお、熱すると完全に揮散してしまう。	194
	毒 三硫化燐（さんりゅうかりん）	火炎に接すると容易に引火し、沸騰水により徐々に分解してガスが発生する。	215
	毒 シアン化カリウム	溶液を煮沸すると蟻酸カリとアンモニアを生ずる。	196
	劇 四塩化炭素（しえんかたんそ）	アルコール溶液に水酸化カリウム溶液と銅粉とともに煮沸すると、黄赤色の沈殿を生ずる。	244
	劇 重クロム酸カリウム（じゅうクロムさん）	水によく溶け特有のオレンジ色を呈する。水溶液に酢酸鉛を加えると黄色沈殿を生じる。	248
	劇 蓚酸（しゅうさん）	①水溶液を酢酸で弱酸性にして酢酸カルシウムを加えると結晶性の沈殿を生じる。 ②過マンガン酸カリウムの紫色を無色化する。 ③水溶液にアンモニア水で弱アルカリ性にし、塩化カルシウムを加えると、白色沈殿を生じる。	249
	劇 臭素（しゅうそ）	デンプン溶液を橙黄色に染め、ヨードカリ澱粉紙を藍変し、フルオレッセン溶液を赤変させる。	250
	劇 硝酸（しょうさん）	銅屑を加えて熱すると藍色を呈して溶け、その際、赤褐色の蒸気を発生する。	250

第3章　試験に出題されやすい毒物及び劇物

✓	薬品（毒物・劇物）	鑑別方法	ページ
	劇 硝酸銀 （しょうさんぎん）	①水溶液に塩酸を加えると白色沈殿（塩化銀）を生じる。その溶液に硫酸と銅を加えて熱すると、赤褐色の蒸気を発生する。 ②水溶液に塩化ナトリウムの水溶液を加えると白色沈殿を生じ、硫化水素を通じると黒色沈殿を生じる。	251
	劇 水酸化カリウム （すいさんか か）	①水溶液に酒石酸溶液を過剰に加えると、白色結晶性の沈殿を生じる。 ②塩酸を加えて中和した後、塩化白金溶液を加えると黄色結晶性の沈殿を生じる。	253
	劇 水酸化ナトリウム （すいさんか か）	炎色反応は黄色になり、長時間続く。	253
	劇 スルホナール	木炭とともに熱すると、メルカプタンの臭気を放つ。	255
	毒 セレン	炭の上に小さな孔を作り、脱水炭酸ナトリウム粉末とともに試料を吹管炎で灼熱すると、特有のニラ臭を出し、冷えると赤色の塊となる。これは濃硫酸に溶けて、緑色を呈する。	205
●た行			
	劇 トリクロル酢酸 （さくさん）	水酸化ナトリウム溶液を加えて熱すると、クロロホルムの臭気を放つ。	257
●な行			
	劇 ナトリウム	黄色の炎色反応を示す。	259
	毒 ニコチン	①ホルマリン1滴と、濃硝酸1滴を加えるとバラ色を呈する。 ②本品のエーテル溶液に、ヨードのエーテル溶液を加えると、褐色の液状沈殿を生じ、これを放置すると、赤色の針状結晶となる。	207
●は行			
	劇 ピクリン酸 （さん）	①温飽和水溶液はシアン化カリウム溶液によって暗赤色を呈する。 ②白色羊毛をつけると鮮黄色に染まる。	261
	劇 フェノール	①水溶液に1／4のアンモニアと数滴のさらし粉溶液を加えてあたためると、藍色を呈する。 ②水溶液に過クロール鉄液を加えると紫色を呈する。 ③無色の結晶だが、空気中で容易に赤変する。	262
	毒 弗化水素酸 （ふっか すい そ さん）	ガラス板に塗ると、塗った部分は腐食される。	211
	劇 ブロム水素酸 （すい そ さん）	硝酸銀溶液を加えると、淡黄色の沈殿を生じる。	247
	劇 ベタナフトール	①水溶液に塩素水を加えると白濁し、これに過剰のアンモニア水を加えると透明になる。溶液は最初緑色を呈し、後に褐色に変化する。 ②水溶液にアンモニア水を加えると紫色の蛍石彩をはなつ。 ③水溶液に塩化第二鉄溶液を加えると類緑色を呈し、のちに白色沈殿を生じる。	264

172

✓	薬品（毒物・劇物）	鑑別方法	ページ
	特毒 ホストキシン	5～10％の硝酸銀溶液を吸着させたろ紙に、本薬品から発生したガスが触れると黒色に変化する。	185
	劇 ホルマリン（ホルムアルデヒド水溶液）	①アンモニア水を加えて、強アルカリ性とし、水浴上で蒸発すると、水に溶解しやすい白色、結晶性の物質を残す。 ②アンモニア水を加え、さらに硝酸銀溶液を加えると、徐々に金属銀を析出する。 ③水溶液に硝酸を加え、フクシン亜硫酸溶液を加えると藍紫色になる。 ④フェーリング溶液とともに熱すると、赤色の沈殿を生ずる。	266
●ま行			
	劇 無機亜鉛塩類（むきあえんえんるい）	炭の上に小さな孔を作り、無水炭酸ナトリウムの粉末とともに試料を吹管炎で熱灼すると、白色の塊となる。熱しているときは黄色である。	―
	劇 （無水）硫酸銅（むすいりゅうさんどう）	①水を加えると青くなる。 ②硝酸バリウムを加えると白色の沈殿を生じる。	―
	劇 メタノール	①あらかじめ熱灼した酸化銅を加えると、ホルムアルデヒドができ、酸化銅は還元されて金属銅色を呈する。 ②サリチル酸と濃硫酸とともに熱すると、芳香あるサリチル酸メチルエステルを生ずる。	268
	劇 メチルスルホナール	木炭とともに熱すると、メルカプタンの臭気を放つ。	―
●や行			
	劇 沃素（ようそ）	澱粉溶液に加えると藍色を呈し、これを熱すると退色し、冷えると再び藍色を現し、さらにチオ硫酸ソーダの溶液を加えると脱色する。	270
●ら行			
	劇 硫酸（りゅうさん）	①希釈水溶液に塩化バリウムを加えると、白色の沈殿を生じるが、この沈殿は塩酸や硝酸に溶けない。 ②水で薄めると激しく発熱し、蔗糖、木片などに触れるとそれらを炭化して黒くする。	271
	劇 硫酸亜鉛（りゅうさんあえん）	①水に溶かして塩化バリウムを加えると白色の沈殿を生ずる。 ②水に溶かして硫化水素を通じると白色の沈殿を生ずる。	272
	劇 硫酸第二銅（りゅうさんだいにどう）	本薬品の無水物に水を加えると青色を呈する。硝酸バリウムを加えると白色の沈殿を生じる。	273
	特毒 燐化アルミニウム（りんか）	本剤から発生した燐化水素ガスは、5～10％硝酸銀溶液をろ紙に吸着させたものを黒変する。	185
	劇 燐化亜鉛（りんかあえん）	希酸にホスフィンを出して溶解する。	274

その他の毒物及び劇物

出題頻度が低いものの、近年問われた毒物・劇物の中から重要と思われるものを紹介します。

✓	薬品（毒物・劇物）	用途、性状
劇	1,2,3,4,5,6-ヘキサクロルシクロヘキサン（別名：リンデン、BHC、六塩化ベンゼン）	用途：接触殺虫剤 性状：刺激臭を持つ白色固体（結晶）。市販品は微黄色。水に不溶、有機溶媒に可溶。
劇	1,2-ジブロムエタン（別名：EDB、二臭化エチレン）	用途：殺虫剤（線虫） 性状：無色透明液体。水に難溶、アルコールに可溶。クロロホルムに似た臭いを持つ。
毒	2-ジフェニルアセチル-1,3-インダンジオン（別名：ダイファシノン、ジファシノン、ジフェナジオン）	用途：農業用殺鼠剤 性状：黄色固体（結晶粉末）。水には溶けにくいが、アセトン・酢酸には溶ける。
劇	イミノクタジン	用途：殺菌剤（殺虫剤） 性状：かすかにエステル臭を持つ無色の液体。
劇	塩化金（Ⅲ）（別名：塩化第二金、三塩化金）	用途：金粉原料、メッキ用、写真用 性状：潮解性・腐食性を持つ、紅色または暗赤色固体（結晶）。水・アルコールに可溶。
劇	クロム酸亜鉛（別名：亜鉛黄、アエン黄、ジンクイエロー）	用途：顔料 性状：黄色固体（粉末）。水に溶けない。
毒	クロロアセトアルデヒド（別名：モノクロロアセトアルデヒド、2-クロロ-1-エタノール）	用途：合成原料 性状：無色透明液体。水に可溶。
毒	ジニトロクレゾール（別名：4,6-ジニトロオルトクレゾール、DN、DNOC）	性状：黄色の柱状結晶。
毒	ジニトロフェノール（別名：2,4-ジニトロフェノール）	性状：黄色の結晶粉末、フェノール臭。
劇	ジニトロメチルヘプチルフェニルクロトナート（別名：ジノカップ）	用途：殺菌剤 性状：粘性を持つ、暗褐色液体。

✓	薬品（毒物・劇物）	用途、性状
劇 ジブロムクロルプロパン （別名：DBCP）		用途：殺虫剤（線虫） 性状：淡黄色液体。ほのかに果実臭を含む刺激性のある臭いを持つ。水に不溶。有機溶媒に可溶。
劇 ジメチル-（N-メチルカルバミルメチル）-ジチオホスフェイト （別名：ジメトエート）		用途：農業用殺虫剤 性状：白色固体。
劇 酒石酸アンチモニルカリウム （別名：吐酒石）		用途：媒染剤、試薬 性状：無色固体（結晶粉末）。
劇 水素化アンチモン （別名：スチビン）		性状：ニンニク臭を持つ無色気体。水に難溶。エタノールに可溶。
劇 ヒドラジン一水和物		用途：医薬・農薬原料、ボイラー脱酸素剤 性状：無色透明液体。水・アルコールに可溶。クロロホルム・エーテルに不溶。
劇 ヘプタクロル、ヘプタクロルエポキシドなど（クロルデン類） （別名：クロルデン）		用途：しろあり防除剤 性状：褐色液体。粘性を持つ。
劇 ラサロシド		用途：飼料添加物 性状：白色固体。
劇 硫化アンチモン（別名：輝安鉱）		性状：黒色または銀黒色固体。水、濃塩酸に可溶。

第3章 試験に出題されやすい毒物及び劇物

主な化合物群

試験では薬品の名称ではなく、化合物群で出題されることがあります。代表的な化合物群と、どのようなものが含まれているのか確認しておきましょう。

注：数字は第4章の参照ページを示しています。

✓	化合物群	含まれる化合物	ページ
	無機シアン化合物	シアン化亜鉛	196
		シアン化カリウム	196
		シアン化水素	198
		シアン化ナトリウム	199
	砒素化合物	亜砒酸	187
		五弗化砒素	191
		水素化砒素	203
		砒素	209
	バリウム化合物	塩化バリウム	229
		水酸化バリウム	254
		炭酸バリウム	255
		弗化バリウム	263
	無機銅塩類	塩化第二銅	―
		硝酸第二銅／硝酸銅（Ⅱ）	252
	鉛化合物	クロム酸鉛	238
		硝酸鉛	252
		弗化鉛	263
	塩素酸塩類	塩素酸カリウム	231
		塩素酸ナトリウム	232
	無機亜鉛塩類	塩化亜鉛	226
		弗化亜鉛	263
		硫酸亜鉛	272
	水銀化合物	塩化第二水銀	189
		水銀	203
		硝酸第一水銀	202

✓	化合物群	含まれる化合物	ページ
	カドミウム	塩化カドミウム2.5水和物	227
		酸化カドミウム	244
		硫化カドミウム	271
	クロム酸塩類 (さんえんるい)	無水クロム酸	267
		クロム酸カリウム	237
		クロム酸ナトリウム	237
	シュウ酸塩類 (しゅうさんえんるい)	シュウ酸（蓚酸）	249
		シュウ酸ナトリウム	249

運搬する車両に備える保護具

　毒物または劇物を運搬する車両に備える保護具については施行規則別表第五に記載されています。問われる頻度は少ないため、別表第五を確認しておきましょう。

防護用保護具	対応する毒物劇物
保護手袋、保護長ぐつ、保護衣、酸性ガス用防毒マスク	黄燐、クロルスルホン酸、弗化水素・製剤、発煙硫酸、硅弗化水素酸、ジメチル硫酸、硝酸・製剤（10%以下除く）で液体状のもの、塩化水素・製剤（10%以下除く）で液体状のもの
保護手袋（白色）、保護長ぐつ（白色）、保護衣（白色）、有機ガス用防毒マスク	四アルキル鉛を含有する製剤
保護手袋、保護長ぐつ、保護衣、青酸用防毒マスク	無機シアン化合物・製剤で液体状のもの
保護手袋、保護長ぐつ、保護衣、有機ガス用防毒マスク	アクリルニトリル、クロルピクリン、クロルメチル、ニトロベンゼン、アクロレイン、ホルムアルデヒド・製剤（1%以下除く）で液体状のもの
保護手袋、保護長ぐつ、保護衣、アンモニア用防毒マスク	アンモニア・製剤（10%以下除く）で液体状のもの
保護手袋、保護長ぐつ、保護衣、普通ガス用防毒マスク	塩素、臭素

保護手袋、保護長ぐつ、保護衣、保護眼鏡	過酸化水素・製剤（6％以下除く）、水酸化カリウム・製剤（5％以下除く）で液体状のもの、水酸化ナトリウム・製剤（5％以下除く）で液体状のもの、硫酸・製剤（10％以下除く）で液体状のもの

備考（施行規則別表第五）
一　この表に掲げる防毒マスクは、空気呼吸器又は酸素呼吸器で代替させることができる。
二　防毒マスクは、隔離式全面形のものに、空気呼吸器又は酸素呼吸器は、全面形のものに限る。
三　保護眼鏡は、プラスチック製一眼型のものに限る。
四　保護手袋、保護長ぐつ及び保護衣は、対象とする毒物又は劇物に対して不浸透性のものに限る。

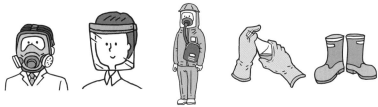

防毒マスク　　フェイスガード　　化学防護服　　保護手袋　　保護長ぐつ

関係法規に関して

毒物及び劇物に関する法令は以下の通りです。

・毒物及び劇物取締法	・毒物及び劇物取締法施行令
・毒物及び劇物取締法施行規則	・毒物及び劇物指定令
・毒物又は劇物を含有する物の定量方法を定める省令	

　本書では、毒物劇物取扱者試験に出題されやすい法令のみを記載しているため、より詳細に法令を学びたい方は、法令原文を参考に勉強することをおすすめします。毒物及び劇物に関して、より深い知識が必要となった場合、下記の関連サイトを参考にしてください。

関連サイト・・・

●「電子政府の総合窓口（e-Gov）」※法令原文
　https://www.e-gov.go.jp

●「生活環境中の化学物質の流通規制と安全対策」※毒物・劇物の安全対策
　https://www.mhlw.go.jp/stf/seisakunitsuite/bunya/hokabunya/index_00010.html

●「国立医薬品食品衛生研究所」※毒物及び劇物の定義や廃棄法
　https://www.nihs.go.jp/index-j.html

●「毒物及び劇物取締法　別表第一・第二・第三」
　https://elaws.e-gov.go.jp/document?lawid=325AC0000000303

第4章

毒物及び
劇物の性質

この章では、毒物・劇物の特性を、特定毒物、毒物、劇物に分けて説明していきます。第3章で分からない薬品があれば、第4章で詳細を確認しましょう。

「毒物及び劇物の性質」の見方

＊この「毒物及び劇物の性質」の見方は、解説用に作成されたものです。

❶ **亜砒酸** (あ ひ さん)　　　　　　　　　　　　　　❸ ★★☆

❷ 無水亜砒酸、三酸化砒素、酸化砒素（Ⅲ）、三酸化二砒素／AS_2O_3　❹ 気体 液体 固体 臭気 有色

❺ **毒物**　砒素化合物及びこれを含有する製剤。

❻ **性状**　無色の二つの結晶系の結晶及び無定形ガラス状のものがある。無臭。水にやや溶けにくい（結晶は20℃で水100mLに1.8g溶ける）。

❼ **毒性**　煙霧は少量の吸収であっても強い溶血作用がある。粘膜を刺激し、頭痛、めまい、悪心、チアノーゼを起こす。

❽ **注意事項**　火災などで強熱されると酸化砒素（Ⅲ）の煙霧を発生する。煙霧は少量の吸入であっても強い溶血作用があり、危険なので注意する。

❾ **用途**　殺鼠剤、漢方薬、殺虫剤、陶磁器の釉薬。

❿ **貯蔵**　少量ならばガラス瓶で保管。多量ならば木樽で保管。

⓫ **廃棄**　沈殿隔離法。

⓬ **漏洩**　硫酸第二鉄などの水溶液を散布して、消石灰、ソーダ灰などの水溶液を用いて処理した後、多量の水を用いて流す。

⓭ **解毒**　製剤または硫酸アトロピン製剤を用いた適切な解読手当てを受ける。ただし、PAMを使用しても効果が認められなかった場合には、硫酸アトロピン製剤に変えること。

⓮ **鑑別**　・水溶液は酸性を示す。水溶液に酸化ナトリウムを加えると中性になる。
　　　　　・石灰水を加えると赤色酸化水銀が沈殿する。

⓯ **使用者**　国、地方公共団体、農業協同組合、くん蒸により船倉内のねずみ、昆虫等を駆除することを業とする者。

---

❶毒物及び劇物の名称
　毒物・劇物の名称は、一般によく使われている名称を取り上げています。

❷別名／化学式
　別名、化学式の順に掲載してあります。

❸重要度
　出題が予想される重要度の高いものから「★★★」「★★☆」「★☆☆」と示してあります。

❹形状と臭い・色の有無

　形状は 気体 、 液体 、 固体 で、臭いの有無は 臭気 、 臭気 、色の有無は 有色 、 有色 で表しています。いずれも試験での出題実績などに基づき、代表的と思われるものを示しましたが、物質の形状等は状態や環境によって変化することに留意してください。

（注）白色は無色として示しています。また、液体、固体、臭気、有色の表示については、あらためて性状で説明を加えていないものもあります。

❺ 特定毒物 　毒物 　　劇物

　毒物・劇物の区別を示しています。含有率（濃度）により、特定毒物・毒物・劇物の指定が変わるものがあるほか、特定毒物は毒物の中から指定されるため、重複するものがあります。

❻ 性状

　水に対する溶解性、臭気・色の有無など、いずれも試験での出題が予想される事項を掲載しています。色の表現などでは固有の表現があります。

❼ 毒性

　「吸収した場合」「皮膚に触れた場合」「眼に入った場合」の各症状など、具体的に解説しています。

❽ 注意事項

　注意事項や他の項目に掲載されていない事項を説明しています。

❾ 用途

　毒物・劇物の用途を掲載しています。

❿ 貯蔵

　貯蔵方法を掲載しています。

⓫ 廃棄

　廃棄方法を掲載しています。同じ方法の中でも複数の廃棄方法がある場合は①②と分けて掲載しています。

⓬ 漏洩

　漏洩した際の処置方法を掲載しています。

⓭ 解毒

　解毒方法を掲載しています。

⓮ 鑑別

　鑑別方法を掲載しています。

⓯ 使用者

　使用者があらかじめ定められているものを掲載しています。

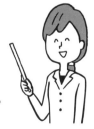

① 特定毒物

\ここが重要！/

❶特定毒物の色、形状（気体、液体、固体）、性質を覚えよう。
❷用途（何に使われているか）、廃棄方法に注意しよう。
❸どのような症状が現れるかを覚えよう。

オクタメチルピロホスホルアミド ★☆☆

シュラーダン、OMPA／$C_8H_{24}N_4O_3P_2$　液体 固体 臭気 有色

特定毒物	原体、製剤。
性状	無色の粘性液体。わずかに刺激性のある辛味を有する。酸性では加水分解し、燐酸とジメチルアミンに分解する。水、有機溶剤に可溶。
毒性	あらゆる経路からも強い毒性を示し、中枢神経、副交感神経系統に作用して一般の有機リン中毒の症状のほかに眼球突出、血性の流涙などを引き起こす。
用途	浸透性殺虫剤、防虫剤。
貯蔵	容器を密閉して、換気の良い場所で保管。

四アルキル鉛 ★★★

四エチル鉛（TEL）、四メチル鉛（TML）、テトラミックス／$Pb(C_2H_5)_4$　液体 固体 臭気 有色

特定毒物	原体、製剤。
性状	純正品は無色だが、工業用は着色されている。特異臭（芳香性の甘味臭、ハッカ実臭）及び可燃性、揮発性を持つ。ヒトの致死量は1cc。日光によって分解し、白濁する。金属に対して腐食性がある。ガソリンに全溶、水にわずかに溶ける。
毒性	吸入：血圧降下、貧血、おう吐、めまい、頭痛を起こす。中枢神経が侵される。皮膚：吸入と同様の中毒症状を起こす。
用途	ガソリンへの混入（アンチノック剤）。
貯蔵	酸化剤・着火源から離し、特別性のドラム缶容器を用いて独立倉庫内で保管。
廃棄	酸化隔離法：多量の次亜塩素酸ナトリウム水溶液を加えて分解させた後、消石灰、ソーダ灰などを加えて処理し、沈殿ろ過し、さらにセメントを加えて固化し、溶出試験を行い、溶出量が判定基準以下であることを確認して埋立処分する。 燃焼隔離法。
漏洩	付近の着火源となるものは速やかに取り除く。漏洩した液は、活性白土、砂、おが屑などでその流れを止め、過マンガン酸カリウム水溶液（5％）または、さらし粉で十分に処理する。

ジエチルパラニトロフェニルチオホスフェイト ★☆☆

パラチオン、ホリドール／$C_{10}H_{14}NO_5PS$　　液体 固体 臭気 有色

特定毒物	原体、製剤。
性状	無色もしくは淡黄色液体。水に不溶。有機溶剤に可溶。農業用は特異臭（ニンニク類似臭、フェノール臭）を持つ褐色液体。アルカリにて分解する。
毒性	毒性が極めて強い。中毒になると、頭痛、めまい、縮瞳、吐き気、発熱、麻痺、けいれんなどの症状を起こす。また、血液中のアセチルコリンエステラーゼを阻害する。
用途	遅効性殺虫剤、販売禁止農薬。
貯蔵	高温物、直射日光を避け、冷暗所に保管する。

ジメチルエチルメルカプトエチルチオホスフェイト ★☆☆

メチルジメトン、メタシストックス／$C_6H_{15}O_3PS_2$　　液体 固体 臭気 有色

特定毒物	原体、製剤。
性状	A型（原体）⇒ニラ臭を持つ黄褐色油状の液体。 B型（原体）⇒不快臭を持つ黄色油状の液体。 製剤：紅色に着色されている。
用途	浸透性殺虫剤。
貯蔵	容器を密閉して、換気の良い場所で保管。

ジメチル-(ジエチルアミド-1-クロルクロトニル)-ホスフェイト ★☆☆

ホスファミドン／$C_{10}H_{19}NO_5PCl$　　液体 固体 臭気 有色

特定毒物	原体、製剤。
性状	無色、無臭の油状液体。水・有機溶剤に可溶。
毒性	吸入：めまい、発汗、意識喪失、おう吐を起こす。 皮膚：吸入と同様の中毒症状を起こす。 眼：発赤、痛みを起こす。 いずれも遅れて症状が現れることがある。
用途	コリンエステラーゼ阻害剤、浸透殺虫剤、有機リン系殺虫剤。
貯蔵	容器を密閉して、換気の良い場所で保管。

ジメチルパラニトロフェニルチオホスフェイト ★☆☆

メチルパラチオン／$C_8H_{10}NO_5PS$　　液体 固体 臭気 有色

特定毒物	原体、製剤。
性状	無色もしくは淡黄色固体。有機溶剤に可溶だが、水には溶けにくい。農業用は特異臭を持つ褐色液体。アルカリにて分解する。

第4章　毒物及び劇物の性質

| 毒性 | 吸入：けいれん、頭痛、おう吐、下痢、めまい、脱力感、意識喪失、唾液分泌過多を起こす。 |

毒性 吸入：けいれん、頭痛、おう吐、下痢、めまい、脱力感、意識喪失、唾液分泌過多を起こす。
皮膚：吸入と同様の症状を起こす。
眼：蒸気吸収する。発赤、痛み、かすみ眼。
いずれも症状は遅れて現れることがある。

用途 遅効性殺虫剤、農薬。

貯蔵 容器を密閉して、換気の良い場所で保管。

テトラエチルピロホスフェイト ★☆☆

二りん酸テトラエチルエステル、テトラエチルジホスフェー、TEPP／$C_8H_{20}O_7P_2$　液体 固体 臭気 有色

特定毒物 原体、製剤。

性状 純品は無色の液体。農業用は、暗褐色、黄褐色粘稠性の液体。わずかに芳香臭がある。水、アセトン、アルコールに混和。

毒性 温血動物に対する毒性は強く、原液はもとより散布液を皮膚や眼につけたり、長くその霧を浴びたりすることは危険。中毒症状はコリンエステラーゼの障害に伴う症状を呈する。

用途 農業用殺虫剤、接触性殺虫剤。

貯蔵 火気、直射日光を避け密閉し、冷所に保管。

モノフルオール酢酸 ★★☆

フルオロ酢酸／CH_2FCOOH　液体 固体 臭気 有色

特定毒物 モノフルオール酢酸。

性状 無色、無臭の固体。水に可溶。不燃性。加熱すると分解し、非常に有毒なフューム（弗化物など）を生じる。吸湿性がある。深紅色に着色され、辛い味と酢酸の臭いを有する。

毒性 生体細胞内のTCAサイクル阻害作用を起こす。おう吐、胃の疼痛、意識混濁、てんかん性けいれん、脈拍遅延が起こり、チアノーゼ、血圧下降をきたす。心臓障害で死にいたる。

用途 殺鼠剤。

貯蔵 酸化剤から離して、密閉保管。

モノフルオール酢酸アミド ★★★

フルオルアセトアミド、ヤノック、モノフル液、フッソール／$CH_2F-CONH_2$　液体 固体 臭気 有色

特定毒物 モノフルオール酢酸アミドを含有する製剤。

性状 無味、無臭の白色固体（結晶）。市販品は青色に着色。水、アルコールに可溶だが、エーテルに不溶。10%錠剤・30%水溶液がある。

用途 浸透性殺虫剤。かんきつ類、りんご、なし、桃又は柿の害虫の防除。

貯蔵 容器を密閉して、換気の良い場所で保管。

184

モノフルオール酢酸ナトリウム ★☆☆

1080、フルオロ酢酸ナトリウム塩、フラトール／CH₂F-COONa 液体 固体 臭気 有色

特定毒物	モノフルオール酢酸塩類及びこれを含有する製剤。
性状	白色固体（粉末）。吸湿性があり、辛い味と酢酸の臭いがする。冷水に溶けるが、エタノール、アセトン、溶媒には難溶。
毒性	生体細胞内のTCAサイクル阻害作用により、おう吐、胃の疼痛、意識混濁、てんかん性けいれん、脈拍遅延が起こり、チアノーゼ、血圧下降をきたす。心臓障害で死にいたる。
用途	農薬、殺鼠剤。
貯蔵	酸化剤から離して保管。

燐化アルミニウムとその分解促進剤を含有する製剤 ★★☆

燐化アルミニウム燻蒸剤、ホストキシン／AIP＋NH₂COONH₄ 液体 固体 臭気 有色

特定毒物	燐化アルミニウムとその分解促進剤とを含有する製剤。
性状	燐化アルミニウム（AIP）とカルバミン酸アンモニウム（NH₂COONH₄）の分解促進剤とを主成分とする淡黄褐色錠剤。市販品は燐化アルミニウム56～57％を含有するものが多い。空気中の湿気に触れると徐々に分解して燐化水素ガスを生じる。発生した気体を吸入した場合、頭痛、吐き気、めまい等の症状を起こす。
用途	燻蒸による倉庫内、コンテナ内または船倉内におけるネズミ、昆虫などの駆除。燐化アルミニウム系殺虫・殺菌剤。
貯蔵	乾燥した場所または密閉容器に保管。
鑑別	5～10％硝酸銀溶液を吸着させたろ紙に本剤から発生したガスが触れると黒変する。
廃棄	**燃焼法**：木粉（おが屑）などの可燃物に混ぜて、スクラバーを具備した焼却炉で焼却する。 **酸化法**：多量の次亜塩素酸ナトリウムと水酸化ナトリウムの混合水溶液を撹拌しながら少量ずつ加えて、酸化分解する。過剰の次亜塩素酸ナトリウムをチオ硫酸ナトリウム水溶液などで分解した後、希硫酸を加えて中和し、沈殿ろ過する。
使用者	①国、地方公共団体、農業協同組合、日本たばこ産業株式会社。 ②くん蒸により倉庫内若しくはコンテナ内のねずみ、昆虫等を駆除することを業とする者または営業のために倉庫を有する者であって、都道府県知事の指定を受けた者。 ③船長（船長の職務を行う者を含む）またはくん蒸により船倉内のねずみ、昆虫等を駆除することを業とする者。

第4章　毒物及び劇物の性質

185

② 毒　物

ここが重要！

❶毒物の色、形状（気体、液体、固体）、性質、毒性を重点的に覚えておこう。
❷用途（何に使われているか）、どのような廃棄方法があるかに注意しよう。
❸どのような症状が現れるかを覚えよう。

アジ化ナトリウム ★★★

ナトリウムアジド／NaN₃　　　　　　　　　液体 固体 臭気 有色

毒物	アジ化ナトリウム及びこれを含有する製剤。含有率0.1％以下のものは普通物。
性状	無色無臭、板状の結晶。水に20℃で29％溶解。アルコールに溶けにくく、エーテルには不溶。純正品は、吸湿性がなく、衝撃により爆発しない。
毒性	麻酔、睡眠、腎臓障害。
注意事項	酸によりアジ化水素（HN3、爆発性及び有毒）を発生する。銅や鉛、銀、水銀、二硫化水素と反応してさらに爆発性の高い重金属のアジ化物となる。
用途	医療検体、試薬、防腐剤、アジ化物の原料、エアーバッグのガス発生剤。
貯蔵	酸、重金属と離して密閉して保管。

亜セレン酸ナトリウム ★☆☆

Na₂SeO₃・5H₂O　　　　　　　　　　　　　液体 固体 臭気 有色

毒物	セレン化合物及びこれを含有する製剤（亜セレン酸ナトリウム含有率0.00011％以下の製剤は除く）。
性状	白色の結晶状の粉末。水に溶けやすい。強熱されると酸化セレン（Ⅳ）の煙霧を発生する。煙霧は有害なので注意する。
毒性	吸入：発熱、頭痛、気管支炎を起こし、はなはだしい場合には肺水腫を起こすことがある。 皮膚：皮膚に浸透し、痛みを与え、黄色に変色させる。爪の間から入りやすい。 眼：粘膜が刺激され、角膜などに障害を与える。
用途	ガラスや顔料原料、金属の表面処理、陶磁器の着色。
貯蔵	強酸、食品や飼料から離し密封して保管。
廃棄	沈殿隔離法：水に溶かし、希硫酸を加えて酸性にして、硫化ナトリウム水溶液を加えて沈殿させた後、セメントを用いて固化し、溶出試験を行い、埋立処分とする。

亜砒酸 ★★☆

無水亜砒酸、三酸化砒素、酸化砒素（Ⅲ）、三酸化二砒素／As_2O_3 液体 固体 臭気 有色

| 毒物 | 砒素化合物及びこれを含有する製剤。 |

性状 無色の二つの結晶系の結晶及び無定形ガラス状のものがある。無臭。水にやや溶けにくい（結晶は20℃で水100mLに1.8ｇ溶ける）。200℃に熱すると融解せず昇華する。

毒性 煙霧は少量の吸入であっても強い溶血作用がある。粘膜を刺激し、頭痛、めまい、悪心、チアノーゼを起こす。はなはだしい場合には血色素尿を排泄し、肺水腫を起こし、呼吸困難を起こす。

注意事項 火災などで強熱されると酸化砒素（Ⅲ）の煙霧を発生する。煙霧は少量の吸入であっても強い溶血作用があり、危険なので注意する。

用途 殺鼠剤、漢方薬、殺虫剤、陶磁器の釉薬。

貯蔵 少量ならばガラス瓶で保管。多量ならば木樽で保管。

廃棄 沈殿隔離法：水酸化ナトリウム水溶液を加えて完全に可溶性とした後、希硫酸を加えて酸性にする。この溶液に、含有する砒素の化学当量の４倍以上の硫酸第二鉄の水溶液を加えて混合撹拌した後、消石灰、ソーダ灰等の水溶液を加えて処理し、さらにセメントを用いて固化し、溶出試験を行い、溶出量が判定基準以下であることを確認して埋立処分する。

漏洩 硫酸第二鉄などの水溶液を散布して、消石灰、ソーダ灰などの水溶液を用いて処理した後、多量の水を用いて流す。

3-アミノ-1-プロペン ★☆☆

アリルアミン／$H_2C=CHCH_2NH_2$ 液体 固体 臭気 有色

毒物 3-アミノ-1-プロペンおよびこれを含有する製剤。

性状 無色もしくは淡黄色。アンモニア臭のある透明液体。水及び有機溶剤に可溶。

毒性 全身性の刺激。

用途 染料固着剤、化学反応触媒。

貯蔵 強酸化剤、強酸、火気から離し保管。

アリルアルコール ★☆☆

2-プロペン-1-オール、ビニルカルビノール／$CH_2=CHCH_2OH$ 液体 固体 臭気 有色

毒物 アリルアルコール及びこれを含有する製剤。

性状 刺激臭のある無色の液体。水に極めて溶けやすい。エタノール、クロロホルム、トルエンなどに可溶。酸化剤と混合すると発火または爆発することがある。蒸気は空気より重く、引火しやすい。

毒性	**吸入**：鼻、のど、気管支などの粘膜が激しく刺激され、炎症を起こす。はなはだしい場合には、呼吸困難を起こす。 **皮膚**：皮膚が激しく刺激され、炎症を起こす。 **眼**：粘膜が激しく刺激され、炎症を起こす。はなはだしい場合には失明する。
用途	医薬品、樹脂、香料、難燃化剤の原料。
貯蔵	容器を密閉して、換気の良い場所で保管。
廃棄	**燃焼法**：①木粉（おが屑）などに吸収させて焼却炉で焼却する。 　　　　　②可燃性溶剤とともに焼却炉の火室へ噴霧し、焼却する。 **活性汚泥法**：多量の水で希釈し、活性汚泥で処理する。

エチルチオメトン ★☆☆

ジスルホトン、ジエチル-S-(エチルチオエチル)-ジチオホスフェイト／C₈H₁₉O₂PS₃ 液体 固体 臭気 有色

毒物	ジエチル－S－(エチルチオエチル)－ジチオホスフェイト及びこれを含有する製剤。含有率5％を超えるもの（含有率5％以下のものは劇物）。
性状	無色もしくは淡黄色の硫黄化合物特有の臭いのある液体。水にほとんど溶けない。有機溶剤に溶けやすい。アルカリにて加水分解。
毒性	**吸入**：倦怠感、頭痛、めまい、吐き気、おう吐、腹痛、下痢、多汗などの症状を呈し、はなはだしい場合には、縮瞳、意識混濁、全身けいれんなどを起こす。 **皮膚**：軽度の紅斑などを起こす。放置すると皮膚より吸収され中毒を起こす。 **眼**：軽度の発赤などを起こす。
解毒	PAM製剤または硫酸アトロピン製剤を用いた適切な解毒手当てを受ける。ただし、PAMを使用しても効果が認められなかった場合には、硫酸アトロピン製剤に変えること。
用途	農薬（有機リン殺虫剤）。
貯蔵	酸化剤から離し、容器を密閉して冷所で保管。
廃棄	**燃焼法**。

エチルパラニトロフェニルチオノベンゼンホスホネイト ★★☆

EPN／C₁₄H₁₄NO₄PS 液体 固体 臭気 有色

毒物	原体及びこれを含有する製剤。含有率1.5％を超えるもの（原体の含有率1.5％以下のものは劇物）。
性状	淡黄色結晶または白色結晶。水にほとんど溶けない。有機溶剤に溶けやすい。工業品・農業用は暗褐色液体で特有の不快臭。
毒性	コリンエステラーゼ阻害作用により、頭痛、めまい、おう吐などを起こし、はなはだしい場合、縮瞳、意識混濁、全身けいれんなどを起こすことがある。
解毒	PAM製剤または硫酸アトロピン製剤を用いた適切な解毒手当てを受ける。PAMを使用しても効果が認められなかった場合には、硫酸アトロピン製剤に変えること。
用途	遅効性殺虫剤。

貯蔵	酸化剤から離し、容器を密閉して換気の良い場所で保管。
廃棄	燃焼法：①木粉（おが屑）などに吸収させてアフターバーナー及びスクラバーを具備した焼却炉で焼却する。 ②可燃性溶剤とともにアフターバーナー及びスクラバーを具備した焼却炉の火室へ噴霧し、焼却する。
漏洩	付近の着火源となるものを速やかに取り除く。空容器にできるだけ回収し、その後、消石灰等の水溶液を用いて処理し、多量の水を用いて洗い流す。

塩化第二水銀 ★★★

塩化水銀（Ⅱ）、昇汞／$HgCl_2$　　液体 固体 臭気 有色

毒物	水銀化合物及びこれを含有する製剤。
性状	白色透明結晶。低温でも昇華する。水溶液は、放置すると徐々に加水分解して甘こうを析出し、酸性を呈する。水にやや溶けやすい。エタノール、グリセリン、メタノール、アセトン、エーテルに可溶。強熱すると酸化水銀（Ⅱ）の煙霧及びガス（有毒）を発生。
毒性	吸入：鼻、のど、気管支、粘膜が刺激され、口腔、咽頭に炎症を起こし、水銀中毒を起こす。 皮膚：粘膜が刺激され、炎症を起こす。 眼：粘膜が激しく刺激される。
用途	染色剤、殺菌消毒剤、乾電池、分析試薬。
貯蔵	換気の良い場所で保管。
廃棄	焙焼法：還元焙焼法により金属水銀として回収する。 沈殿隔離法：水に溶かし硫化ナトリウム（Na_2S）の水溶液を加え硫化水銀（Ⅰ）または（Ⅱ）の沈殿を生成させた後、セメントを加えて固化し、溶出試験を行い、溶出量が判定基準以下であることを確認して埋立処分する。
鑑別	・水溶液は酸性を示す。水溶液に塩化ナトリウムを加えると中性になる。 ・石灰水（消石灰：水酸化カルシウム）を加えると赤色酸化水銀が沈殿する。 ・アンモニア水を加えると白色の白降汞（アミノ塩化第二水銀）が沈殿する。

黄りん（黄燐） ★★★

燐（白燐）／P_4　　液体 固体 臭気 有色

| 毒物 | 黄りん及びこれを含有する製剤。 |
| 性状 | 常温で白色または淡黄色のロウ状固体。ニンニク臭がある。直接空気に触れると発火、燃焼し有害な強い刺激臭のある煙霧を発生する。さらに熱により液状となって燃え拡がる。アルカリ水溶液と反応して自然発火の有毒なホスフィン（燐化水素：PH_3）を発生する。エーテル、ベンゼン、二硫化炭素に溶けやすく、水にごくわずか溶ける。暗所では燐光を発する。 |

第4章　毒物及び劇物の性質

| 毒性 | 胃部の疼痛、ニンニク臭のげっぷが出る。 |

吸入：黄燐が燃えて発生する燃霧は、鼻、のど、肺を激しく刺激する。

皮膚：激しいやけど（薬傷）を起こす。

眼：激しい障害を起こす。

注意事項	①黄燐の付着したものは、濡れている間は発火しないが、乾くと自然発火する。②保護具は、すき間より黄燐粒子が飛び込まぬように装着する。
用途	赤燐、燐酸、燐化合物（塩化燐、硫化燐）の原料、高純度燐（半導体用）。
貯蔵	自然発火性であるので、容器に水を満たして貯蔵し、水で覆い密封。さらに砂を入れた缶の中に固定して、冷暗所に貯蔵する。
廃棄	**燃焼法**：廃ガス水洗設備及び必要があればアフターバーナーを具備した焼却設備で焼却する。廃ガス水洗設備から発生するリン酸含有廃水は消石灰などを加えて中和する。
鑑別	暗室内で酒石酸または硫酸酸性で水蒸気蒸留すると、青白い光を出す。
漏洩	漏出したものの表面を速やかに土砂または多量の水で覆い、水を満たした空容器に回収する。

クラーレ ★☆☆

ウラリ　　液体 固体 臭気 有色

毒物	クラーレ及びこれを含有する製剤。
性状	黒褐色の塊状、粒状。水に可溶。ツヅラフジ科またはマチン科植物の樹皮の煎汁より得られ、**猛毒性アルカロイド**を含有する。
用途	薬理学実験試薬、毒矢。
貯蔵	酸化剤、火気から離し、冷所にて密閉して保管。

五塩化砒素 ★☆☆

塩化第二砒素、塩化砒素（Ｖ）／AsCl5　　液体 固体 臭気 有色

毒物	砒素化合物及びこれを含有する製剤。
性状	無色、刺激臭のある液化ガス。湿気があると白煙（塩化水素ガス）を生じ、水で分解する。五塩化砒素のガス及び酸化砒素の煙霧は少量の吸入であっても強い溶血作用がある。
毒性	**吸入**：鼻、のど、気管支などの粘膜が刺激され、頭痛、めまい、悪心、チアノーゼを起こす。はなはだしい場合は血色素尿を排泄、肺水腫を起こし、呼吸困難を起こす。 **皮膚**：接触後しばらくして、湿疹、水疱、炎症または潰瘍を起こす。 **眼**：粘膜が刺激されて結膜炎を起こす。
用途	工業用ドーピングガス。
廃棄	沈殿隔離法。

五塩化燐 ★☆☆

PCl5 液体 固体 臭気 有色

毒物 五塩化燐及びこれを含有する製剤。

性状 淡黄色の不快な刺激臭のある結晶。160℃で昇華し、分解が始まる。潮解性がある。四塩化炭素、二硫化炭素に可溶。空気中の湿気により塩化水素ガスを発生し、発煙する。水により加水分解し、塩化水素ガス及び燐酸を生成する。不燃性。腐食性が強い。

毒性 吸入：鼻、のど、気管支などの粘膜が刺激され、炎症を起こす。肺水腫を起こし、呼吸困難を起こす。
皮膚：皮膚が激しく刺激され、炎症を起こす。
眼：粘膜が激しく刺激され、炎症を起こす。

用途 オキシ塩化リン原料、医薬（ビタミンB1、塩酸プロカインなど）・染料原料、ドーピングガス。特殊材料ガス、各種塩化物の製造。

貯蔵 容器を密閉して、換気の良い場所で保管。

廃棄 アルカリ法。

五酸化二砒素 ★☆☆

無水砒酸／As2O5 液体 固体 臭気 有色

毒物 砒素化合物及びこれを含有する製剤。

性状 白色の粉末固体。潮解性がある。水に溶けやすく、アルコールと混和する。

毒性 吸入：鼻、のど、気管支などの粘膜が刺激され、頭痛、めまい、悪心、チアノーゼを起こす。はなはだしい場合は血色素尿を排泄し、肺水腫を起こし、呼吸困難を起こす。溶血作用がある。
皮膚：接触後しばらくして、湿疹、水疱、炎症または潰瘍を起こす。
眼：粘膜が刺激されて結膜炎を起こす。

用途 色ガラス原料、防かび剤。

貯蔵 湿度を避け、容器を密閉して保管。

廃棄 沈殿隔離法。

五弗化砒素 ★☆☆

AsF5 気体 液体 固体 臭気 有色

毒物 砒素化合物及びこれを含有する製剤。

性状 無色の刺激臭のある気体。水で分解。アルカリ、エタノール、エーテル、ベンゼンに可溶。湿気があると白煙（弗化水素ガス）を生じる。五弗化砒素のガス及び酸化砒素の煙霧は少量の吸入であっても強い溶血作用がある。

毒性 吸入：鼻、のど、気管支などの粘膜が刺激され、頭痛、めまい、悪心、チアノーゼを起こす。血色素尿、肺水腫、呼吸困難を起こす。

第4章 毒物及び劇物の性質

191

皮膚：接触後しばらくして、接触部位に湿疹、水疱、炎症または潰瘍を起こす。はなはだしい場合は激しい痛みを感じ、皮膚の内部に浸透腐食する。
眼：粘膜が刺激されて結膜炎を起こす。はなはだしい場合は、失明する。

| 貯蔵 | 日光から遮断し、換気の良い場所で保管。 |

| 廃棄 | 沈殿隔離法：多量の水酸化ナトリウム水溶液にガスを吸収させ、完全に可溶性とした後、希硫酸を加えて酸性にする。この溶液に、含有する砒素の化学当量の4倍以上の硫酸第二鉄の水溶液を加えて混合撹拌した後、消石灰、ソーダ灰などの水溶液を加えて処理し、さらにセメントを用いて固化し、溶出試験を行い、溶出量が判定基準以下であることを確認して埋立処分する。 |

酢酸第二水銀　★☆☆

酢酸水銀(Ⅱ)、二酢酸水銀、ジアセトキシ水銀、酢酸水銀／$(CH_3CO_2)_2Hg$ 　液体 固体 臭気 有色

毒物	水銀化合物及びこれを含有する製剤。
性状	白色の結晶。融点178℃以上に加熱すると分解して酸化水銀（Ⅱ）になる。水に溶けやすい。エタノールに可溶。
毒性	吸入：鼻、のど、気管支の粘膜に炎症を起こし、水銀中毒を起こす。 皮膚：刺激作用があり、炎症を起こす。 眼：粘膜が激しく刺激される。
用途	アルカロイド酸化剤。
貯蔵	容器を密閉して保管。
廃棄	焙焼法：還元焙焼法により金属水銀として回収する。 沈殿隔離法：水に溶かし硫化ナトリウム（Na_2S）の水溶液を加えて硫化水銀（Ⅱ）を沈殿させ、セメントを加えて固化し、溶出試験を行い、溶出量が判定基準以下であることを確認して埋立処分する。

三塩化砒素　★☆☆

砒素(Ⅲ)トリクロリド、砒素トリクロリド、トリクロロアルシン／$AsCl_3$ 　液体 固体 臭気 有色

毒物	砒素化合物及びこれを含有する製剤。
性状	無色の油状液体。刺激臭を伴う。水で分解し、塩酸を生成する。エタノール、エーテルに可溶。
毒性	吸入：鼻、のど、気管支などの粘膜が刺激され、頭痛、めまい、悪心、チアノーゼを起こす。はなはだしい場合は血色素尿を排泄し、肺水腫を起こし、呼吸困難を起こす。 皮膚：接触後しばらくして、湿疹、水疱、炎症または潰瘍を起こす。 眼：粘膜が刺激されて結膜炎を起こす。
注意事項	①空気中で発煙し、刺激性が強い。②火災などで強熱されると酸化砒素（Ⅲ）の煙霧及び塩化水素ガスが発生する。煙霧及びガスは有毒なので注意する。③三塩化砒素及び酸化砒素（Ⅲ）の煙霧は少量の吸入であっても強い溶血作用があり、危険なので注意する。

用途	試薬、電子工業材料（半導体）、合成中間体、触媒。
貯蔵	容器を密閉して保管。
廃棄	沈殿隔離法：水酸化ナトリウム水溶液を加えて完全に可溶性とした後、希硫酸を加えて酸性にする。この溶液に、含有する砒素の化学当量の４倍以上の硫酸第二鉄の水溶液を加えて混合攪拌した後、消石灰、ソーダ灰などの水溶液を加えて処理し、さらにセメントを用いて固化し、溶出試験を行い、溶出量が判定基準以下であることを確認して埋立処分する。

三塩化硼素 （さんえんかほうそ）　★☆☆

塩化硼素／BCl_3　　気体 液体 固体 臭気 有色

毒物	三塩化硼素（ほうそ）及びこれを含有する製剤。
性状	無色の発煙性及び刺激臭のある液体もしくは気体。水により加水分解し、塩化水素ガス及び硼酸（ほうさん）を生成する。不燃性。腐食性が強い。
毒性	吸入：鼻、のど、気管支などの粘膜が刺激され、炎症を起こす。はなはだしい場合には肺水腫（はいすいしゅ）を起こし、呼吸困難を起こす。 皮膚：直接液に触れると皮膚が激しく刺激され、炎症を起こす。 眼：粘膜が激しく刺激され、炎症を起こす。
用途	特殊素材ガス、半導体の製造や医薬農品の原料用など、工業用。
貯蔵	日光から遮断し、換気の良い場所で保管。
廃棄	アルカリ法：多量の水酸化ナトリウム水溶液中に徐々に吹き込んでガスを吸収させ、可溶性とした後、希硫酸を加えて中和する。

三塩化燐 （さんえんかりん）　★☆☆

PCl_3　　液体 固体 臭気 有色

毒物	三塩化燐（りん）及びこれを含有する製剤。
性状	無色の刺激性のある液体。空気中の湿気により発煙する。水により加水分解し、塩化水素ガス及び亜燐酸を生成する。エーテル、ベンゼン、二硫化炭素に可溶。不燃性。腐食性が強い。
毒性	吸入：鼻、のど、気管支などの粘膜が刺激され、炎症を起こす。はなはだしい場合は肺水腫（はいすいしゅ）、呼吸困難を起こす。 皮膚：皮膚が激しく刺激され、炎症を起こす。 眼：粘膜が激しく刺激され、炎症を起こす。
用途	医薬、農薬、染料、塩ビ安定剤原料、ドーピングガス。
貯蔵	酸化剤、塩基から離し、換気の良い場所で保管。
廃棄	アルカリ法。

酸化第一水銀 ★☆☆

酸化水銀（I）、黒降汞／Hg_2O

液体 固体 臭気 有色

毒物 水銀化合物及びこれを含有する製剤。酸化水銀５％以下を含有する製剤は劇物。

性状 黒色もしくは暗褐色の粉末固体。酸化水銀（II）と金属水銀との錯体。第一水銀の溶液にアルカリを過剰に加えたときに生じる黒色の沈殿物。

毒性 水銀中毒を起こすことがある。

注意事項 火災によって刺激性、腐食性及び毒性のガスを発生する恐れがある。

貯蔵 冷所、換気の良い場所で容器を密閉して保管。

廃棄 焙焼法：還元焙焼法により金属水銀として回収する。

沈殿隔離法：水に懸濁し硫化ナトリウム（Na_2S）の水溶液を加えて硫化水銀（I）または（II）の沈殿を生成させた後、セメントを加えて固化し、溶出試験を行い、溶出量が判定基準以下であることを確認して埋立処分する。

酸化第二水銀 ★★☆

酸化水銀（II）、酸化汞／HgO

液体 固体 臭気 有色

毒物 水銀化合物及びこれを含有する製剤。含有率５％を超えるもの（酸化水銀の含有率５％以下の製剤は劇物）。

性状 黄色、橙黄色、または鮮赤色、橙赤色の結晶性粉末。500℃で分解して、水銀と酸素になる。水にほとんど溶けないが、酸には溶ける。

毒性 吸入：水銀中毒を起こすことがある。

眼：異物感を与え、粘膜を刺激する。

注意事項 ①強熱すると煙霧及びガスを発生する。煙霧及びガスは有害なので注意する。②付着、接触したまま放置すると吸入することがある。

用途 水銀電池、医薬原料、酸化剤、試薬、種子消毒剤。

貯蔵 容器を密閉して保管。

廃棄 焙焼法：還元焙焼法により金属水銀として回収する。

沈殿隔離法：水に懸濁し硫化ナトリウム（Na_2S）の水溶液を加えて硫化水銀（I）または（II）の沈殿を生成させた後、セメントを加えて固化し、溶出試験を行い、溶出量が判定基準以下であることを確認して埋立処分する。

鑑別 試験管に入れて熱するとはじめに黒色に変わり、さらに熱すると完全に揮散する。

194

三弗化砒素

AsF₃ `液体` `固体` `臭気` `有色`

毒物	砒素化合物及びこれを含有する製剤。
性状	無色の液体。刺激臭のある弗化水素ガスを発生する。水で分解。エタノール、エーテル、ベンゼンに可溶。
毒性	**吸入**：鼻、のど、気管支などの粘膜が刺激され、頭痛、めまい、悪心、チアノーゼを起こす。はなはだしい場合には血色素尿を排泄し、肺水腫を起こし、呼吸困難を起こす。溶血作用がある。 **皮膚**：接触後しばらくして、湿疹、水疱、炎症または潰瘍を起こす。はなはだしい場合は激しい痛みを感じ、皮膚の内部に浸透腐食する。 **眼**：粘膜が刺激されて結膜炎を起こす。はなはだしい場合は失明する。
貯蔵	容器を密閉して、換気の良い場所で保管。
廃棄	沈殿隔離法：水酸化ナトリウム水溶液を加えて完全に可溶性とした後、希硫酸を加えて酸性にする。この溶液に、含有する砒素の化学当量の4倍以上の硫酸第二鉄の水溶液を加えて混合撹拌した後、消石灰、ソーダ灰などの水溶液を加えて処理し、さらにセメントを用いて固化し、溶出試験を行い、溶出量が判定基準以下であることを確認して埋立処分する。

三弗化硼素

弗化硼素／BF₃ `気体` `液体` `固体` `臭気` `有色`

毒物	三弗化硼素及びこれを含有する製剤。
性状	無色の刺激臭のある気体。水により加水分解し、硼弗化水素酸、弗化水素、硼酸などの有毒で腐食性のフュームを生じる。アルコール、エーテル、アミン、酸などと錯塩を形成する。不燃性。腐食性が強い。ガラスを腐食する。
毒性	**吸入**：鼻、のど、気管支などの粘膜が激しく刺激され、炎症を起こす。はなはだしい場合には肺水腫を起こし、呼吸困難を起こす。 **皮膚**：直接液に触れると激しい痛みを感じ、内部まで浸透腐食する。 **眼**：粘膜が激しく刺激され、炎症を起こす。直接液が入ると粘膜を激しく刺激し、腐食する。はなはだしい場合には失明する。
用途	特殊材料ガス、各種触媒。
貯蔵	容器は直射日光や火気を避け、40℃以下の温度で保管。
廃棄	分解沈殿法。

三弗化燐

PF₃

気体 液体 固体 臭気 有色

★☆☆

毒物	三弗化燐及びこれを含有する製剤。
性状	無色の刺激性のある気体。比重3.05（空気を1として）。水により加水分解し、弗化水素及び亜燐酸を生成。不燃性。腐食性が強い。金属、ガラスを腐食させる。
毒性	吸入：鼻、のど、気管支などの粘膜が激しく刺激され、炎症を起こす。はなはだしい場合には肺水腫を起こし、呼吸困難を起こす。 皮膚：直接液に触れると激しい痛みを感じ、内部まで浸透腐食する。 眼：粘膜が激しく刺激され、炎症を起こす。直接液が入ると粘膜を激しく刺激し、腐食する。はなはだしい場合には失明する。
用途	特殊材料ガス。
貯蔵	容器は直射日光や火気を避け、40℃以下の温度で保管。
廃棄	分解沈殿法：多量の水酸化ナトリウム水溶液中に徐々に吹き込んでガスを吸収させ、可溶性とした後、希硫酸を加えて中和する。この溶液に多量の塩化カルシウム水溶液を加えて処理し、沈殿ろ過して埋立処分する。

シアン化亜鉛

シアン化亜鉛（Ⅱ）、青化亜鉛／Zn(CN)₂

液体 固体 臭気 有色

★☆☆

毒物	無機シアン化合物及びこれを含有する製剤。
性状	白色の粉末。800℃で分解する。水にほとんど溶けないが、アンモニア水、シアン化ナトリウム水溶液に可溶。水と混触するとシアン化水素ガスを発生する。火災などで強熱されると分解して、有毒な酸化亜鉛（Ⅱ）の煙霧及びCN成分を含有するガスを発生する。解毒剤は亜硝酸ナトリウム水溶液とチオ硫酸ナトリウム水溶液を使用する。
毒性	吸入：シアン中毒（頭痛、めまい、悪心、意識不明、呼吸麻痺）を起こす。 皮膚：皮膚より吸収されシアン中毒を起こす。 眼：異物感を与え、粘膜を刺激する。
用途	メッキ、殺虫剤、金の抽出、試薬。
貯蔵	冷所、換気の良い場所で容器を密閉して保管。
廃棄	酸化沈殿法、焙焼法。

シアン化カリウム

青化カリ、青酸カリ／KCN

液体 固体 臭気 有色

★★☆

| 毒物 | 無機シアン化合物及びこれを含有する製剤。 |
| 性状 | 無色または白色の粉末、粒状またはタブレット状の固体。融点634.5℃。本品はそれ自体猛毒性であるが、酸と反応すると有毒でかつ引火性のシアン化水素（青酸ガス）を発生する。水に溶けやすい。水溶液は強アルカリ性であ |

る。アーモンドのような臭いがある。

毒性　呼吸中枢を麻痺させる。シアン中毒（頭痛、めまい、悪心、意識不明）を起こす。目に入った場合は、粘膜を激しく刺激して結膜炎を起こす。

注意事項　①シアン化物は酸と接触すると有毒なシアン化水素を発生する。②空気中では徐々に炭酸ガスと反応してシアン化水素を発生する。③CN成分を吸収した場合は、至急、医師による亜硝酸ナトリウム水溶液とチオ硫酸ナトリウム水溶液を用いた解毒手当てを受ける。

用途　冶金、鍍金、写真の着色。メッキ、分析試薬。

貯蔵　少量ならばガラス瓶、多量ならばブリキ缶あるいは鉄ドラムを用いて、酸類とは離して、空気の流通の良い乾燥した冷所に密封貯蔵。

廃棄　酸化法：水酸化ナトリウム水溶液を加えてアルカリ性（pH11以上）とし、酸化剤（次亜塩素酸ナトリウム、さらし粉など）の水溶液を加えてCN成分を酸化分解する。CN成分を分解した後、硫酸を加え中和し、多量の水で希釈して処理する。

アルカリ法：水酸化ナトリウム水溶液などでアルカリ性とし、高温加圧下で加水分解する。

鑑別　溶液を煮沸すると蟻酸カリとアンモニアを生じる。

漏洩　水酸化ナトリウム、ソーダ灰などの水溶液を散布してアルカリ性とし、さらに次亜塩素酸ナトリウム、さらし粉などの酸化剤の水溶液で酸化処理を行い、多量の水を用いて洗い流す。

シアン化銀（かぎん）　★☆☆

青化銀／AgCN　　液体 固体 臭気 有色

毒物　無機シアン化合物及びこれを含有する製剤。

性状　白色または帯黄白色（たいこうはく）の結晶または粉末。吸湿した場合、弱いシアン臭がある。水溶液はアルカリ性を示す。水にほとんど溶けない。硝酸、アンモニア水、シアン化ナトリウム水溶液に可溶。

毒性　吸入：シアン中毒（頭痛、めまい、悪心、意識不明、呼吸麻痺（まひ））を起こす。
皮膚：皮膚より吸収されシアン中毒を起こすことがある。
眼：異物感を与え、粘膜を刺激する。

注意事項　①火災などで強熱されると分解して、有毒な酸化銀（Ⅱ）の煙霧（えんむ）及びCN成分を含有するガスを発生する。②シアン化物は、酸と接触すると有毒なシアン化水素を発生する。③解毒剤に亜硝酸ナトリウム水溶液とチオ硫酸ナトリウム水溶液を用いる。

用途　特殊分析、鍍銀（とぎん）。

貯蔵　冷所、換気の良い場所で保管。

廃棄　酸化沈殿法：水酸化ナトリウム水溶液を加えてアルカリ性（pH11以上）とし、酸化剤（次亜塩素酸ナトリウム、さらし粉など）の水溶液を加えてCN成分を酸化分解する。CN成分を分解した後、硫酸を加え中和して金属塩を水酸化物（水酸化銀）として沈殿ろ過し、それにより金属を回収する。

焙焼法：多量の場合には還元焙焼法を用いて金属（銀）として回収する。

| 漏洩 | 空容器にできるだけ回収し、その後に水酸化ナトリウム、ソーダ灰などの水溶液を散布してアルカリ性とし、さらに酸化剤（次亜塩素酸ナトリウム、さらし粉など）の水溶液で酸化処理を行い、多量の水を用いて洗い流す。 |

シアン化コバルトカリウム　★☆☆

青化コバルトカリウム、ヘキサシアノコバルト(Ⅲ)酸カリウム／$K_3[Co(CN)_6]$　液体 固体 臭気 有色

毒物	無機シアン化合物及びこれを含有する製剤。
性状	黄色結晶。水に溶けやすく、アルコールには溶けない。
毒性	**吸入**：シアン中毒（頭痛、めまい、悪心、意識不明、呼吸麻痺）を起こす。 **皮膚**：皮膚より吸収されシアン中毒を起こす。 **眼**：粘膜が激しく刺激される。
注意事項	①火災などで強熱されると分解して、CN成分を含有する有毒なガスを発生する。②シアン化物は酸と接触すると有毒なシアン化水素ガスを発生する。③解毒剤に亜硝酸ナトリウム水溶液とチオ硫酸ナトリウム水溶液を用いる。
貯蔵	冷所、換気の良い場所で保管。
廃棄	**酸化沈殿法**：水酸化ナトリウム水溶液を加えてアルカリ性（pH11以上）とし、酸化剤（次亜塩素酸ナトリウム、さらし粉など）の水溶液を加えてCN成分を酸化分解する。CN成分を分解した後、硫酸を加え中和して金属塩を水酸化物（水酸化コバルト）として沈殿ろ過し、溶出試験を行い、溶出量が判定基準以下であることを確認して埋立処分する。 **焙焼法**：多量の場合には還元焙焼法を用いて金属（コバルト）として回収する。

シアン化水素　★★★

青酸ガス、青化水素、蟻酸ニトリル／HCN　気体 液体 固体 臭気 有色

毒物	シアン化水素。
性状	無色の気体もしくは液体。蒸気はかすかに特異臭（芳香性、焦げたアーモンド臭）がある。点火すると青紫色の炎をあげて燃焼する。水、エタノールと任意の割合で混和する。水溶液は極めて弱い酸性。
毒性	極めて猛毒で、希薄な蒸気でも吸入すると呼吸中枢を刺激し、麻痺を起こす。 **吸入**：シアン中毒（頭痛、めまい、悪心、意識不明、呼吸麻痺）を起こす。 **皮膚**：皮膚より吸収されシアン中毒を起こす。 **眼**：粘膜が激しく刺激されて結膜炎を起こす。
注意事項	①有毒でかつ引火性の液体または気体。②解毒剤に亜硝酸ナトリウム水溶液とチオ硫酸ナトリウム水溶液を用いる。
用途	アクリロニトリル、アクリル酸樹脂、乳酸、その他の有機合成原料、蛍光染料原料、農薬(柑橘や苗木のカイガラムシ駆除)、殺鼠剤原料、冶金、鉱業用。

貯蔵	少量ならば褐色ガラス瓶、多量ならば銅製シリンダーで保管。日光及び加熱を避け、通風の良い冷所に保管。

廃棄方法　燃焼法：スクラバーを具備した焼却炉の火室に噴霧して、できるだけ高温で焼却する。

酸化法：多量の水酸化ナトリウム水溶液（20%以上）に吹き込んだ後、酸化剤（次亜塩素酸ナトリウム、さらし粉など）の水溶液を加えてCN成分を酸化分解する。CN成分を分解した後、硫酸を加え中和し、多量の水で希釈して処理する。

アルカリ法：多量の水酸化ナトリウム水溶液（20%以上）に吹き込んだ後、高温加圧下で加水分解する。

活性汚泥法：多量の水酸化ナトリウム水溶液（20%以上）に吹き込んだ後、多量の水で希釈して活性汚泥槽で処理する。

漏洩　漏洩したボンベなどを多量の水酸化ナトリウム水溶液（20%以上）に容器ごと投入してガスを吸収させ、さらに酸化剤（次亜塩素酸ナトリウム、さらし粉など）の水溶液で酸化処理を行い、多量の水で洗い流す。

シアン化ナトリウム　★★☆

青化ソーダ、青酸ソーダ／NaCN　液体 固体 臭気 有色

毒物　無機シアン化合物及びこれを含有する製剤。

性状　白色の粉末、粒状またはタブレット状の固体。無臭（湿った場合はわずかにアンモニア臭）。融点563.7℃。酸と反応すると有毒でかつ引火性のシアン化水素（青酸ガス）を発生する。水に溶けやすい。水溶液は強アルカリ性。

毒性　吸入：シアン中毒（頭痛、めまい、悪心、意識不明、呼吸麻痺）を起こす。

皮膚：濃厚液は皮膚をおかす。皮膚より吸収されシアン中毒を起こす。

眼：粘膜が激しく刺激されて結膜炎を起こす。

注意事項　①シアン化物は酸と接触すると有毒なシアン化水素を発生する。②空気中では徐々に炭酸ガスと反応してシアン化水素を発生する。③CN成分を吸収した場合は、至急、医師による亜硝酸ナトリウム水溶液とチオ硫酸ナトリウム水溶液を用いた解毒手当てを受ける。

用途　メッキ、写真用薬品・写真薬、殺虫剤、除草剤。

貯蔵　少量ならばガラス瓶、多量ならばブリキ缶あるいは鉄ドラムを用い、酸類とは離して、空気の流通の良い乾燥した冷所に密封して貯蔵する。

廃棄　酸化法：水酸化ナトリウム水溶液を加えてアルカリ性（pH11以上）とし、酸化剤（次亜塩素酸ナトリウム、さらし粉など）の水溶液を加えてCN成分を酸化分解する。CN成分を分解した後、硫酸を加え中和し、多量の水で希釈して処理する。

アルカリ法：水酸化ナトリウム水溶液などでアルカリ性とし、高温加圧下で加水分解する。

漏洩	飛散したものは空容器にできるだけ回収する。砂利などに付着している場合は、砂利などを回収し、その後に水酸化ナトリウム、ソーダ灰などの溶液を散布してアルカリ性とし、さらに酸化剤の水溶液で処理を行い、多量の水を用いて洗い流す。

シアン化ニッケルカリウム ★☆☆

青化ニッケルカリウム／K₂[Ni(CN)₄]　　　液体 固体 臭気 有色

毒物	無機シアン化合物及びこれを含有する製剤。
性状	橙色の結晶もしくは結晶粉末。105℃で無水物になる。水に溶けやすいが、エタノール、エーテル、ヘキサンにはほとんど溶けない。
毒性	**吸入**：シアン中毒（頭痛、めまい、悪心、意識不明、呼吸麻痺）を起こす。 **皮膚**：皮膚より吸収されシアン中毒を起こす。 **眼**：粘膜が激しく刺激される。
注意事項	①火災などで強熱されると分解して、有毒なCN成分を含有するガスを発生する。②シアン化物は酸と接触すると、有毒なシアン化水素ガスを発生する。③解毒剤に亜硝酸ナトリウム水溶液とチオ硫酸ナトリウム水溶液を用いる。
廃棄	**酸化沈殿法**：水酸化ナトリウム水溶液を加えてアルカリ性（pH11以上）とし、酸化剤（次亜塩素酸ナトリウム、さらし粉など）の水溶液を加えてCN成分を酸化分解する。CN成分を分解した後、硫酸を加え中和して金属塩を水酸化物（水酸化ニッケル）として沈殿ろ過し、溶出試験を行い、溶出量が判定基準以下であることを確認して埋立処分する。 **焙焼法**：多量の場合には還元焙焼法を用いて金属（ニッケル）として回収する。

四弗化硫黄 ★★☆

弗化硫黄（Ⅳ）／SF₄　　　気体 液体 固体 臭気 有色

毒物	四弗化硫黄及びこれを含有する製剤。
性状	無色の刺激性のある気体。水により加水分解し、弗化水素酸及び二酸化硫黄のガスを生成する。不燃性。腐食性が強い。
毒性	**吸入**：鼻、のど、気管支などの粘膜が激しく刺激され、炎症を起こす。はなはだしい場合には肺水腫を起こし、呼吸困難を起こす。 **皮膚**：直接液に触れると激しい痛みを感じ、内部まで浸透腐食する。 **眼**：粘膜が激しく刺激され、炎症を起こす。直接液が入ると粘膜を激しく刺激し、腐食する。はなはだしい場合には失明する。
注意事項	①水と接触すると有毒な弗化水素ガスを発生する。②水と接触すると多量の熱を発し、弗化水素酸が飛散する。③水が加わると大部分の金属、ガラスなどを激しく腐食する。④四弗化硫黄は少量の吸入でも危険なので注意する。
用途	特殊材料ガス。

| 貯蔵 | 容器は直射日光や火気を避け、40℃以下の温度で保管。 |

| 廃棄 | 分解沈殿法：多量の水酸化ナトリウム水溶液中に徐々に吹き込んでガスを吸収させ、可溶性とした後、希硫酸を加えて中和する。この溶液に、多量の塩化カルシウム水溶液を加えて処理し、沈殿ろ過して埋立処分する。 |

ジボラン ★☆☆

ボロエタン／B_2H_6 気体 液体 固体 臭気 有色

| 毒物 | ジボラン及びこれを含有する製剤。 |

| 性状 | 無色の特異な不快臭（ビタミン臭）のある気体。水により加水分解し、水素のガス及び硼酸を生成。40〜50℃に加熱すると自然発火する。可燃性。 |

| 毒性 | **吸入**：鼻、のど、気管支などの粘膜が刺激され、炎症を起こす。はなはだしい場合には肺水腫を起こし、呼吸困難を起こす。
皮膚：直接液に触れると皮膚が激しく刺激され、炎症を起こす。
眼：粘膜が刺激され、炎症を起こす。 |

| 注意事項 | ①アルコール類及びハロゲンと接触すると発火する。②火災などで燃焼して酸化硼素の煙霧を発生する。③ジボランは少量の吸入でも危険なので注意する。 |

| 用途 | 特殊材料ガス。 |

| 貯蔵 | 火気、酸化剤、直射日光、酸素、爆発物、ハロゲン、圧縮空気、酸、塩基、食品化学品などから離し、40℃以下の温度で保管。 |

| 廃棄 | 焼却法：スクラバーを具備した焼却炉の火室へ噴射し、焼却する。
酸化法：多量の次亜塩素酸ナトリウムと水酸化ナトリウムの混合水溶液中に徐々に吹き込んでガスを吸収させ、酸化分解した後、多量の水で希釈して処理する。 |

1,1'-ジメチル-4,4'-ビピリジニウムジクロリド ★★★

パラコート／$C_{12}H_{14}Cl_2N_2$ 液体 固体 臭気 有色

| 毒物 | 1,1'-ジメチル-4,4'-ジピリジニウムヒドロキシド、その塩類及びこれらのいずれかを含有する製剤。 |

| 性状 | 白色・無色の吸湿性結晶。水に容易に溶解する。アルカリにて分解する。 |

| 毒性 | **吸入**：粘膜炎症、吐き気、おう吐、下痢。
皮膚：皮膚を刺激し、紅斑、浮腫を起こす。
眼：結膜発赤、角膜混濁、虹彩炎を起こす。
生体内でラジカルとなり、酸素に触れて活性酸素イオンを生じることで組織に障害を与える。特に酸素毒性に感受性の強い肺が影響を受ける。誤って嚥下した場合には、数日遅れて肝臓や腎臓等の機能障害を起こすことがある。 |

| 用途 | 防菌剤、防カビ剤、除草剤。 |

| 貯蔵 | 容器を密閉して、換気の良い場所で保管。 |

| 廃棄 | 燃焼法：①木粉（おが屑）などに吸収させてアフターバーナー及びスクラバーを具備した焼却炉で焼却する。
②そのままアフターバーナー及びスクラバーを具備した焼却炉の火室へ噴霧し、焼却する。 |

臭化第二水銀　★☆☆

臭化水銀（Ⅱ）／HgBr₂　 液体 固体 臭気 有色

毒物	水銀化合物及びこれを含有する製剤。
性状	白色または帯微黄白色の結晶、または結晶性粉末。水に溶けにくく、酸エタノール、アセトンに可溶。
毒性	吸入：水銀中毒を起こす。 眼：異物感を与え、粘膜が刺激される。
注意事項	強熱すると有害な酸化水銀（Ⅱ）の煙霧及びガスを発生する。
用途	試薬。
貯蔵	容器を密閉して保管。
廃棄	焙焼法：還元焙焼法により金属水銀として回収する。 沈殿隔離法：水に懸濁し硫化ナトリウム（Na₂S）の水溶液を加えて硫化水銀（Ⅰ）または（Ⅱ）の沈殿を生成させた後、セメントを加えて固化し、溶出試験を行い、溶出量が判定基準以下であることを確認して埋立処分する。

硝酸第一水銀　★☆☆

硝酸水銀（Ⅰ）／HgNO₃　 液体 固体 臭気 有色

毒物	水銀化合物及びこれを含有する製剤。
性状	無色の結晶で、風解性がある。多量の水で黄色沈殿を生じ、これに硝酸を加えると無色になる。融点70℃（爆発する）。冷水に易溶。熱水で分解。加水分解して酸性を呈する。希硝酸に可溶、エーテルに不溶。
毒性	吸入：鼻、のど、気管支の粘膜が刺激され、口腔、咽頭に炎症を起こし、水銀中毒を起こす。 眼・皮膚：粘膜が刺激され、炎症を起こす。
注意事項	①可燃物と混合して、加熱すると発火する。②強熱すると酸化水銀（Ⅰ）の有害な煙霧及びガスを発生する。
用途	タンパク質検出。
貯蔵	ガラス瓶などを用いて、乾燥した冷暗所で保管。
廃棄	沈殿法：水に溶かし硫化ナトリウム（Na₂S）の水溶液を加え硫化水銀（Ⅰ）又は（Ⅱ）の沈殿を生成させたのち、セメントを加えて固化し、溶出試験を行い、溶出量が判定基準以下であることを確認して埋立処分する。 焙焼法：還元焙焼法により金属水銀として回収する。
漏洩	飛散したものは空容器にできるだけ回収、その後、食塩水を用いて処理し、多量の水を用いて洗い流す。

202

硝酸第二水銀 ★☆☆

硝酸水銀（Ⅱ）／Hg（NO₃）₂　　液体 固体 臭気 有色

| 毒物 | 水銀化合物及びこれを含有する製剤。 |

毒物　水銀化合物及びこれを含有する製剤。

性状　無色透明の結晶で潮解性がある。融点79℃（分解）。冷水に易溶、熱水で分解。加水分解しやすい。硝酸、アンモニア水、アセトンに可溶、エタノールに不溶。

毒性　吸入：鼻、のど、気管支の粘膜が刺激され、口腔、咽頭に炎症を起こし、水銀中毒を起こす。
皮膚：粘膜が刺激され、炎症を起こす。
眼：粘膜が激しく刺激される。

注意事項　①可燃物と混合して、加熱すると発火する。②強熱すると有害な酸化水銀（Ⅱ）の煙霧及びガスを発生する。③傷口に触れると強い刺激作用がある。

用途　触媒、酸化剤。

貯蔵　冷所、換気の良い場所で保管。

廃棄　焙焼法：還元焙焼法により金属水銀として回収する。
沈殿隔離法：水に溶かし硫化ナトリウム（Na₂S）の水溶液を加え硫化水銀（Ⅰ）または（Ⅱ）の沈殿を生成させた後、セメントを加えて固化し、溶出試験を行い、溶出量が判定基準以下であることを確認して埋立処分する。

水銀 ★★★

Hg　　液体 固体 臭気 有色

毒物　水銀。

性状　銀白色で常温では液体。水にほとんど溶けない。ナトリウム、カリウム、金、銀その他多くの金属と合金を作る。硝酸に可溶。塩酸に不溶。銀とアマルガムを生成するが、鉄とはアマルガムを生成しない。

毒性　多量に水銀蒸気を吸入すると呼吸器、粘膜を刺激し、はなはだしい場合は肺炎を起こすことがある。

注意事項　①強熱すると有害な煙霧及びガスを発生する。②付着、接触したまま放置すると吸入することがある。

用途　寒暖計、気圧計その他の理化学機械、水銀ランプ、整流器、医薬品として軟膏、また、歯科用アマルガム（充填剤）などに使用される。

貯蔵　容器を密閉して、換気の良い場所で保管。

廃棄　回収法：そのまま再生利用するため蒸留する。

水素化砒素 ★★☆

アルシン、砒化水素／AsH₃　　気体 液体 固体 臭気 有色

毒物　砒素化合物及びこれを含有する製剤。

性状　無色、ニンニク臭の気体。比重2.7（空気を1として）。水にやや溶けやすい。

毒性	水素化砒素（アルシン）は少量の吸入であっても、強い溶血作用があり、コレラの症状に似ている。鼻、のど、気管支などの粘膜を刺激し、頭痛、めまい、悪心、チアノーゼを起こす。血色素尿を排泄し、肺水腫を起こし、呼吸困難を起こす。接触部位に湿疹、水疱、炎症または潰瘍を起こす。粘膜を刺激して結膜炎を起こす。
解毒	砒素の解毒剤にはジメルカプロール（BAL）を使用する。
注意事項	①引火性の気体。②燃焼により酸化砒素（Ⅲ）の煙霧を発生する。③アルシンを吸収した場合は、至急、医師による交換輸血を行う。
貯蔵	日光から遮断し、換気の良い場所で保管。
廃棄	燃焼隔離法：スクラバーを具備した焼却炉の火室へ噴霧し焼却した後、洗浄廃液に希硫酸を加えて酸性にする。この溶液に含有する砒素の化学当量の4倍以上の硫酸第二鉄の水溶液を加えて混合撹拌した後、消石灰、ソーダ灰などの水溶液を加えて処理し、さらにセメントを用いて固化し、溶出試験を行い、溶出量が判定基準以下であることを確認して埋立処分する。 酸化隔離法：適当な酸化剤（次亜塩素酸ナトリウム、さらし粉など）を用いた吸収設備に通し、生成した砒素化合物の溶液に、含有する砒素の化学当量の4倍以上の硫酸第二鉄の水溶液を加えて混合撹拌した後、消石灰、ソーダ灰などの水溶液で処理し、さらにセメントを用いて固化し、溶出試験を行い、溶出量が判定基準以下であることを確認して埋立処分する。
漏洩	漏洩したボンベなどを多量の水酸化ナトリウム水溶液と酸化剤（次亜塩素酸ナトリウム、さらし粉など）の水溶液の混合溶液に容器ごと投入してガスを吸収させ、酸化処理し、この処理液を処理設備に持ち込み、毒物及び劇物の廃棄の方法に関する基準に従って処理を行う。

ストリキニーネ　★☆☆

$C_{21}H_{22}N_2O_2$　液体 固体 臭気 有色

毒物	原体及び塩類製剤。
性状	**ストリキニーネ**⇒無色柱状結晶、水に溶けにくい。 **ストリキニーネ硝酸塩**⇒無色無臭の針状結晶。 **ストリキニーネ硫酸塩**⇒無色無臭の結晶。
毒性	けいれんを起こす。強直性けいれんが特徴であり、破傷風でみられるような後弓反張が起こる。ストリキニーネ中毒のけいれんや致死に対してバルビツール酸誘導体が効果的な拮抗薬である。
用途	分析用試薬、薬理学実験用試薬。
貯蔵	酸化剤から離して保管。

セレン ★★☆

セレニウム、金属セレン、結晶セレン／Se　　液体 固体 臭気 有色

毒物	セレン。
性状	灰色の金属光沢を有するペレットまたは黒色の粉末。水に不溶だが、硫酸、二硫化炭素に可溶。
毒性	**吸入**：のどが刺激される。はなはだしい場合は肺炎を起こす。胃腸障害、呼気ニンニク臭。 **眼**：異物感を与え、粘膜が刺激される。 急性中毒として胃腸障害、神経過敏症、くしゃみなどがあり、慢性中毒では、いちじるしい蒼白、息のニンニク臭、指、歯、毛髪などを赤くする。
注意事項	①火災などで強熱されると燃焼して酸化セレン（Ⅳ）の煙霧を発生する。煙霧は有害。②付着、接触したまま放置すると吸入することがある。
用途	光度の測定、写真用、ルビーガラスの製造、タール中間物の製造原料。また、ガラスの脱色、釉薬、整流器など。
貯蔵	酸化剤と離して密閉保管。
廃棄	**固化隔離法**：セメントを用いて固化し、埋立処分する。 **回収法**：多量の場合には加熱し、蒸発させて金属セレンとして捕集回収する。
鑑別	炭の上に小さな孔を作り、脱水炭酸ナトリウム粉末とともに試料を吹管炎で灼熱すると、特有のニラ臭を出し、冷えると赤色の塊となる。これは濃硫酸に溶けて、緑色を呈する。

セレン化水素 ★★☆

水素化セレニウム／H₂Se　　気体 液体 固体 臭気 有色

毒物	セレン化合物及びこれを含有する製剤。
性状	無色、ニンニク臭の気体。引火性ガス。強力な還元剤。
毒性	**吸入**：鼻、のど、気管支などの粘膜が刺激され、気管支炎を起こす。また、頭痛、発熱があり、肺水腫、呼吸困難を起こす。 **皮膚**：接触後しばらくして、接触部位の皮膚に浸透し、痛みを与え、黄色に変色し、潰瘍を起こす。 **眼**：粘膜が刺激され、角膜などに障害を与える。
注意事項	①有毒、引火性の気体。②火災などで燃焼すると有毒な酸化セレン（Ⅳ）の煙霧を発生する。
用途	ドーピングガス。
貯蔵	日光から遮断し、40℃以下の温度で換気の良い場所で保管。
廃棄	**燃焼隔離法**：スクラバーを具備した焼却炉の火室へ噴霧し、焼却した後、洗浄廃液に硫化ナトリウム水溶液を加えて沈殿させ、さらにセメントを用いて固化し、埋立処分する。

第4章　毒物及び劇物の性質

酸化隔離法：多量の次亜塩素酸ナトリウムと水酸化ナトリウムの混合水溶液に吹き込んで吸収させ、酸化分解した後、過剰の次亜塩素酸ナトリウムをチオ硫酸ナトリウム水溶液などで分解して希硫酸を加えて中和し、硫化ナトリウム水溶液を加えて沈殿させ、さらにセメントを用いて固化し、埋立処分する。

セレン酸 （さん） ★★☆

H_2SeO_4 　　　　　　　　　　　　　　　　液体 固体 臭気 有色

毒物	セレン。
性状	無色の柱状結晶。水、アルコール、硫酸に可溶。
毒性	皮膚、眼、粘膜に対して腐食性、刺激性がある。
用途	写真用、工業用脱色剤。
貯蔵	酸化剤から離し、冷所、換気の良い場所で保管。
廃棄	沈殿隔離法：水に溶かし、希硫酸を加えて酸性にし、硫化ナトリウム水溶液を加えて沈殿させ、さらにセメントを用いて固化し、埋立処分する。 回収法：多量の場合には加熱し、蒸発させて亜セレン酸ナトリウム、亜セレン酸バリウムまたは二酸化セレンとして捕集回収を行う。

チオセミカルバジド ★★☆

$H_2NCSNHNH_2$ 　　　　　　　　　　　　　液体 固体 臭気 有色

毒物	原体。
劇物	チオセミカルバジドを含む製剤。
性状	白色の結晶もしくは針状結晶。水に溶けやすく、エタノールにも可溶。
注意事項	含有量0.3%以下で黒色に着色及びトウガラシで味付けされている製剤は普通物とされる。
用途	アルデヒド、ケトン類の確認試薬、殺虫剤、防虫剤。
貯蔵	施錠して保管。

2,3,5,6 -テトラフルオロ-4-メチルベンジル＝(Z) -(1RS,3RS) -3-(2-クロロ-3,3,3-トリフルオロ-1-プロペニル) -2,2-ジメチルシクロプロパンカルボキシラート ★★☆

テフルトリン／$C_{17}H_{14}ClF_7O_2$ 　　　　　　　液体 固体 臭気 有色

毒物	原体、製剤（含有率1.5%以下のものは劇物）。
性状	白色から淡褐色 （たんかっ） の固体。水にほとんど溶けないが、有機溶剤には溶けやすい。
用途	農業用殺虫剤（ピレスロイド系）。野菜等のコガネムシ類、ネキリムシ類等の土壌害虫の防除。
貯蔵	容器を密閉して、換気の良い場所で保管。

206

ナラシン ★★☆

（別名は下記）／C43H72O11　液体 固体 臭気 有色

毒物	原体、その塩類（含有率10%以下の製剤は劇物、含有率1%以下及び飛散を防止するための加工をしたものは普通物）。
性状	白色から淡黄色の粉末で、特異的な臭いがある。常温で固体、水に難溶である。
用途	飼料の添加物、動物薬、抗生物質。
注意事項	別名は「アルファ-エチル-6-［5-［2-（5-エチルテトラヒドロ-5-ヒドロキシ-6-メチル-2H-ピラン-2-イル）-15-ヒドロキシ-2, 10, 12-トリメチル-1, 6, 8-トリオキサジスピロ［4.1.5.3］ペンタデカ-13-エン-9-イル］-2-ヒドロキシ-1, 3-ジメチル-4-オキソヘプチル］テトラヒドロ-3, 5-ジメチル-2H-ピラン-2-酢酸」となる。
貯蔵	容器を密閉して保管。

ニコチン ★★★

ハビトロール、ニコラン／C10H14N2　液体 固体 臭気 有色

毒物	ニコチンを含有する製剤。
性状	無色もしくは暗褐色の特異臭（タバコ類似臭）を持つ油状液体。吸湿性を持ち空気中で褐色になる。水、アルコール、石油などに可溶。
毒性	猛烈な神経毒がある。急性中毒では、よだれ、吐き気、悪心、脈拍緩徐不整となり、発汗、瞳孔縮小、呼吸困難、けいれんをきたす。
用途	殺虫剤、防虫剤、タバコ粉剤。
貯蔵	火気、強酸化剤から離し、容器を密閉して換気の良い冷所で保管。
鑑別	・エーテル溶液に、ヨードのエーテル溶液を加えると、褐色の液状沈殿を生じ、これを放置すると、赤色の針状結晶となる。 ・ホルマリン1滴と、濃硝酸1滴を加えるとバラ色を呈する。

二酸化セレン ★☆☆

無水亜セレン酸／SeO2　液体 固体 臭気 有色

毒物	セレン化合物及びこれを含有する製剤。
性状	白色の粉末で吸湿性がある。水に極めて溶けやすい。硫酸、酢酸、エタノールに可溶。帯黄緑色の蒸気は、すっぱい刺激臭がある。
毒性	**吸入**：発熱、頭痛、気管支炎を起こし、はなはだしい場合は肺水腫を起こす。 **皮膚**：皮膚に浸透し、痛みを与え、黄色に変色する。爪の間から入りやすい。
用途	試薬。
貯蔵	火気、酸化剤から離し、冷所、換気の良い場所で保管。
廃棄	沈殿隔離法：水に溶かし、希硫酸を加えて酸性にし、硫化ナトリウム水溶液を加えて沈殿させ、さらにセメントを用いて固化し、埋立処分する。

回収法：多量の場合には加熱し、蒸発させて亜セレン酸ナトリウム、亜セレン酸バリウムまたは二酸化セレンとして捕集回収を行う。

ニッケルカルボニル ★★★

テトラカルボニルニッケル、ニッケルテトラカルボニル／Ni(CO)₄ 液体 固体 臭気 有色

- **毒物** ニッケルカルボニル及びこれを含有する製剤。
- **性状** 無色の揮発性の液体で、発火性がある。特有の臭気がある。空気中で酸化し、60℃で濃硫酸と接触すると爆発する。蒸気は空気より重い。水に難溶。エタノール、ベンゼンに可溶。
- **毒性** **吸入**：鼻、のど、気管支などが刺激され、頭痛、めまい、悪心、チアノーゼ、精神神経症状を起こす。はなはだしい場合は呼吸困難、意識不明になる。
  皮膚：吸入した場合と同様の中毒症状を起こす。
  眼：角膜などに障害を起こす。
- **用途** アセチレンの重合、化学反応の触媒。
- **貯蔵** 火気、酸化剤、直射日光から離し、容器を密閉して換気の良い冷所で保管。
- **廃棄** 酸化沈殿法：多量の次亜塩素酸ナトリウム水溶液を用いて酸化分解する。その後、過剰の塩素を亜硫酸ナトリウム水溶液などで分解させ、硫酸を加えて中和し、金属塩を水酸化ニッケル（Ⅱ）として沈殿ろ過し、埋立処分する。
  燃焼法：多量のベンゼンに溶解し、スクラバーを具備した焼却炉の火室へ噴霧し、焼却する。

砒酸1/2水和物 ★★★

H₃AsO₄·0.5H₂O 液体 固体 臭気 有色

- **毒物** 砒素化合物及びこれを含有する製剤。
- **性状** 無色結晶で潮解性がある粉末で、水に溶けやすい。アルカリ、エタノールに可溶。
- **毒性** **吸入**：鼻、のど、気管支などの粘膜が刺激され、頭痛、めまい、悪心、チアノーゼを起こす。はなはだしい場合は血色素尿を排泄し、肺水腫を起こし、呼吸困難を起こす。
  皮膚：接触後しばらくして、湿疹、水疱、炎症または潰瘍を起こす。
  眼：粘膜が刺激されて結膜炎を起こす。
- **注意事項** 火災などで強熱されると酸化砒素の煙霧が発生する。煙霧は少量の吸入でも強い溶血作用があり、危険なので注意する。
- **用途** 散弾の製造、冶金、化学工業、有機砒素化合物の原料。
- **貯蔵** 施錠して保管。
- **廃棄** 沈殿隔離法：水酸化ナトリウム水溶液を加えて完全に可溶性とした後、希硫酸を加えて酸性にする。この溶液に、含有する砒素の化学当量の４倍以上の硫酸第二鉄の水溶液を加えて混合撹拌した後、消石灰、ソーダ灰などの水溶

液を加えて処理し、さらにセメントを用いて固化し、溶出試験を行い、溶出量が判定基準以下であることを確認して埋立処分する。

砒酸鉛 (ひさんなまり)　★★☆

PbHAsO₄　液体 固体 臭気 有色

毒物	砒素化合物及びこれを含有する製剤。
性状	無色もしくは白色の板状結晶。水に溶けにくい。農業用は青色に着色されている。
用途	ガラス工業、農業用殺虫剤（販売禁止農薬）。
保管	容器を密閉して、換気の良い場所で保管。
廃棄	固化隔離法：セメントを用いて固化し、溶出試験を行い、溶出量が判定基準以下であることを確認して埋立処分する。 焙焼法：多量の場合には、還元焙焼法により金属鉛として回収する。

S,S-ビス(1-メチルプロピル)=O-エチル=ホスホロジチオアート　★☆☆

カズサホス／C₁₀H₂₃O₂PS₂　液体 固体 臭気 有色

毒物	原体、製剤（含有率10%以下の製剤は劇物）。
性状	淡黄色液体、硫黄臭がある。有機溶媒に溶けやすい。
用途	農業用殺虫剤（線虫用）。
貯蔵	容器を密閉して、換気の良い場所で保管。

砒素 (ひそ)　★★★

As　液体 固体 臭気 有色

毒物	砒素。
性状	灰色、金属光沢を有する。もろくて容易に粉砕できる。無定形砒素は、黄色、黒色、褐色の三種類が存在する。加熱すると三酸化二砒素を生じる。
毒性	吸入：経口摂取しても吸収されにくいが、一部は酸化されて亜砒酸に変化し、亜砒酸の作用を呈する。粘膜が刺激され、頭痛、めまい、悪心、チアノーゼを起こす。血色素尿を排泄して肺水腫を起こし、呼吸困難を起こす。 皮膚：湿疹、水泡、炎症を起こす。 眼：粘膜が刺激され、結膜炎を起こす。
注意事項	塩素酸カリウムとの混合物は、衝撃により爆発する。
用途	散弾の製造、冶金、化学工業。少量は花火の製造にも用いられる。
貯蔵	酸化剤から離して保管。
廃棄	回収法：そのまま再利用するため蒸留する。 固化隔離法：セメントを用いて固化し、溶出試験を行い、溶出量が判定基準以下であることを確認して埋立処分する。

第4章　毒物及び劇物の性質

209

| 漏洩 | 硫酸第二鉄などの水溶液を散布して、消石灰、ソーダ灰などの水溶液を用いて処理した後に、多量の水を用いて洗い流す。 |

ヒドラジン ★★☆

無水ヒドラジン／NH₂・NH₂ 　　　　　液体 固体 臭気 有色

毒物	ヒドラジン。
性状	無色透明でアンモニアに似た臭いの油状液体。水に極めて溶けやすい。アルコールに可溶。空気中で発煙する。蒸気は空気より重く、引火しやすい。加熱、火花などにより爆発。水と接触すると強アルカリ性を示す。燃焼して窒素酸化物のガス（有害）が発生。
毒性	**吸入**：鼻、のど、気管支などの粘膜が激しく刺激され、腐食する。はなはだしい場合は、肺水腫、呼吸困難を起こし、頭痛、悪心、おう吐、チアノーゼを起こす。 **皮膚**：皮膚からも吸収され、吸入した場合と同様の中毒症状を起こす。 **眼**：粘膜が激しく刺激され、腐食する。はなはだしい場合は失明する。
注意事項	空容器の鉄錆などとの接触により爆発するので、回収容器はステンレス製が望ましい。
用途	ロケットの燃料、ヒドラジン化合物の製造、還元剤。
貯蔵	酸化剤、直射日光、火気を避け、換気の良い冷所で保管。
廃棄	**燃焼法**：水を用いて2倍程度に希釈し、アフターバーナー及びスクラバーを具備した焼却炉の火室に噴霧し焼却する。 **酸化法**：多量の水を用いて希釈し、酸化剤（次亜塩素酸ナトリウム、さらし粉など）の水溶液を少量ずつ加えて酸化分解させた後、希硫酸を加えて中和する。

弗化水素 ★★★

無水弗化水素酸／HF 　　　　　液体 固体 臭気 有色

毒物	弗化水素。
性状	不燃性の無色液化ガスで激しい刺激臭がある。ガスは空気より重く、空気中の水や湿気と作用して白煙を生じ、強い腐食性を示す。水に極めて溶けやすい。弱酸であり、多くの化合物と激しく反応し、火災や爆発の危険性を生じる。塩基と激しく反応し、多くの金属に腐食性を示す。金属との接触により引火性の水素ガスを生成する。一部のプラスチック、ゴム、被膜剤をおかす。
毒性	肺水腫を起こし、呼吸困難、呼吸停止を起こす。直接液に触れると激しい痛みを感じ、皮膚の内部にまで浸透腐食する。眼に入ると粘膜などが激しくおかされ、失明することがある。皮膚に接触した場合には、至急、医師による傷害部の皮下及び周囲に8.5%グルコン酸カルシウム液の注射を行い、さらにヒアルロニダーゼと塩酸プロカイン液を用いた手当てなどを受ける。

注意事項 ①水が加わると大部分の金属、ガラス、コンクリートなどを激しく腐食する。②水分の存在下では各種の金属を腐食して水素ガスを発生し、これが空気と混合して引火爆発する。

用途 ガラスの目盛、曇りガラスの製造、分析用試薬、氷晶石の製造原料。

貯蔵 ポリ塩化ビニルなど、ライニング（腐食を防ぐ加工）を施した容器で、換気の良い冷所で保管（ガラスを腐食するため、ガラスは使用しない）。

廃棄 沈殿法：多量の消石灰水溶液に撹拌しながら少量ずつ加えて中和し、沈殿ろ過して埋立処分する。

弗化水素酸　★★★
弗酸／HF·aq　　液体 固体 臭気 有色

毒物 弗化水素を含有する製剤。

性状 弗化水素の水溶液。特有の刺激臭を持つ。無色またはわずかに着色した透明の液体。不燃性で濃厚なものは空気中で白煙を生じる。弱酸で、塩基と激しく反応し、金属との接触により引火性の水素ガスを生成する。一部のプラスチック、ゴム、被膜剤をおかす。

毒性 皮膚に触れると腐食し激しい痛みを伴う。低濃度でも腐食力は強く、指先などが触れた場合、数日後に爪が剥離することもある。

注意事項 大部分の金属、ガラス、コンクリートなどを激しく腐食する。

用途 鋼、ステンレスの酸洗、ガラスのつや消し、無機弗素化合物の製造原料、ガラス工業。

貯蔵 ポリ塩化ビニルなど、ライニング（腐食を防ぐ加工）を施した容器で、換気の良い冷所で保管（ガラスを腐食するため、ガラスは使用しない）。

廃棄 沈殿法：多量の消石灰水溶液に撹拌しながら少量ずつ加えて中和し、沈殿ろ過して埋立処分する。

鑑別
- 蝋を塗ったガラス板に針で任意の模様を描いたものに、弗化水素酸を塗ると、蝋をかぶらない模様の部分は腐食される。
- ガラス板に塗ると、塗った部分は腐食される。

弗化スルフリル　★☆☆
スルホニルジフルオリド／SO_2F_2　　気体 液体 固体 臭気 有色

毒物 弗化スルフリル及びこれを含有する製剤。

性状 無色の気体(液化ガス)。不燃性だが、加熱により分解し、弗化水素や硫黄酸化物など有害ガスを生じる。水に溶けにくく、アセトン、クロロホルムに溶ける。

毒性 吸入：咳、咽頭痛、吐き気、おう吐。
皮膚：液体に触れた場合は凍傷を起こす。
眼：発赤。

用途 殺虫剤、燻蒸剤。

貯蔵 直射日光や火気を避け、40℃以下の温度で保管。

フルオロスルホン酸 ★☆☆

フルオロ硫酸／FSO₃H

FSO_3H

液体 固体 臭気 有色

毒物	フルオロスルホン酸及びこれを含有する製剤。
性状	粘性の低い特異臭を持つ無色液体。極性の高い有機溶媒に可溶。アルカンなど非極性溶媒には溶けない。酸性度が高いため、ほとんどすべての有機化合物を溶解する。
用途	アルカンの異性化、弗素化剤、金属抽出剤。
貯蔵	施錠して保管。

ヘキサクロロシクロペンタジエン ★☆☆

C_5Cl_6

液体 固体 臭気 有色

毒物	ヘキサクロロシクロペンタジエン及びこれを含有する製剤。
性状	淡黄色の液体。刺激臭（鋭い刺すような臭い）がある。
毒性	**吸入**：致死性の毒性あり。 **眼・皮膚**：強く刺激される。
用途	樹脂硬化触媒、金属抽出剤、防錆剤、潤滑油添加剤。
貯蔵	酸化剤から離し、容器を密閉して、換気の良い場所で保管。

ベンゼンチオール ★☆☆

フェニルメルカプタン、チオフェノール／C₆H₆S

C_6H_6S

液体 固体 臭気 有色

毒物	ベンゼンチオール及びこれを含有する製剤。
性状	無色もしくは淡黄色透明液体。ニンニク臭がある。水にほとんど溶けないが、アルコールには溶けやすい。有機溶剤にも溶解する。
毒性	**吸入**：頭痛、めまいを起こし、眼に強い刺激がある。 **皮膚**：重い皮膚炎を起こす。
用途	医薬、農薬、染料用原料。
貯蔵	酸化剤、直射日光、火気を避け、容器を密閉して、換気の良い冷所で保管。

ホスゲン ★★★

塩化カルボニル／COCl₂

$COCl_2$

液体 固体 臭気 有色

毒物	ホスゲン及びこれを含有する製剤。
性状	独特の青草臭のある無色の圧縮液化ガス。窒息性。蒸気は、空気より重い。トルエン、エーテルに極めて溶けやすい。酢酸に対してはやや溶けにくい。水により加水分解し、二酸化炭素と塩化水素を生成する。不燃性。水分が存在すると加水分解して塩化水素を生じるために金属を腐食する。加熱されると塩素と一酸化炭素への分解が促進される。

| 毒性 | 灼熱感、胸苦しさ、咽頭痛、咳、息苦しさ、息切れ。症状は遅れて現れることがある。凍傷を起こす。眼に、発赤、痛みを起こす。吸入すると、鼻、のど、気管支等の粘膜を刺激し、炎症を起こす。 |

| 注意事項 | ①火災などで強熱されると分解して塩素と一酸化炭素を発生する。ガスは有害。②水と徐々に反応して塩化水素ガスを発生する。 |

| 用途 | 染料の原料、樹脂、毒ガス。 |

| 貯蔵 | 日光から遮断し、換気の良い場所で保管。 |

| 廃棄 | アルカリ法：多量の水酸化ナトリウム水溶液（10％程度）に撹拌しながら、少量ずつガスを吹き込み分解した後、希硫酸を加えて中和する。 |

メチル-N',N'-ジメチル-N-〔(メチルカルバモイル)オキシ〕-1-チオオキサムイミデート ★☆☆

オキサミル、バイデート／$C_7H_{13}N_3O_3S$　　　液体 固体 臭気 有色

| 毒物 | 原体、製剤（含有率0.8％以下の製剤は劇物）。 |

| 性状 | 白色針状結晶、ほのかに硫黄臭を持つ。水、アセトン、メタノール、酢酸エチルに溶解する。 |

| 用途 | カーバメート系殺虫剤、野菜のセンチュウ類駆除。 |

| 貯蔵 | 酸化剤、直射日光、火気を避け、容器を密閉して、換気の良い冷所で保管。 |

メチルメルカプタン　　　★☆☆

メタンチオール、メルカプトメタン／CH_3SH　　　液体 固体 臭気 有色

| 毒物 | メチルメルカプタン及びこれを含有する製剤。 |

| 性状 | 無色で腐った玉ねぎやキャベツ様の強い不快臭のガス。水にやや溶けにくい。アルコール、エーテル、石油ナフサなどによく溶ける。結晶性の水化物を作る。蒸気は空気より重く、引火しやすい。 |

| 毒性 | **吸入**：炎症を起こす。咳、息切れ、頭痛、吐き気、おう吐を起こす。はなはだしい場合は肺水腫、呼吸麻痺、こん睡、メトヘモグロビン血症を起こす。
皮膚：炎症及び凍傷を起こす。
眼：炎症及びかすみ（霧視）などを起こす。 |

| 注意事項 | ①スチーム、酸などと混合すると硫化水素ガスが発生する。②火災などで強熱されると硫黄酸化物の有害なガスが発生する。 |

| 用途 | 殺虫剤、香料、付臭剤、触媒活性調整剤、反応促進剤。 |

| 貯蔵 | 強酸化剤、酸から離し、遮光、火気を避け、40℃以下の温度で保管。 |

| 廃棄 | 酸化法：水酸化ナトリウム水溶液中へ徐々に吹き込んで処理した後、酸化剤（次亜塩素酸ナトリウム、さらし粉など）の水溶液を加えて酸化分解する。これに硫酸を加えて中和した後、多量の水を用いて希釈し、処理する。
燃焼法：スクラバーを具備した焼却炉の火室へ噴霧し、焼却する。 |

第4章　毒物及び劇物の性質

メチレンビス ★☆☆

1-チオセミカルバジド、カヤネックス、ビスチオセミ／C₃H₁₀N₆S₂ 液体 固体 臭気 有色

毒物	原体、製剤（含有率2％以下のものは劇物）。
性状	白色の結晶粉末。酸、アルカリで分解する。
用途	殺鼠剤。
貯蔵	容器を密閉して、換気の良い場所で保管。

2-メルカプトエタノール ★☆☆

チオグリコール／HSCH₂CH₂OH 液体 固体 臭気 有色

毒物	2-メルカプトエタノール及びこれを含有する製剤。ただし、2-メルカプトエタノール10％以下を含有するものを除く（劇物：2-メルカプトエタノール10％以下を含有する製剤。ただし、容量20リットル以下の容器に収められたものであって、2-メルカプトエタノール0.1％以下を含有するものを除く）。
性状	無色透明液体。特異な不快臭がする。水、アルコール、エタノールに易溶。
用途	重合調製剤、写真薬、医薬品、農薬原料。
貯蔵	冷所、換気の良い場所で保管。
廃棄	燃焼法：可燃性溶剤とともに、スクラバーを具備した焼却炉の火室へ噴霧して焼却する。スクラバーの洗浄液はアルカリを使用する。

沃化第二水銀 ★★★

沃化水銀（II）／HgI₂ 液体 固体 臭気 有色

毒物	水銀化合物及びこれを含有する製剤。
性状	赤色の粉末。赤色より黄色に変化する。融点259℃（黄色）。水にほとんど溶けず、エタノール、ベンゼンに可溶。
毒性	**吸入**：水銀中毒を起こす。**眼**：異物感を与え、粘膜を刺激する。
注意事項	強熱すると酸化水銀（II）の有害な煙霧及びガスを発生する。
用途	アンモニアの検出に使われるネスラー試薬の合成、半導体材料。
貯蔵	換気の良い冷暗所に保管。
廃棄	焙焼法：還元焙焼法により金属水銀として回収する。
	沈殿隔離法：水に懸濁し硫化ナトリウム（Na₂S）の水溶液を加えて硫化水銀（I）または（II）の沈殿を生成させた後、セメントを加えて固化し、溶出試験を行い、溶出量が判定基準以下であることを確認して埋立処分する。
鑑別	水酸化ナトリウム水溶液に沃化第二水銀と乳糖を加えて熱すると、水銀が生じる。

214

硫化燐（三硫化燐、五硫化燐） ★☆☆

（三硫化燐はP4S3、五硫化燐はP2S5）　液体 固体 臭気 有色

毒物	原体は毒物。製剤は劇物。
性状	異性体が多く、黄色～緑色の斜方晶系針状結晶。五硫化燐は特異的な臭気（硫化水素臭）を持つ。吸湿性がある。
毒性	加熱すると分解し、有毒なガスを発生する。
用途	マッチ、試薬。
貯蔵	冷所、換気の良い場所で保管。
廃棄	燃焼法、酸化法。
鑑別	火炎に接すると容易に引火し、沸騰水により徐々に分解してガスが発生する。

硫酸ニコチン ★★☆

(C10H14N2)2H2SO4　液体 固体 臭気 有色

毒物	ニコチン塩類及びこれを含有する製剤。
性状	無色の針状結晶。ニコチンに硫酸をつけ、不揮発性にしたもの。水、アルコール、エーテルに可溶。
用途	殺虫剤、医薬品原料。
貯蔵	酸化剤から離し、容器を密閉して冷乾所にて保管。

燐化水素 ★★☆

ホスフィン／PH3　気体 液体 固体 臭気 有色

毒物	燐化水素及びこれを含有する製剤。
性状	無色、腐魚臭の気体で、自然発火性がある。酸素及びハロゲンと激しく結合する。水に溶けにくいが、エタノール、エーテルに可溶。
毒性	吸入：吐き気、顔面蒼白、急激な悪寒、胃痛、下痢を伴い、頭痛、めまいなどを起こす。はなはだしい場合は呼吸困難、こん睡を起こす。皮膚：接触部位に炎症を起こす。眼：粘膜を刺激し、角膜などに障害を与える。
注意事項	①このガスは粘膜刺激性がないので急性中毒を起こしやすく、致死することが多い。②酸素と接触し、または混合すると爆発的反応が起こる。
用途	ドーピングガス。
貯蔵	直射日光、火気、酸化剤、酸素、爆発物、ハロゲン、圧縮空気、酸、塩基、食品化学品などから離し、40℃以下の温度で保管。
廃棄	燃焼法：スクラバーを具備した焼却炉の火室へ噴霧し、焼却する。酸化法：多量の次亜塩素酸ナトリウムと水酸化ナトリウムの混合水溶液に吹き込んで吸収させ、酸化分解した後、多量の水で希釈して処理する。

第4章　毒物及び劇物の性質

215

六弗化セレン <ruby>六<rt>ろく</rt>弗<rt>ふっ</rt>化<rt>か</rt></ruby>セレン ★☆☆

ヘキサフルオロセレン、フッ化セレン(Ⅵ)／SeF₆ 気体 液体 固体 臭気 有色

毒物	セレン化合物及びこれを含有する製剤。
性状	無色、不快臭の気体。水及び有機溶剤にほとんど溶けない。空気中で発煙する。
毒性	鼻、のど、眼に炎症を起こし、はなはだしい場合は肺水腫を起こす。
注意事項	強熱されると有毒なセレンの酸化物の煙霧及び弗化水素ガスが発生する。
貯蔵	直射日光、火気を避け、40℃以下の温度で保管。
廃棄	沈殿隔離法：多量の水酸化ナトリウム水溶液に吹き込んで吸収させた後、希硫酸を加えて中和し硫化ナトリウム水溶液を加えて沈殿ろ過し、さらにセメントを用いて固化し、埋立処分する。ろ液、洗液には塩化カルシウム水溶液を加えて処理し、沈殿ろ過して埋立処分する。

六弗化タングステン ★☆☆

ヘキサフルオロタングステン／WF₆ 気体 液体 固体 臭気 有色

毒物	六弗化タングステン及びこれを含む製剤。
性状	無色の液体、気体。水分により急速に加水分解を起こす。水分の存在下では多くの金属をおかす。
毒性	眼、鼻、呼吸器系粘膜に強い刺激性を持つ。
注意事項	水分が存在すると、加水分解して弗化水素を発生し、ほとんどの金属と反応し水素を発生するので、火災、爆発などの原因となる。
用途	リチウムイオン二次電池の電解質、半導体配線の原料。
貯蔵	水気から離し、遮光して保管。

③ 劇　物

\ここが重要!/

❶劇物の色、形状(気体、液体、固体)、性質などの特徴を覚えておこう。
　特徴から劇物の名前が分かるようにしておこう。
❷用途(何に使われているか)、どのような廃棄方法があるかに注意しよう。
❸どのような症状が現れるかを覚えよう。

アクリルアミド ★★★

アクリル酸アミド／$CH_2=CHCONH_2$　　液体 固体 臭気 有色

劇物	アクリルアミド及びこれを含有する製剤。
性状	白色の結晶または結晶性粉末。水、エタノールに溶けやすい。直射日光や高温にさらされると重合、分解などを起こし、アンモニアなどを発生する。
毒性	神経系、精巣の障害を起こす。高濃度の連続投与により、全身の四肢麻痺、衰弱などが起きる。
用途	水処理剤及び紙力増強剤の原料、土質安定剤、接着剤の原料。
貯蔵	高温または紫外線、酸化剤の影響で容易に重合するため、酸化剤と離し冷暗所に貯蔵。
廃棄	燃焼法:アフターバーナーを具備した焼却炉で焼却する。水溶液の場合は、木粉(おが屑)などに吸収させて同様に処理する。

アクリル酸 ★★☆

$CH_2=CHCOOH$　　液体 固体 臭気 有色

劇物	アクリル酸及びこれを含有する製剤、含有率10%を超えるもの。
性状	無色の(酢酸に似た)強い刺激臭のある液体。水に極めて溶けやすい。重合しやすく、エタノール、エーテルなどに可溶。蒸気は、空気より重い。加熱、直射日光、過酸化物、鉄錆などにより重合が始まり、爆発することがある。冬季(12℃以下)に凍結する。
毒性	吸入:鼻、のど、気管支などの粘膜が刺激され、炎症を起こす。また、倦怠感、頭痛、めまい、吐き気などの症状を起こす。はなはだしい場合は、肺水腫を起こし、呼吸困難を起こす。 皮膚:皮膚が激しく刺激され、炎症を起こす。 眼:粘膜が激しく刺激され、炎症を起こす。はなはだしい場合は失明する。
用途	フロッキー加工用、不織布バインダー、水性樹脂、繊維の改質剤。
貯蔵	酸化剤、直射日光、火気から離し冷暗所で保管。
廃棄	燃焼法:①木粉(おが屑)などに吸収させて焼却炉で焼却する。

②可燃性溶剤とともに焼却炉の火室へ噴霧し、焼却する。

活性汚泥法：水で希釈し、アルカリ水で中和した後、活性汚泥で処理する。

アクリルニトリル ★★★

プロペンニトリル, シアノエチレン, シアン化エチレン, シアン化ビニル, アクリロニトリル／CH_2=CHCN　液体　固体　臭気　有色

劇物	有機シアン化合物及びこれを含有する製剤。
性状	無色透明の液体で弱い刺激臭がある。極めて引火しやすい（引火点０℃）。蒸発しやすく、沸点は77.3℃、融点は−83℃、水には常温で7.3％溶け、有機溶媒には任意の割合で混和する。蒸気は空気よりも重く、空気と混合して爆発性混合ガスとなる。水に可溶。空気、光にさらされると容易に重合する。酸化性物質、アルカリ類、強酸類と接触させないよう注意する。
毒性	衰弱感、頭痛、悪心、くしゃみ、腹痛、おう吐がみられ、多量に吸入すると意識不明、呼吸停止を起こし死にいたることがある。粘膜を刺激し流涙を起こす。
用途	合成ゴムや合成樹脂の原料。
貯蔵	引火点が低く、火災、爆発の危険性が高いので、炎や火花を生ずるような器具から離す。また、強酸と激しく反応するので、強酸とも安全な距離を保ち貯蔵する。できるだけ、窒素のような不活性ガスを封入し、貯蔵するのが良い。少量ならガラス瓶、多量ならばブリキ缶あるいは鉄ドラムを用い、酸類とは離して、空気の流通の良い乾燥した冷所に密閉して保管する。
廃棄	燃焼法：焼却炉の火室へ噴霧し焼却する。アルカリ法：水酸化ナトリウム水溶液でpHを13以上に調整後、高温加圧下で加水分解する。活性汚泥法。
鑑別	空気に触れると赤褐色を呈する。水溶液にさらし粉を加えると紫色を呈する。

アクロレイン ★★★

アリルアルデヒド、アクリルアルデヒド、プロペナル／CH_2=CHCHO　液体　固体　臭気　有色

劇物	アクロレイン。
性状	無色または淡黄色の液体で刺すような刺激臭がある。可燃性。引火性。揮発性。アルカリ性物質が混入すると激しい重合反応を起こす。水に可溶。運搬時には少量の重合防止剤（ハイドロキノン）の添加及び窒素シールがなされている。熱または炎にさらしたときには、分解して毒性の高い煙を発生する。
毒性	粘膜刺激性、催涙性があり結膜炎を起こさせる。また、皮膚や呼吸器などを激しく刺激し気管支カタル（粘膜腫脹や、粘液と白血球からなる濃い滲出液を伴う状態）などを引き起こす。
用途	殺菌剤、メチオニン、葉酸、リジンなどのアミノ酸合成原料。
貯蔵	安定剤を入れ、酸化剤、直射日光、火気から離して保管。
廃棄	燃焼法：①ケイソウ土などに吸収させ開放型の燃焼炉で焼却する。

②可燃性溶剤（アセトン、ベンゼンなど）に溶かし焼却炉の火室へ噴霧し焼却する。

酸化法：過剰の酸性亜硫酸ナトリウム水溶液に混合した後、次塩素酸塩水溶液で分解し多量の水で希釈して流す。

活性汚泥法：①上記の酸化法で処理をした後、過剰の次亜塩素酸塩をチオ硫酸ナトリウム水溶液で分解し、さらに活性汚泥法にかける。
②アルカリ水溶液で重合沈降させた後、上澄液を多量の水で希釈しさらに活性汚泥法にかける。
③多量の水で希釈した後、さらに活性汚泥法にかける。

漏洩　漏洩した液は、土砂などでその流れを止め、安全な場所に穴を掘るなどしてためる。これに亜硫酸水素ナトリウム水溶液（約10%）を加え、ときどき、撹拌して反応させた後、多量の水を用いて十分に希釈して洗い流す。この際、蒸発した本成分が大気中に拡散しないよう霧状の水をかけて吸収させる。

亜硝酸カリウム ★☆☆
亜硝酸カリ／KNO2　液体 固体 臭気 有色

劇物　亜硝酸塩類。
性状　白色または微黄色の結晶粉末。潮解性を持ち、水に可溶、アルコールにわずかに溶ける。強酸、強還元剤と接触させない。加水分解して有害な酸化窒素ガスを発生する。
用途　染色、写真用（現像など）、ジアゾ化合物製造。
貯蔵　火気、還元剤、酸から離し、換気の良い場所で保管。
廃棄　分解法：スルファミン酸溶液に本製剤溶液を加えて分解、中和の後、多量の水で流す。

亜硝酸銀 ★☆☆
AgNO2　液体 固体 臭気 有色

劇物　亜硝酸塩類。
性状　無色または帯黄色の針状結晶。水に溶けにくいが、温水には溶ける。
用途　試薬、医薬原料、合成中間体。
貯蔵　火気、衝撃、可燃物を避け保管。

亜硝酸ナトリウム ★★☆
亜硝酸ソーダ／NaNO2　液体 固体 臭気 有色

劇物　亜硝酸塩類。
性状　白色または淡黄色（微黄色）の結晶または結晶性粉末。潮解性があり、苦味（若干の辛味）を持つ。水に溶けやすく、アルコールにわずかに溶ける。酸

類を接触させると有害な酸化窒素ガスを発生する。

| 毒性 | 吸入：鼻、のどが刺激される。 |

皮膚：皮膚が刺激される。

眼：粘膜が激しく刺激される。

用途	染色、写真用（現像など）、ジアゾ化合物製造。
貯蔵	火気、還元剤、酸から離し、換気の良い場所で保管。
廃棄	分解法：スルファミン酸溶液に本製剤溶液を加えて分解、中和の後、多量の水で流す。
鑑別	希硫酸に冷時反応して分解し、褐色の蒸気を出す。

アニリン ★★★

1-アミノベンゼン、フェニルアミン、ベンゼンアミン、アニリン油（アニリンオイル）／C6H5NH2 　液体 固体 臭気 有色

劇物	アニリン、アニリン塩類。
性状	無色または褐色の油状の液体で特異臭を持つ。空気に触れると赤褐色になる。アルコール、エーテル、ベンゼンに可溶。水にやや溶けやすい。蒸気は空気より重い。
毒性	頭痛、めまい、おう吐。血液中に入ることにより、メトヘモグロビン血症となり皮膚や粘膜が青黒くなる（チアノーゼ）。皮膚からの吸収により、発疹を起こし、眼に入った場合は強い刺激性はないが結膜炎を起こす。血液毒。
用途	タールの中間物の製造原料。
貯蔵	直射日光を避け、冷暗所に保管する。高温物を近づけない。
廃棄	燃焼法：可燃性溶剤とともに、焼却炉の火室に噴霧し、焼却する。

活性汚泥法。

| 鑑別 | さらし粉を加えると赤紫色を呈する。 |

2-アミノエタノール ★★★

モノエタノールアミン、エタノールアミン／HOCH2CH2NH2 　液体 固体 臭気 有色

劇物	２-アミノエタノール及びこれを含有する製剤。含有率20％を超えるもの。
性状	無色透明の粘稠性のある液体。アンモニア臭。冬期に凝固。水、アルコールに溶けやすいが、エーテル、ベンゼンに不溶。強塩基物質。強熱されると燃焼して、窒素酸化物のガス（有毒）が発生する。
毒性	皮膚：皮膚が刺激され、炎症を起こす。

眼：粘膜が激しく刺激され、炎症を起こす。

用途	合成洗剤、乳化剤、化粧品、靴墨、ワックス、つや出し、有機合成。
貯蔵	酸化剤から離し、冷所、換気の良い場所で保管。
廃棄	燃焼法：そのまま、もしくは、木粉（おが屑）などに吸収させて、スクラバーを具備した焼却炉で焼却する。または、可燃性溶剤とともに、スクラバーを具備した焼却炉の火室へ噴霧し、焼却する。

活性汚泥法：多量の水で希釈し、希硫酸を加えて中和後、活性汚泥で処理する。

アンチモン酸鉛(さんなまり)　★☆☆

アンチモン黄、ネーブルイエロー／$Pb_3(SbO_4)_2$　[液体][固体][臭気][有色]

劇物	アンチモン化合物及びこれを含有する製剤。
性状	橙黄色(とうこう)粉末。水に不溶。
用途	顔料。
貯蔵	容器を密閉して、換気の良い場所で保管。

アンモニア水(すい)　★★★

液体アンモニア、アンモニア／$NH_3 \cdot aq$　[気体][液体][固体][臭気][有色]

劇物	アンモニアを含有する製剤。ただし、含有率10％以下のものを除く。
性状	アンモニア（気体）を水に溶かした溶液。水溶液はアルカリ性である。無色透明の液体で息が詰まるような刺激臭を持つ。温度の上昇により空気より軽いアンモニアガスを発生する。アンモニア（気体）は、水、アルコール、エーテルに可溶。圧縮すると液化する。酸素中で黄炎をあげて燃焼する。
毒性	局所刺激性、吸入毒性。 **吸入**：激しく鼻やのどが刺激され、長時間吸入すると肺や気管支に炎症を起こす。高濃度のガスを吸うと、喉頭(こうとう)けいれんを起こすので極めて危険。 **皮膚**：やけど（薬傷）を起こす。 **眼**：結膜や角膜に炎症を起こし、失明する危険性が高い。
用途	化学工業用試薬、医療用試薬、試薬。
貯蔵	揮発しやすいので、換気の良い冷暗所によく密栓して、耐腐食性、耐腐食性内張りのある容器で保管。
廃棄	**中和法**：水で希薄な水溶液とし、酸（希塩酸、希硫酸など）で中和させた後、多量の水で希釈して処理する。
漏洩	多量に漏洩した場合、漏洩した液は、土砂などでその流れを止め、安全な場所に導いて遠くから多量の水をかけて洗い流す。この場合、濃厚な廃液が河川等に排出されないよう注意する。
鑑別	・濃塩酸でうるおしたガラス棒を近づけると白煙を生じる。 ・塩酸を加えて中和した後、塩化白金溶液を加えると黄色結晶性の沈殿を生じる。 ・水溶液にネスラー試薬を加えると黄（褐(か)）色の沈殿を生じる。

一酸化鉛(いっさんかなまり)　★★☆

酸化鉛(Ⅱ)、リサージ、密陀僧(みつだそう)／PbO　[液体][固体][臭気][有色]

劇物	鉛化合物。
性状	黄色または橙色。粉末または粒状。水にほとんど溶けない。硝酸、酢酸(さくさん)、アルカリに可溶。強熱すると煙霧(えんむ)（有害）を発生する。空気中で炭酸ガスを吸収し、塩基性炭酸鉛になる。

| 毒性 | 神経毒及び血液毒。血液中に入るとメトヘモグロビンを作るためチアノーゼとなる。 |

| 用途 | 染料の製造原料。 |

| 貯蔵 | 施錠して保管。 |

| 廃棄 | 固化隔離法：セメントを用いて固化し、溶出試験を行い、溶出量が判定基準以下であることを確認して埋立処分する。
焙焼法：多量の場合には還元焙焼法により金属鉛として回収する。 |

| 鑑別 | 熱すると帯褐赤色になる。希硝酸に溶かすと無色の液となり、これに硫化水素を通じると黒色の沈殿（硫化鉛）を生じる。 |

EDDP ★☆☆

O-エチルジフェニルジチオホスフェイト、エディフェンホス、ジチオりん酸O-エチル-S,S-ジフェニル／$C_{14}H_{15}O_2PS_2$ 液体 固体 臭気 有色

| 劇物 | エチルジフェニルジチオホスフェイト及びこれを含有する製剤。ただし、含有率2％以下のものを除く。 |

| 性状 | 無色もしくは淡褐色の特異臭のある液体。水にほとんど溶けないが、有機溶剤には溶けやすい。アルカリ性、高温で不安定だが、酸性では比較的安定している。 |

| 毒性 | 粘膜を刺激し、炎症を起こす。はなはだしい場合には肺水腫や呼吸困難を起こす。 |

| 解毒 | 2-ピリジルアルドキシムメチオダイド（別名PAM、プラリドキシムヨウ化メチル）製剤または硫酸アトロピン製剤を用いた適切な解毒手当てを受ける。PAMを使用しても効果が認められなかった場合には、硫酸アトロピン製剤に変えること。 |

| 用途 | 農業用殺菌剤、有機リン殺菌剤。 |

| 貯蔵 | 換気の良い冷乾所で保管。 |

| 廃棄 | 燃焼法。 |

一水素二弗化アンモニウム ★★☆

弗化水素アンモニウム、酸性弗化アンモニウム／NH_4HF_2 液体 固体 臭気 有色

| 劇物 | 一水素二弗化アンモニウム及びこれを含有する製剤。ただし、含有率4％以下のものを除く。 |

| 性状 | 無色粉末結晶。潮解性があり、わずかに刺激臭を持つ。水に溶けやすい。アルコールにほとんど溶けない。水溶液（酸性）ではガラス、コンクリートなどを溶解、腐食する。燃焼または酸と接触すると弗化水素ガス（有害）を発生する。 |

| 毒性 | 粘膜を刺激し、炎症を起こす。はなはだしい場合には肺水腫や呼吸困難を起こす。 |

| 用途 | ガラスの加工、溶剤、洗浄剤、殺菌剤。 |

| 貯蔵 | 換気の良い冷乾所で保管。 |
| 廃棄 | 沈殿法：水に溶かし、消石灰の水溶液を加えて中和し、沈殿ろ過して埋立処分する。 |

N-エチルアニリン　★☆☆

エチルフェニルアミン、エチルアニリン、N-アルキルアニリン／$C_6H_5NHC_2H_5$　液体 固体 臭気 有色

劇物	N－アルキルアニリン及びその塩類。
性状	淡黄色もしくは淡褐色の液体。特有の刺激臭（アニリン臭）がある。蒸気は空気より約4.2倍重い。引火性。水に不溶。エタノール、エーテル、ベンゼンなどに任意の割合で混和する。空気中で分解し赤くなる。
毒性	吸入：頭痛、めまい、吐き気、チアノーゼが起こる。はなはだしい場合は意識不明となり、こん睡状態に陥る。 皮膚：皮膚からも吸収され、吸入した場合と同様の中毒症状を起こす。発疹を起こすことがある。 眼：激痛を伴い、角膜の炎症を起こす。
用途	染料の製造原料、ゴム薬、爆薬、医療中間体。
貯蔵	火気、強酸化剤、強酸から離して、冷所、換気の良い場所で保管。
廃棄	燃焼法。

N-エチルメタトルイジン　★☆☆

N-エチル-メタ-トルイジン／$CH_3C_6H_4NHC_2H_5$　液体 固体 臭気 有色

劇物	N－アルキルトルイジン及びその塩類。
性状	淡黄色ないし淡褐色の液体で刺激性の臭気がある。蒸気は空気より約4.7倍重い。水に難溶。エタノール、エーテル、ベンゼンなどと任意の割合で混和する。
毒性	吸入：発がん性の疑いあり。メトヘモグロビン血症を起こし、チアノーゼを起こす。 皮膚：皮膚からも吸収され、中毒症状を起こす。発疹を起こす。 眼：激痛を伴い、角膜の炎症を起こす。
用途	色素原料、写真薬原料。
貯蔵	火気から離し、冷所、換気の良い場所で保管。

エチルメチルケトン　★★☆

2-ブタノン、メチルエチルケトン／$CH_3COC_2H_5$　液体 固体 臭気 有色

劇物	メチルエチルケトン。
性状	無色の液体でアセトン臭（溶剤臭）。蒸気は空気より重く引火しやすい。水に溶けやすい。
毒性	鼻、のどの刺激、頭痛、めまい、おう吐が起こる。皮膚を刺激して乾性の炎

症（鱗状症）を起こす。

用途 硝酸セルロース及び各種合成樹脂、ラッカー用溶剤、ブナN用接着剤、印刷インキ用、人造皮革、潤滑油精製用溶剤、加硫促進剤、中間物、洗浄剤、化粧品原料（爪化粧品）。

貯蔵 揮発性が大きく引火しやすいため、密栓して冷所に保管する。

廃棄 燃焼法：①ケイソウ土などに吸収させて開放型の焼却炉で焼却する。
②焼却炉の火室へ噴霧し焼却する。

エチレンクロルヒドリン ★☆☆

2-クロロエタノール、グリコールクロルヒドリン／ClCH₂CH₂OH 液体 固体 臭気 有色

劇物 エチレンクロルヒドリン。

性状 無色の液体で芳香（エーテル臭）。蒸気は空気より重い。水、溶媒に任意の割合で混和する。

毒性 皮膚から容易に吸収され、全身中毒症状を引き起こす。中枢神経系、肝臓、腎臓、肺に著明な障害を引き起こす。致死量のガスに曝露すると、粘膜刺激症状、眠気、嗜眠、めまい、吐き気を起こす。

用途 有機合成中間体、発芽促進剤、エチレングリコールの製造原料。

貯蔵 強塩基、酸化剤から離し換気の良い涼しい場所で保管。

廃棄 燃焼法。

NAC ★★☆

カルバリル、N-メチル-1-ナフチルカルバメート／C₁₂H₁₁NO₂ 液体 固体 臭気 有色

劇物 N－メチル－1－ナフチルカルバメート及びこれを含有する製剤。ただし、含有率5％以下のものを除く。

性状 白色もしくは淡黄褐色粉末。無臭。水に極めて溶けにくい。有機溶剤に溶けやすい。

毒性 **吸入**：倦怠感、頭痛、めまい、吐き気、おう吐、腹痛、下痢、多汗などの症状を呈し、はなはだしい場合は、縮瞳、意識混濁、全身けいれんなどを起こす。
皮膚：放置すると皮膚より吸収されて中毒を起こす。
眼：軽度の炎症を起こす。

解毒 硫酸アトロピン製剤を用いた適切な解毒手当てを受ける。

用途 農業用殺虫剤。

貯蔵 直射日光を避け、容器を密閉して換気の良い冷所で保管。

廃棄 燃焼法：可燃性溶剤とともにアフタバーナー及びスクラバー（洗浄集じん装置）付き焼却炉で焼却する。
アルカリ法：水酸化ナトリウム水溶液などと加熱して加水分解。加水分解は、反応液のpHを10以上に、また、反応液の温度を40℃以上にする。

224

MIPC ★★☆

イソプロカルブ、2-イソプロピルフェニル-N-メチルカルバメート／$C_{11}H_{15}NO_2$ [液体][固体][臭気][有色]

劇物 2-イソプロピルフェニル-N-メチルカルバメート及びこれを含有する製剤。ただし、2-イソプロピルフェニル-N-メチルカルバメート1.5％以下を含有するものを除く。

性状 白色の結晶もしくは粉末。水には溶けないが、エタノール、アセトンに溶ける。

毒性 **吸入**：倦怠感、頭痛、めまい、吐き気、おう吐、腹痛、下痢、多汗などの症状を呈し、はなはだしい場合は、縮瞳、意識混濁、全身けいれんなどを起こす。
皮膚：軽度の紅斑などを起こす。放置すると皮膚より吸収されて中毒を起こす。
眼：軽度の角膜混濁、結膜発赤、浮腫などを起こす。

解毒 硫酸アトロピン製剤を用いた適切な解毒手当てを受ける。

用途 カーバメート系農薬（殺虫剤）、軟体動物駆除剤。

貯蔵 酸化剤から離して、冷所、換気の良い場所で保管。

廃棄 燃焼法：そのまま焼却炉で焼却する。可燃性溶剤とともにスクラバーを具備した焼却炉の火室へ噴霧し、焼却する。
アルカリ法：水酸化ナトリウム水溶液等と加温して加水分解する。

MTMC ★☆☆

メトルカルブ、3-メチルフェニル-N-メチルカルバメート／$C_9H_{11}NO_2$ [液体][固体][臭気][有色]

劇物 MTMC及びこれを含有する製剤。ただしMTMCとして2％以下を含有するものを除く。

性状 白色、もしくは淡黄色の特異臭のあるフレーク状固体。水に溶けにくい。アセトン、メタノールに溶けやすく、ベンゼン、キシレンに溶けにくい。アルカリ性で加水分解する。

毒性 **吸入**：倦怠感、頭痛、めまい、吐き気、おう吐、腹痛、下痢、多汗などの症状を呈し、はなはだしい場合は、縮瞳、意識混濁、全身けいれんなどを起こす。
眼・皮膚：放置すると皮膚より吸収され中毒を起こす。眼は炎症を起こす。

解毒 硫酸アトロピン製剤を用いた適切な解毒手当てを受ける。

用途 カーバメート系農薬（殺虫剤）。

貯蔵 冷所、換気の良い場所で保管。

廃棄 燃焼法。

MPP ★☆☆

フェンチオン、ジメチル-4-メチルメルカプト-3-メチルフェニルチオホスフェイト／$C_{10}H_{15}O_3PS_2$ [液体][固体][臭気][有色]

劇物 MPP及びこれを含有する製剤。ただしMPPとして2％以下を含有するものを除く。

性状 無色または淡褐色の弱い特異臭（弱いニンニク臭）のある液体。水にほとんど溶けず、有機溶剤に溶けやすい。

第4章 毒物及び劇物の性質

| 毒性 | コリンエステラーゼの阻害により、アセチルコリンが蓄積する。
吸入：倦怠感、頭痛、めまい、吐き気、おう吐、腹痛、下痢、多汗などの症状を呈し、はなはだしい場合は、縮瞳、意識混濁、全身けいれんなどを起こす。
皮膚：軽度の炎症を起こす。放置すると皮膚より吸収されて中毒を起こす。

| 解毒 | PAMを使用しても効果が認められない場合は、硫酸アトロピン製剤に変え解毒手当てをする。

| 用途 | 農業用殺虫剤（有機燐系）。

| 貯蔵 | 直射日光を避け、容器を密閉して換気の良い冷所で保管。

| 廃棄 | 燃焼法：（ア）木粉（おが屑）などに吸収させてアフターバーナー及びスクラバーを具備した焼却炉で焼却する。（イ）可燃性溶剤とともにアフターバーナー及びスクラバーを具備した焼却炉の火室へ噴霧し、焼却する。

塩化亜鉛 ★★☆

クロル亜鉛／ZnCl₂ 　　液体 固体 臭気 有色

| 劇物 | 無機亜鉛塩類。

| 性状 | 白色もしくは無色の結晶。吸湿性、潮解性が強い。水に極めて溶けやすい。エタノール、エーテルに易溶。火災などで強熱されると酸化亜鉛を含む煙霧及びガス（有毒）が発生する。

| 毒性 | **吸入**：鼻、のど、気管、気管支などの粘膜をおかす。
皮膚：刺激作用があり、皮膚炎または潰瘍を起こす。

| 用途 | 脱水剤、木材防腐剤、活性炭の製造、乾電池材料。

| 貯蔵 | 容器を密閉して、換気の良い場所で保管。

| 廃棄 | 沈殿法：水に溶かし、消石灰、ソーダ灰などの水溶液を加えて処理し、沈殿ろ過して埋立処分する。
焙焼法：多量の場合には還元焙焼法により金属亜鉛として回収する。

| 鑑別 | 硝酸銀溶液を加えると白色沈殿（塩化銀）を生じる。

塩化エチル ★★☆

クロロエタン、クロルエチル、エチルクロリド／C₂H₅Cl 　気体 液体 固体 臭気 有色

| 劇物 | クロルエチル。

| 性状 | 無色の揮発性の液体で、エーテル様の臭いがある。常温では気体。蒸気は空気より重く引火しやすい。水に溶けにくく、アルコール、エーテルに混和。青色もしくは緑色の炎をあげて燃焼する。

| 毒性 | **吸入**：麻酔作用が現れる。多量に吸入すると、めまい、吐き気、おう吐を起こし、はなはだしい場合は、意識不明になり呼吸が停止する。
皮膚：直接液に触れると、凍傷を起こす。

| 用途 | アルキル化剤。

| 貯蔵 | 火気、酸化剤、酸素、爆発物、ハロゲン、圧縮空気、酸、塩基、直射日光を避け、40℃以下の温度で保管すること。

| 廃棄 | 燃焼法。

塩化カドミウム2.5水和物 ★★☆

CdCl₂·2.5H₂O | 液体 | 固体 | 臭気 | 有色 |

劇物	カドミウム化合物類。
性状	無色もしくは白色の結晶。水に溶け、風解性を持つ。メタノールに可溶。強熱すると酸化カドミウム（Ⅱ）の有毒な煙霧及びガスを発生する。
毒性	咳、息苦しさ、発赤、痛み、灼熱感、下痢、吐き気、おう吐などの症状を起こす。エアロゾルを吸入すると、肺水腫を引き起こすことがある。人体の許容濃度をはるかに超えると、死にいたることがある。
用途	顔料の原料。
貯蔵	容器を密閉して冷乾所にて保管。
廃棄	沈殿隔離法：水に溶かし、消石灰、ソーダ灰などの水溶液を加えて処理し、さらにセメントを用いて固化する。溶出試験を行い、溶出量が判定基準以下であることを確認して埋立処分する。 焙焼法：多量の場合には還元焙焼法により金属カドミウムとして回収する。

塩化金酸 ★☆☆

金塩化水素酸、テトラクロロ金（Ⅲ）酸／H〔AuCl₄〕·4H₂O | 液体 | 固体 | 臭気 | 有色 |

劇物	無機金塩類。
性状	淡黄色の結晶。強い潮解性と腐食性がある。水、エタノールに可溶。強熱すると酸化金（Ⅲ）の煙霧（有毒）を発生する。
毒性	末梢血管麻痺を起こす。 吸入：鼻、のど、気管支の粘膜が刺激される。 皮膚：皮膚が刺激される。 眼：粘膜が激しく刺激される。
用途	写真用試薬。
貯蔵	施錠して保管。
廃棄	沈殿法。

塩化第一水銀 ★★★

塩化水銀（Ⅰ）、甘汞、亜クロル汞、カロメル／Hg₂Cl₂ | 液体 | 固体 | 臭気 | 有色 |

劇物	塩化第一水銀及びこれを含有する製剤。
性状	白色の粉末。水、エタノール、エーテルに不溶。王水に可溶、希硝酸にわずかに溶ける。光によって分解し、塩化第二水銀と水銀になる。強熱すると酸化水銀（Ⅰ）の煙霧及びガス（有毒）を発生する。
毒性	吸入：水銀中毒を起こす。 眼：異物感を与え、粘膜が刺激される。
用途	医薬用試薬、試薬、甘汞電極。
貯蔵	容器を密閉して、換気の良い場所で保管。

| 廃棄 | 焙焼法。 |
| 鑑別 | 水酸化ナトリウム溶液を加えると、黒色の亜酸化水銀が沈殿する。 |

塩化第一錫 ★☆☆

塩化錫（Ⅱ）、亜クロル錫／$SnCl_2 \cdot 2H_2O$　　液体 固体 臭気 有色

劇物	無機錫塩類。
性状	無色結晶で潮解性がある。水、塩酸、エタノールに可溶。少量の水で透明、多量の水で乳白色になり溶ける。37.7℃で結晶水中に溶けて分解する。強熱すると有毒な酸化錫（Ⅱ）の煙霧及びガスを発生する。
毒性	**吸入**：鼻、のど、気管支の粘膜が刺激される。 **皮膚**：炎症を起こす。 **眼**：粘膜が激しく刺激される。
用途	抜染剤、還元剤、媒染剤。
貯蔵	冷所、換気の良い場所で容器を密閉して保管。
廃棄	沈殿法、焙焼法。

塩化第一銅 ★★☆

塩化銅（Ⅰ）／CuCl　　液体 固体 臭気 有色

劇物	無機銅塩類。原体。
性状	白色または灰白色の結晶性粉末。水に不溶。塩酸、アンモニア水に可溶。空気中で酸化されやすく緑色の塩基性塩化銅（Ⅱ）となる。光により褐色に変化する。強熱すると酸化銅（Ⅱ）の煙霧及びガス（有毒）を発生する。
毒性	**吸入**：鼻、のどの粘膜が刺激される。炎症を起こす。 **皮膚**：刺激作用があり、炎症を起こす。 **眼**：異物感を与え、粘膜が刺激される。
用途	試薬。
貯蔵	容器を密閉して冷乾所にて保管。
廃棄	固化隔離法：セメントを用いて固化し、埋立処分する。 焙焼法。

塩化第二錫 ★★☆

塩化錫（Ⅳ）、四塩化錫／$SnCl_4$　　液体 固体 臭気 有色

劇物	無機錫塩類。
性状	無色の液体。刺激臭を持つ。エタノール、アセトン、トルエン、二硫化炭素、ヘキサンに可溶。空気中の水分及び水により分解し、有害な白煙（塩化水素）を発生する。
毒性	**吸入**：鼻、のど、気管支の粘膜が刺激され、炎症を起こす。 **皮膚**：ガスは皮膚が激しくおかされ、直接液に触れると薬傷を起こす。

眼：粘膜が激しく刺激される。
用途	媒染剤、縮合剤。
貯蔵	耐腐食性、耐腐食性内張りのあるもの、または適切な材料の容器で、容器を密閉して冷乾所にて保管。
廃棄	沈殿法、焙焼法。

塩化バリウム ★★☆

BaCl₂　液体 固体 臭気 有色

劇物	バリウム化合物類。
性状	無色の結晶。水に溶けやすい。
毒性	低カリウム血症を引き起こし、心臓障害、筋肉障害を生じることがある。咽頭痛、発赤、痛み、胃けいれん、けいれん、感覚鈍麻、意識喪失、おう吐などの症状がみられる。
用途	レーキ製造用。
貯蔵	冷所、換気の良い場所で保管。
廃棄	沈殿法：水に溶かし、硫酸ナトリウムの水溶液を加えて処理し、沈殿ろ過して埋立処分する。
漏洩	漏洩物を掃き集めて空容器に回収し、後で廃棄処理する。

塩化メチル ★☆☆

クロロメチル、クロロメタン、クロルメタン、メチルクロリド、クロルメチル／CH₃Cl　気体 液体 固体 臭気 有色

劇物	クロルメチル。クロルメチルを含有する製剤。ただし、300mL以下の容器に収められた殺虫剤であって、クロルメチル50%以下を含有するものを除く。
性状	無色の気体で、エーテル様の芳香を持つ。空気より重く可燃性。水にわずかに溶ける。圧縮すると液体になる。水に溶けると徐々に分解して塩酸を生成。
毒性	吸入毒性。 **吸入**：麻酔作用が現れる。多量吸入すると頭痛、吐き気、おう吐などを起こし、意識を失う。 **皮膚**：液に触れるとしもやけ（凍傷）を起こす。 **眼**：液が入ると粘膜がおかされる。
用途	煙霧剤、冷凍剤。
貯蔵	火気、日光から遮断し、換気の良い場所で保管。
廃棄	燃焼法。

塩基性炭酸銅 ★☆☆

塩基性炭酸銅(Ⅱ)、マラカイト／1～2CuCO₃·Cu(OH)₂　液体 固体 臭気 有色

| 劇物 | 無機銅塩類。 |
| 性状 | 青緑色の粉末結晶。炭酸ガスを放出して酸化銅（Ⅱ）になる。水、アルコー |

ルに不溶。酸、アンモニア水に可溶。強熱すると酸化銅（Ⅱ）の煙霧（有害）を発生する。

毒性	眼：異物感を与え、粘膜が刺激される。
用途	顔料、試薬。
貯蔵	容器を密閉して保管。
廃棄	固化隔離法：セメントを用いて埋立処分。 焙焼法：還元焙焼法にて金属銅として回収する。

塩酸 ★★★

塩化水素水溶液／HCl・aq 気体 液体 固体 臭気 有色

劇物	塩化水素を含有する製剤。ただし、含有率10％以下のものを除く。
性状	塩化水素（気体）を水に溶かしたもの。不燃性の無色透明または淡黄色の液体。激しい刺激臭を持ち、25％以上の濃度のものは発煙性を有する。強酸性。
毒性	のど、気管支、肺などを刺激し粘膜がおかされる。やけど（薬傷）を起こす。粘膜が刺激され、失明することがある。
用途	塩化ビニールの製造。
貯蔵	可燃性物質、還元性物質、強力な酸化剤、強塩基、金属から離し、遮光及び換気の良い場所で容器を密閉して保管。
廃棄	中和法：徐々に石灰乳などの撹拌溶液に加え中和させた後、多量の水で希釈して処理する。
鑑別	・硝酸銀溶液を加えると白色沈殿（塩化銀）を生じる。 ・金属を腐食して、水素ガスを発生する。

塩酸アニリン ★☆☆

アニリンソルト、アニリン塩酸塩、アニリニウムニクロリド／$C_6H_5NH_2$・HCl 液体 固体 臭気 有色

劇物	アニリン塩類。
性状	白色の粉末。空気中で緑もしくは灰色になる。水に溶けやすい。
毒性	吸入毒性、経皮毒性。 **吸入**：皮膚や粘膜が青黒くなる（チアノーゼ）。頭痛、めまい、吐き気を起こし、意識不明となる。 **皮膚**：皮膚からも吸収され、中毒症状を起こす。発疹を起こす。 **眼**：強い刺激性はないが、結膜炎を起こす。
用途	アニリンブラック（染料）の原料。
貯蔵	直射日光を避け、冷暗所に保管。
廃棄	燃焼法、活性汚泥法。

塩素（液化塩素） ★★★

液塩、クロール／Cl_2　　気体 液体 固体 臭気 有色

劇物	原体。
性状	橙黄色もしくは黄緑色の液体（常温では気体）。空気より重い。窒息性のある、激しい刺激臭がある。水にわずかに溶ける。冷却すると黄色溶液を経て黄白色固体となる。
毒性	粘膜接触により刺激症状を呈し、眼、鼻、咽頭及び口腔粘膜を障害する。吸入により、窒息感、喉頭及び気管支筋の強直をきたし、呼吸困難に陥る。
注意事項	①塩素は不燃性を有し、鉄、アルミニウムなどの燃焼を助ける。②塩素は極めて反応性が強く、水素または炭化水素（特にアセチレン）と爆発的に反応する。③水分の存在下では、各種の金属を腐食する。
用途	消毒剤、酸化剤、紙・パイプの漂白剤、殺菌剤、上水道水の消毒剤。
貯蔵	可燃物、酸化されやすい物質、重合促進剤、還元剤、ハロゲン、酸、金属微粉末から離し、直射日光や火気を避け、40℃以下の温度で保管。
廃棄	アルカリ法：多量のアルカリ水溶液（石灰乳または水酸化ナトリウム水溶液など）中に吹き込んだ後、多量の水で希釈して処理する。還元法：必要な場合（例えば多量の場合など）にはアルカリ処理法で処理した液に還元剤（例えばチオ硫酸ナトリウム水溶液など）の溶液を加えた後に中和する。その後、多量の水で希釈して処理する。
鑑別	・硝酸銀溶液を加えると白色沈殿（塩化銀）を生じる。 ・金属を腐食して、水素ガスを発生する。

塩素酸カリウム ★☆☆

塩素酸カリ、塩剥／$KClO_3$　　液体 固体 臭気 有色

劇物	塩素酸塩類及びこれを含有する製剤。ただし、爆発薬を除く。
性状	無色の結晶。水にやや溶けやすく、アルコールには溶けにくい。強い酸化剤で、可燃物が混在すると、加熱、摩擦または衝撃により爆発する。強酸と作用して爆発性で有害な二酸化塩素を放出する。
毒性	吸入：鼻、のどの粘膜が刺激され、悪心、おう吐、下痢、チアノーゼ（皮膚や粘膜が青黒くなる）、呼吸困難などを起こす。腎臓、血液の障害のおそれあり。血液がどろどろになり黒色になる。症状が重くなると気を失ってけいれんを起こして死ぬことがある。眼・皮膚：刺激される。
注意事項	①強酸と作用し発火または爆発する。②アンモニウム塩と混ざると爆発する。③衣服などに付着した場合、着火しやすくなる。
用途	マッチ、煙火、爆発物の製造、酸化剤、抜染剤。
貯蔵	可燃物、その他の禁忌物質から離して容器を密閉し、換気の良い場所で施錠して保管。

第4章　毒物及び劇物の性質

| 廃棄 | 還元法。 |

| 鑑別 | ①酒石酸を多量に加えると、白色結晶性沈殿を生じる。②熱すると酸素を発生し塩化物に変わる。 |

塩素酸ナトリウム　　★★☆

塩素酸ソーダ、クロル酸ソーダ／NaClO₃　　液体 固体 臭気 有色

| 劇物 | 塩素酸塩類及びこれを含有する製剤。ただし、爆発薬を除く。 |

| 性状 | 無色もしくは白色の、無臭の結晶。潮解性があり、水に極めて溶けやすい。強い酸化剤で、加熱、摩擦または衝撃により爆発する。濃硫酸と混ざると、過塩素酸及び緑黄色の二酸化塩素になる。強酸と作用して爆発性で有害な二酸化塩素を放出する。 |

| 毒性 | 血液毒。
吸入：鼻、のどの粘膜が刺激され、悪心、おう吐、下痢、チアノーゼ（皮膚や粘膜が青黒くなる）、呼吸困難などを起こす。
眼・皮膚：刺激される。 |

| 解毒 | メトヘモグロビン血症に対し、1％メチレンブルー溶液を投与する。 |

| 注意事項 | ①強酸と作用し発火または爆発する。②アンモニウム塩と混ざると爆発するので接触させない。③衣服などに付着した場合、着火しやすくなる。 |

| 用途 | 酸化剤、除草剤、抜染剤、漂白剤。 |

| 貯蔵 | 可燃物、指定された禁忌物質、熱源、火気から離し、乾燥した換気の良い冷暗所に密閉して貯蔵する。 |

| 廃棄 | 還元法：還元剤（例えばチオ硫酸ナトリウムなど）の水溶液に希硫酸を加えて酸性にし、この中に少量ずつ投入する。反応終了後、反応液を中和し多量の水で希釈して処理する。 |

| 鑑別 | • 炭の上に小さな孔を作り、試料を入れて吹管炎で灼熱すると、パチパチ音をたてて分解する。
• 熱すると酸素を発生し塩化物に変わる。 |

過酸化水素水　　★★★

過酸化水素液／H₂O₂・aq　　液体 固体 臭気 有色

| 劇物 | 過酸化水素水を含有する製剤。ただし、含有率6％以下のものを除く。 |

| 性状 | 無色透明の液体。特有の臭い（オゾン臭）がある。酸性化。水と任意の割合で混和する。常温で徐々に酸素と水に分解する。強い酸化剤、還元剤として使用される。市販品は、35％及び60％のものが多い。 |

| 毒性 | 溶液、蒸気いずれも刺激性が強い。やけど（腐食性薬傷）を起こす。35％以上の溶液は皮膚に水疱を作りやすい。眼には腐食作用を及ぼすが、通常症状は時間をおいて現れる。 |

| 注意事項 | ①過酸化水素それ自体は不燃性であるが、分解が起こると激しく酸素を発生し、周囲に易燃物があると火災になる恐れがある。高濃度（74％以上）のも |

232

のは、自己分解により爆発の可能性がある。②製品には安定剤が加えてあるが、有機物、金属塩（鉄塩、銅塩など）、じんあいなどの混入により分解が促進されるので、漏洩液は多量の水を用いて十分に希釈する。③液の付着した衣類などは速やかに水で十分に洗う。

| 用途 | 漂白剤、医療用、化粧品の製造。 |

| 貯蔵 | 有機物、金属塩、樹脂、油類、その他有機性蒸気を放出する物質と離す。また、安定剤として少量の酸類を加え、保存容器の３分の１の空間を保ち、遮光、冷所で保管する。 |

| 廃棄 | 希釈法：多量の水で希釈して処理する。 |

| 鑑別 | ・水で湿らせたヨウ化カリウム澱粉紙を青色に変色させる。
・過マンガン酸カリウムを還元し、クロム酸塩を過クロム酸塩に変える。
・ヨード亜鉛からヨードを析出する。 |

過酸化ナトリウム　★★☆

過酸化ソーダ／Na_2O_2　　液体 固体 臭気 有色

| 劇物 | 過酸化ナトリウムを含有する製剤。ただし、含有率５％以下のものを除く。 |

| 性状 | 淡黄色の粒状固体。純粋なものは白色粉末。水に接触すると激しく発熱し、酸素を発生する。不燃性だが油脂、布、紙、有機物、硫黄などと触れると発火させることがある。 |

| 毒性 | 皮膚や粘膜を強くおかす。皮膚、眼、粘膜の刺激剤として毒性を示す。 |

| 用途 | 工業用の酸化剤・漂白剤、分析用試薬、有機過酸化物の製造。 |

| 貯蔵 | 可燃物、有機物、金属粉、水、熱源から離して保管。 |

| 廃棄 | 中和法：水に加えて希薄な水溶液とし、酸（希塩酸、希硫酸など）で中和した後、多量の水で希釈して処理する。 |

| 漏洩 | 回収したものは、発火の恐れがあるので速やかに多量の水に溶かして処理する。回収した後は、多量の水を用いて洗い流す。 |

過酸化尿素　★☆☆

過酸化カルバミド／$NH_2CONH_2 \cdot H_2O_2$　　液体 固体 臭気 有色

| 劇物 | 過酸化尿素を含有する製剤。ただし、含有率17％以下のものを除く。 |

| 性状 | 白色の結晶性固体。弱い特有の臭いがある。空気中で分解し、尿素、酸素、水を生じる。水に溶けやすい。 |

| 毒性 | 吸入：粉末を吸入した場合、鼻、のどに炎症を起こす。
皮膚：数分経過してから表皮に白斑を生じ、痛みを感じることもある。
眼：粘膜が激しく刺激され、角膜炎症を起こす。 |

| 注意事項 | 重金属塩（二酸化マンガンなど）により分解が促進されることがある。 |

| 用途 | 毛の脱色剤、酸化剤、合成中間体。 |

| 貯蔵 | 着火源、可燃物及び禁忌物質から離して、冷所、換気の良い場所で保管。 |

| 廃棄 | 希釈法：多量の水で希釈して処理する。 |

カリウム ★★★

金属カリウム／K

液体 固体 臭気 有色

劇物 カリウム。

性状 金属光沢を持つ銀白色の軟らかい固体（金属）。空気中で酸化されやすい。
水と激しく反応して、水酸化カリウムと水素を生成し、反応熱により水素が
発火する。

毒性 やけど(熱傷と薬傷)を起こす。眼に入った場合、粘膜に激しい炎症を起こす。

注意事項 ①燃焼すると生成した酸化カリウムが空気中で水酸化カリウムになり、皮
膚、鼻、のどが刺激される。②ナトリウムに比較して反応が激しい。③水、
二酸化炭素、ハロゲン化炭化水素と激しく反応する。

用途 試薬。

貯蔵 水、酸化剤と離し、灯油、石油または流動パラフィンの入った容器で保管。
また、水分の混入や火気を避けて貯蔵する。

廃棄 燃焼法：スクラバーを具備した焼却炉の中で乾燥した鉄製容器を用い、油ま
たは油を浸した布などを加えて点火し、鉄棒でときどき攪拌して完全に燃焼
させる。残留物は放冷後、水に溶かし希硫酸などで中和する。

溶解中和法：不活性ガスを通じて酸素濃度を３％以下にしたグローブボック
ス内で乾燥した鉄製容器を用い、エタノールを徐々に加えて溶かす。溶解後
水を徐々に加えて加水分解し、希硫酸などで中和する。

鑑別 炎色反応を行うと青紫色となり、コバルトの色ガラスを通してみると紅紫色
にみえる。

漏洩 流動パラフィン浸漬品の場合、漏出したものは、速やかに拾い集めて灯油ま
たは流動パラフィンの入った容器に回収する。砂利、石などに付着している
場合は砂利、石ごと回収する。

カリウムナトリウム合金 ★★★

ナック／NaK

液体 固体 臭気 有色

劇物 カリウムナトリウム合金。

性状 金属光沢を持つ銀白色の液体。カリウム：ナトリウム＝44：56もしくは78：
22の２種類がある。水と激しく反応し、水酸化カリウム、水酸化ナトリウム
及び水素を生成し、反応熱により水素が発火する。カリウム、ナトリウムよ
り反応性に富む。

毒性 皮膚：やけど（熱傷と薬傷）を起こす。
眼：粘膜に激しい炎症を起こす。

注意事項 ①燃焼すると生成した酸化カリウム、酸化ナトリウムが空気中で水酸化カリ
ウム、水酸化ナトリウムとなり、皮膚、鼻、のどが刺激される。②カリウム
ナトリウム合金は液体であり、カリウム及びナトリウムと比較して、水、二
酸化炭素、ハロゲン化炭化水素などとより激しく反応する。

| 用途 | 原子炉の冷却剤。 |

| 貯蔵 | 十分に乾燥した鋼製容器に収め、アルゴンガス（微量の酸素も除いておくこと）を封入して密栓して保管。 |

| 廃棄 | 燃焼法。 |

カルタップ　★★☆

パダン、1,3-ジカルバモイルチオ-2-(N,N-ジメチルアミノ)-プロパン塩酸塩／$C_7H_{15}N_3O_2S_2 \cdot ClH$　液体 固体 臭気 有色

| 劇物 | 原体、塩類、製剤。ただし、含有率2％以下のものは除く。 |

| 性状 | 白色の粉末。メタノール、水に可溶。アセトン、エーテル、酢酸エチル、クロロホルム、ベンゼン、n－ヘキサンにほとんど溶けない。 |

| 毒性 | 吸入：吐き気、振戦、流涎などの症状を呈し、はなはだしい場合は、全身けいれん、呼吸困難などを起こす。
皮膚：軽度の紅斑、浮腫などを起こす。放置すると皮膚より吸収され中毒を起こす。
眼：粘膜が刺激され、角膜混濁、結膜充血、浮腫、虹彩炎などを起こす。 |

| 貯蔵 | 火気から離し、容器を密閉して保管。 |

| 用途 | 農業用殺虫剤（ネライストキシン系）。 |

| 廃棄 | 燃焼法。 |

ぎ酸（蟻酸）　★★★

メタン酸／HCOOH　液体 固体 臭気 有色

| 劇物 | ぎ酸及びこれを含有する製剤。ただし、含有率90％以下のものは除く。 |

| 性状 | 無色で刺激臭のある液体。水に極めて溶けやすい。腐食性が強い強酸。還元性があり、アルコールに可溶。 |

| 毒性 | 吸入：鼻、のど、気管支などの粘膜が激しく刺激され、炎症を起こす。はなはだしい場合は肺水腫、呼吸困難を起こす。
皮膚：皮膚が激しく刺激され、炎症を起こす。
眼：粘膜が激しく刺激され、炎症を起こす。はなはだしい場合は失明する。 |

| 注意事項 | ①酸化物、過酸化物、強酸、酸無水物と接触すると発熱、発火、爆発する。
②アルカリと接触すると激しく反応し、発熱する。 |

| 用途 | 染色助剤、皮なめし剤。 |

| 貯蔵 | 火気、強酸化剤、強塩基、強酸から離し、換気の良い場所で保管。 |

| 廃棄 | 燃焼法：可燃性溶剤とともにアフターバーナー及びスクラバーを具備した焼却炉の火室に噴霧し焼却する。
活性汚泥法：多量の水酸化ナトリウム水溶液に少しずつ加えて中和した後、多量の水で希釈して活性汚泥で処理する。 |

キシレン ★★★

キシロール／$C_6H_4(CH_3)_2$ 液体 固体 臭気 有色

劇物　キシレン。

性状　芳香のある無色透明の液体。蒸気は空気より重く、引火しやすい。オルト
(o−)、メタ (m−)、パラ (p−) の三種の異性体がある。アルコール、エ
ーテルに可溶。水にはほとんど溶けない。一般には混合キシレンが多い。

毒性　**吸入**：はじめに短時間の興奮期を経て、深い麻酔状態に陥る。
皮膚：皮膚が刺激され、皮膚からも吸収され、吸入した場合と同様の中毒症
状を起こす。
眼：粘膜が刺激され、炎症を起こす。

注意事項　パラキシレンの凝固点は13.26℃なので冬期には固結する。引火しやすく、
また、その蒸気は空気と混合して爆発性混合ガスとなるので火気には絶対に
近づけず、静電気に対する対策を十分考慮する。

用途　溶剤、合成原料として染料。

廃棄　燃焼法。

漏洩　多量に漏洩した場合は、液は土砂などでその流れを止め、安全な場所に導
き、液の表面を泡で覆い、できるだけ空容器に回収する。

キノリン ★★☆

2,3-ベンゾピリジン／C_9H_7N 液体 固体 臭気 有色

劇物　キノリン及びこれを含有する製剤。

性状　吸湿性のある無色または淡黄色液体で不快臭がある。蒸気は空気より重い。
水にやや溶けやすい。アルコール、エーテルに可溶。

毒性　**吸入**：鼻、のど、気管支などの粘膜を刺激し、炎症を起こす。咳、めまい、
感覚麻痺、息切れ、チアノーゼを起こす。はなはだしい場合は、呼吸困難、
意識不明になる。
皮膚：皮膚が刺激され、炎症を起こす。皮膚からも吸収され、吸入したとき
と同様の感覚麻痺やチアノーゼなどの中毒症状を起こす。
眼：粘膜が刺激され、炎症を起こす。

注意事項　①火災などで燃焼した場合、キノリン蒸気を含む多量の黒煙を発生する。燃
焼時に窒素酸化物などの有毒のガスを発生する。②酸化剤と混合すると発火、
または爆発する。

用途　キノリン染料、界面活性剤の原料。

廃棄　燃焼法。

236

クレゾール ★★★

メチルフェノール、オキシトルエン／$CH_3C_6H_4OH$ 　液体 固体 臭気 有色

劇物	クレゾールを含有する製剤。ただし、含有率5％以下のものは除く。
性状	蒸気は空気より重い。オルト（o−）、メタ（m−）、パラ（p−）の三種の異性体がある。オルトは無色の結晶、メタは微黄色の液体、パラは無色の結晶の形状を持つ。水にやや溶けにくく、エタノール、エーテルに可溶。異性体混合物は無色もしくは淡黄色あるいは桃色がかった液体で、特異臭（フェノール臭）を持つ。
毒性	**吸入：**倦怠感、おう吐などの症状を起こす。 **皮膚：**皮膚からも吸収されて、吸入した場合と同様の中毒症状を起こす。皮膚が刺激され、激しいやけど（薬傷）を起こす。皮膚に付着した直後に異常がなくても、数分後に痛み、やけど（薬傷）を起こす。 **眼：**粘膜が刺激され、炎症を起こす。
用途	木材の防腐。消毒、殺菌。合成樹脂可塑剤。
貯蔵	酸化剤から離し容器を密閉して、換気の良い場所で保管。
廃棄	燃焼法：①木粉（おが屑）などに吸収させて焼却炉で焼却する。 　　　　②可燃性溶剤とともに焼却炉の火室へ噴霧し焼却する。 活性汚泥法。

クロム酸カリウム ★★☆

クロム酸カリ、クロム（Ⅵ）酸カリウム、テトラオキシドクロム酸ニカリウム／K_2CrO_4 　液体 固体 臭気 有色

劇物	クロム酸塩類及びこれを含有する製剤。
性状	クロム酸塩類。黄色結晶。水、アルコールに可溶。アルカリ性。強力な酸化剤。結晶を675度以上に加熱すると赤色に変色する。
毒性	内服した場合には、口と食道が帯赤黄色に染まり、その後青緑色に変わる。腹痛を訴え、血の混じった便をする。
用途	試薬、有機合成酸化剤。
鑑別	①水溶液は塩化バリウムで黄色の沈殿を生じる。②水溶液は酢酸鉛で黄色の沈殿を生じる。③クロム酸イオンは黄色で、重クロム酸イオンは赤色である。

クロム酸ナトリウム ★★☆

クロム酸ソーダ、テトラオキソクロム酸ニナトリウム／$Na_2CrO_4 \cdot 10H_2O$ 　液体 固体 臭気 有色

劇物	クロム酸塩類及びこれを含有する製剤。
性状	クロム酸塩類。黄色結晶。潮解性があるため、水に溶けやすい。エタノールにはわずかに溶ける。強力な酸化剤。
毒性	内服した場合には、口と食道が帯赤黄色に染まり、後に青緑色に変わる。腹痛を訴え、血の混じった便をする。

注意事項	可燃物と混合しないように注意する。
用途	酸化剤、製革用。
貯蔵	容器を密閉して、換気の良い場所で保管。
廃棄	還元沈殿法：希硫酸に溶かし、クロム酸を遊離させ還元剤（硫酸第一鉄など）の水溶液を過剰に用いて還元した後、消石灰、ソーダ灰などの水溶液で処理し、水酸化クロム（Ⅲ）として沈殿ろ過する。溶出試験を行い、溶出量が判定基準以下であることを確認して埋立処分する。
漏洩	硫酸第一鉄などの還元剤の水溶液を散布し、消石灰、ソーダ灰などの水溶液を用いて処理した後、多量の水を用いて洗い流す。

クロム酸鉛　さんなまり　★★☆

クロムイエロー、黄鉛、クロム黄／$PbCrO_4$　　液体 固体 臭気 有色

劇物	クロム酸塩類及びこれを含有する製剤。ただし、含有率70％以下を含有するものを除く。鉛化合物。
性状	クロム酸塩類。黄色もしくは赤黄色の結晶性粉末。水、酢酸、アンモニア水に不溶、酸、アルカリに可溶。$PbCrO_4$の含有率90％以上はクロムイエローG（赤黄色）、含有率70％以上はクロムイエロー5G（中黄色）という。
毒性	造血機能への影響、ヘモグロビン合成阻害、赤血球寿命の短縮による貧血、タンパク尿、血尿、尿円柱、糖尿及びアミノ酸尿などに代表されるFanconi症候群を呈する近位尿細管障害、末梢神経系への作用、中枢神経系への影響。
注意事項	乾性油と不完全混合し、放置すると乾性油が発火する。
用途	試薬、顔料。
廃棄	還元沈殿法：希硫酸を加えた後、還元剤（硫酸第一鉄など）の水溶液を過剰に用いて残存する可溶性クロム酸塩類を還元した後、消石灰、ソーダ灰などの水溶液で処理し、沈殿ろ過する。溶出試験を行い、溶出量が判定基準以下であることを確認して埋立処分する。 焙焼法：多量のクロム酸鉛については還元焙焼法により金属鉛として回収する。これにより、クロム酸分は還元されて酸化クロム（Ⅲ）となり鉱滓中に混入されて不溶化される。
鑑別	硝酸銀を加えると赤褐色の沈殿を生じる。

クロム酸バリウム　さん　★☆☆

バリウムイエロー／$BaCrO_4$　　液体 固体 臭気 有色

劇物	クロム酸塩類及びこれを含有する製剤。ただし、含有率70％以下を含有するものを除く。
性状	不燃性の黄色の粉末固体。水にほとんど溶けない。酸、アルカリに可溶。
毒性	吸入：クロム中毒を起こす。 眼：異物感を与え、粘膜が刺激される。
注意事項	乾性油と不完全混合し、放置すると乾性油が発火する。

用途	顔料。
貯蔵	冷所、換気の良い場所で保管。
廃棄	還元沈殿法、焙焼法。

クロルピクリン ★★☆

塩化ピクリン、トリクロルニトロメタン、クロロピクリン／CCl₃NO₂　液体　固体　臭気　有色

劇物	クロルピクリン。クロルピクリンを含有する製剤。
性状	無色の液体。催涙性及び粘膜刺激臭がある。水にわずかに溶ける。アルコール、二硫化炭素に溶けやすく、エーテルに溶ける。引火性はなく、金属腐食性が強い。
毒性	吸入すると、分解しないで組織内に吸収され各器官障害を与える。血液に入ってメトヘモグロビンを作り、また中枢神経や心臓、眼結膜をおかし、肺にも相当強い障害を与える。
用途	燻蒸剤。
貯蔵	酸化剤から離し、容器を密閉して、換気の良い場所で保管。金属腐食性が高いため、金属は用いない。
廃棄	分解法：少量の界面活性剤を加えた亜硫酸ナトリウムと炭酸ナトリウムの混合溶液の中で、撹拌し分解させた後、多量の水で希釈して処理する。
鑑別	・水溶液に金属カルシウムを加え、これにベタナフチルアミン及び硫酸を加えると赤色の沈殿を生じる。 ・本品のアルコール溶液にジメチルアニリン及びブルシンを加えて溶解し、ブロムシアン溶液を加えると緑色ないし赤紫色を呈する。

クロロスルホン酸 ★☆☆

クロルスルホン酸、クロロ硫酸／Cl-SO₃H　液体　固体　臭気　有色

劇物	クロルスルホン酸。
性状	無色もしくは淡黄色の油状液体。発煙性刺激臭がある。水と激しく反応して塩酸（塩化水素）と硫酸になる。空気中で発煙する。吸湿性が強い。
毒性	吸入：煙霧を吸入すると肺がおかされ、はなはだしい場合は意識不明となる。 皮膚：激しいやけど（薬傷）を起こす。 眼：粘膜が激しく刺激され、失明する。
注意事項	①可燃物、有機物と接触させない。②水と急激に接触すると多量の熱を発生し、酸が飛散する。③水と反応して生じた塩酸及び硫酸は、各種の金属を腐食して水素ガスを発生し、これが空気と混合して引火爆発する。④直接中和剤を散布すると発熱し、酸が飛散する。
用途	スルホン化剤。
貯蔵	耐腐食性、耐腐食性内張りのある容器で、換気の良い場所で密閉して保管。
廃棄	中和法。

第4章　毒物及び劇物の性質

クロロホルム ★★★

トリクロルメタン、トリクロロメタン、三塩化メタン、三塩化フォルミル／CHCl₃ 液体 固体 臭気 有色

劇物	クロロホルム。
性状	無色の液体でエーテル様の臭いがある。蒸気は空気より重い。不燃性。水に溶けにくく、アルコール、エーテルと混和する。空気、湿気などにより、常温でも徐々に分解して塩化水素、塩素、四塩化炭素、ホスゲンなどを生じる。
毒性	強い麻酔作用があり、特に脳の節細胞を麻痺させる。原形質毒（細胞内のRNAに作用し、タンパク質の合成を阻害する）。また、赤血球を溶解させる。吸収すると、はじめはおう吐、瞳孔の縮小、運動性不安が現れ、脳及びその他の神経細胞を麻痺させる。筋肉の張力は失われ、反射機能は消失し、瞳孔は散大する。
注意事項	火災などで強熱されるとホスゲンを発生する恐れがあるので注意する。
用途	溶媒として広く用いられる。
貯蔵	純品は空気と日光によって変質するため遮光し、少量のアルコールを加えて分解を防ぐ。
廃棄	**燃焼法**：可燃性溶剤とともに噴霧するか、またはケイソウ土、木粉（おが屑）などに吸収させて、アフターバーナー及びスクラバーを具備した焼却炉の火室で、できるだけ高温（ダイオキシン発生抑制のため850℃以上）で焼却する。
鑑別	• アルコール溶液に水酸化カリウム溶液と少量のアニリンを加えて熱すると、不快な刺激性の臭気を放つ。 • 強酸と混合するとホスゲンを発生する。 • 本品をレゾルシンと33％水酸化カリウム溶液と熱すると黄赤色を呈し、緑色の蛍石色を呈する。 • ベタナフトールと濃厚水酸化カリウム溶液と熱すると藍色を呈し、空気に触れて緑より褐色に変じ、酸を加えると赤色の沈殿を生じる。

硅弗化カリウム ★☆☆

ヘキサフルオロケイ酸カリウム、硅弗化カリ／K₂[SiF₆] 液体 固体 臭気 有色

劇物	硅弗化水素酸塩類及びこれを含有する製剤。
性状	無色の結晶性粉末。水に溶けにくい。塩酸に可溶。アルコールに不溶。
毒性	**吸入**：はなはだしい場合には鼻、のど、気管支、肺などの粘膜を刺激し、炎症を起こす。 **眼**：異物感を与え、粘膜を刺激する。
注意事項	①火災などで強熱されると有害な四弗化ケイ素ガスを発生する。②酸と接触すると有害な弗化水素ガス及び四弗化ケイ素ガスを発生する。
用途	農薬。
廃棄	**分解沈殿法**：水に溶かし、消石灰などの水溶液を加えて処理した後、希硫酸を加えて中和し、沈殿ろ過して埋立処分する。

硅弗化水素酸 ★★☆

ヘキサフルオロケイ酸、弗化硅素酸、硅弗酸／H₂[SiF₆]・aq 液体 固体 臭気 有色

劇物	硅弗化水素酸を含有する製剤。
性状	不燃性の無色透明の液体。特有の刺激臭があり、高濃度のものは空気中で白煙を生じる。加熱すると分解する。水に溶けやすい。市販品は含有率32%溶液である。強酸性。
毒性	吸入：鼻、のど、気管支、肺などの粘膜が刺激され、おかされる。はなはだしい場合は肺水腫を起こし、呼吸困難を起こす。 皮膚：激しい痛みを感じ、皮膚の内部にまで浸透腐食する。薄い溶液でも指先に触れると爪の間に浸透し、激痛を感じる。 眼：粘膜などが激しくおかされ、失明する。
注意事項	①火災などで強熱されると有毒な弗化水素ガス及び四弗化ケイ素ガスが発生する。②大部分の金属、ガラス、コンクリートなどを激しく腐食する。③水と急激に接触すると多量の熱を発生し、酸が飛散する。④直接中和剤を散布すると発熱し、酸が飛散するので、ある程度希釈してから中和する。⑤皮膚に接触した場合には、至急、医師による傷害部の皮下及び周囲に8.5％グルコン酸カルシウム液の注射を行い、さらにヒアルロニダーゼと塩酸プロカイン液を用いた手当てなどを受ける。
用途	セメントの硬化促進剤、鉛の電解製錬、鍍金の電解液。
貯蔵	容器を密閉して、換気の良い場所で保管。
廃棄	分解沈殿法。

硅弗化ナトリウム ★☆☆

ヘキサフルオロケイ酸ナトリウム、硅弗化ソーダ／Na₂[SiF₆] 液体 固体 臭気 有色

劇物	硅弗化水素酸塩類及びこれを含有する製剤。
性状	無色または白色の結晶。水に溶けにくい。アルコールに不溶。
毒性	吸入により灼熱感、咳、咽頭痛を起こす。経口摂取により、胃けいれん、灼熱感、吐き気、おう吐を起こす。
注意事項	①火災などで強熱されると有毒の四弗化ケイ素ガスが発生する。②酸と接触すると有毒の弗化水素ガス及び四弗化ケイ素ガスを発生する。
用途	釉薬、試薬、農薬、防腐剤。
貯蔵	強酸から離し、冷所、換気の良い場所で保管。
廃棄	分解沈殿法：水に溶かし、消石灰などの水溶液を加えて処理した後、希硫酸を加えて中和し、沈殿ろ過して埋立処分する。

第4章 毒物及び劇物の性質

241

酢酸亜鉛

★☆☆

酢酸亜鉛二水和物、二酢酸亜鉛二水和物、ノベルジン／$Zn(CH_3COO)_2 \cdot 2H_2O$ 液体 固体 臭気 有色

劇物	無機亜鉛塩類。
性状	無色または白色結晶。二水和物が流通している。水に溶けやすく、エタノールにやや溶けにくい。水溶液は弱酸性を示し、酢酸臭を伴う。
毒性	吸入：鼻、のど、気管、気管支などの粘膜がおかされる。 皮膚：皮膚が刺激され、炎症を起こす。 眼：粘膜がおかされ、炎症を起こす。
注意事項	火災などで燃焼すると酸化亜鉛の煙霧及びガスを発生する。煙霧は亜鉛熱を起こし、煙霧及びガスは有害。
用途	分析用試薬、触媒、染色用試薬。
貯蔵	容器を密閉して冷乾所にて保管。
廃棄	沈殿法、焙焼法。

酢酸ウラニル

★☆☆

酢酸ウラニウム／$UO_2(CH_3COO)_2 \cdot 2H_2O$ 液体 固体 臭気 有色

劇物	司溶性ウラン化合物及びこれを含有する製剤。
性状	黄緑色の結晶、わずかな酢酸臭がある。水に可溶。強い蛍光を持つ。
毒性	放射性物質。
用途	試薬。
貯蔵	冷所、換気の良い場所で保管。

酢酸エチル

★★★

酢酸エチルエステル、エタン酸エチル／$CH_3COOC_2H_5$ 液体 固体 臭気 有色

劇物	原体。
性状	無色透明の液体で果実様の芳香がある。蒸気は空気より重く、引火しやすい（可燃性）。硼酸類を溶かし、樹脂、ベークライトを溶解する。燃焼により一酸化炭素を発生する。強酸化物と接触させない。
毒性	吸入毒性。粘膜を刺激し、持続的に吸入すると肺、肝臓及び心臓に障害をきたす。
用途	香料、溶剤、有機合成材料。
貯蔵	容器を密閉して冷乾所にて保管。
廃棄	燃焼法：①ケイソウ土などに吸収させて開放型の焼却炉で焼却する。 　　　　②焼却炉の火室へ噴霧し焼却する。 活性汚泥法。

酢酸タリウム ★★☆

CH₃COOTl 　液体 固体 臭気 有色

劇物	原体、製剤。
性状	不燃性の無色の結晶。無臭もしくは微酢酸臭がある。潮解性がある。水、アルコール、有機溶媒に可溶。
毒性	けいれん、麻痺を起こし、呼吸障害などを起こす。
用途	殺鼠剤。
貯蔵	冷所、換気の良い場所で保管。

酢酸鉛 ★☆☆

鉛糖、二酢酸鉛／Pb(CH₃COO)₂·3H₂O 　液体 固体 臭気 有色

劇物	鉛化合物。
性状	無色の結晶または白色の粉末。わずかな酢酸臭。水、グリセリンに可溶。アルコール、アセトンにはほとんど溶けない。ゆっくりと風化する。わずかに甘味。
毒性	吸入：鉛中毒を起こす。 皮膚：刺激作用がある。 眼：粘膜が激しく刺激される。
注意事項	強熱すると酸化鉛（Ⅱ）の有害な煙霧及びガスを発生する。
用途	レーキ、染料、鉛塩の製造。
貯蔵	酸化剤から離して保管。
廃棄	沈殿隔離法、焙焼法。
鑑別	硫化水素を加えると黒色の沈殿を生じる。

三塩化アンチモン ★☆☆

塩化アンチモン(Ⅲ)、アンチモンバター、アンチモン酪／SbCl₃ 　液体 固体 臭気 有色

劇物	アンチモン化合物及びこれを含有する製剤。
性状	淡黄色の結晶。潮解性がある。水分により分解して、オキシ塩化アンチモン（Ⅲ）を生じ、白煙（塩化水素ガス）を発生する。塩酸、エタノール、二硫化炭素、ベンゼン、アセトン、クロロホルムに溶けやすい。
毒性	吸入：鼻、のど、気管支が刺激され、粘膜をおかす。 皮膚：炎症を起こす。 眼：粘膜が激しく刺激される。
注意事項	強熱すると酸化アンチモン（Ⅲ）の有害な煙霧及びガスを発生する。
用途	木綿の媒染剤、塗装剤。
貯蔵	着火源、酸化剤から離して冷所、換気の良い場所で保管。
廃棄	沈殿法：水に溶かし、硫化ナトリウム水溶液を加えて沈殿させ、ろ過して埋立処分する。

酸化アンチモン（Ⅲ）

三酸化ニアンチモン、三酸化アンチモン、無水亜アンチモン酸、アンチモン華、アンチモン白／Sb₂O₃

劇物	酸化アンチモン（Ⅲ）。
性状	不燃性の白色の粉末。水にほとんど溶けない。濃硫酸、濃硝酸、塩酸、アルカリ溶液に可溶。
毒性	眼：異物感を与え、粘膜が刺激される。
用途	還元剤、顔料、試薬。
貯蔵	冷所、換気の良い場所で容器を密閉して保管。
廃棄	固化隔離法、沈殿法。

酸化カドミウム

★★☆

酸化カドミウム（Ⅱ）／CdO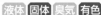

劇物	カドミウム化合物。
性状	赤褐色もしくは茶色の粉末固体。水に不溶。酸に易溶。アンモニア水、アンモニウム塩類水溶液に可溶。
毒性	吸入：鼻、のど、気管支などが刺激され、頭痛、めまい、悪心などのカドミウム中毒を起こす。 眼：異物感を与え、粘膜が刺激される。
注意事項	強熱すると有害な煙霧を発生する。
用途	電気めっき、試薬。
貯蔵	容器を密閉して、換気の良い場所で保管。
廃棄	固化隔離法：セメントで固化し溶出試験を行い、溶出量が判定基準以下であることを確認して埋立処分する。 焙焼法：多量の場合には還元焙焼法により金属カドミウムとして回収する。
鑑別	• 水溶液に水酸化ナトリウム溶液を加えると白色の水酸化カドミニウムが沈殿する。 • 炭の上に小さな孔を作り、脱水炭酸ソーダの粉末とともに試料を吹管炎で熱灼すると、褐色のかたまりとなる。

四塩化炭素

★★★

テトラクロルメタン、四塩化メタン／CCl₄

劇物	四塩化炭素。四塩化炭素を含有する製剤。
性状	無色の液体。不燃性で特有の臭気（麻酔の芳香）がある。蒸気は空気より重く、水に極めて溶けにくい。アルコール、ベンゼン、クロロホルム、エーテル、二硫化炭素、石油エーテル、油類と混和。揮発性。空気、湿気などで、常温でも徐々に分解し、塩化水素、ホスゲンなどを生じる。
毒性	頭痛、吐き気を催し、黄疸のように角膜が黄色になる。しだいに尿毒症状を呈し、重症なときは死亡する。

| 注意事項 | 火災などで強熱されるとホスゲンを発生する恐れがあるので注意する。 |

| 用途 | 洗濯剤及び種々の洗浄剤の製造、引火性の少ないベンジンの製造、化学薬品。 |

| 貯蔵 | 亜鉛または錫メッキをした鋼鉄製容器で保管し、高温に接しない場所に保管する。 |

| 廃棄 | 燃焼法：過剰の可燃性溶剤または重油などの燃料とともに、アフターバーナー及びスクラバーを具備した焼却炉の火室へ噴霧して、できるだけ高温で焼却する。 |

| 鑑別 | アルコール溶液に水酸化カリウム溶液と銅粉とともに煮沸すると、黄赤色の沈殿を生ずる。 |

シクロヘキシルアミン ★☆☆

アミノシクロヘキサン、ヘキサヒドロアニリン／$C_6H_{11}NH_2$ 液体 固体 臭気 有色

| 劇物 | シクロアミン及びこれを含有する製剤。 |

| 性状 | 無色の液体。強いアミン臭（生臭い）がある。水及びエタノール、エーテル、有機溶剤に可溶。引火しやすい。強塩基性で有毒。 |

| 毒性 | 吸入：粘膜が刺激され、炎症を起こす。また、倦怠感、頭痛、めまい、吐き気、チアノーゼなどの症状を起こす。はなはだしい場合には意識不明となり、こん睡状態に陥る。
皮膚：炎症を起こす。皮膚より吸収され、中毒を起こす。 |

| 注意事項 | 火災などで燃焼して窒素酸化物の有害なガスを発生する。 |

| 用途 | ゴム用薬品、染色助剤、殺虫剤、酸素吸入剤。 |

| 貯蔵 | 火気、酸、酸化剤、アルミニウム、銅、亜鉛から離し、換気の良い場所で密閉して保管。 |

| 廃棄 | 燃焼法、活性汚泥法。 |

ジクロル酢酸 ★☆☆

ジクロロ酢酸／$CHCl_2COOH$ 液体 固体 臭気 有色

| 劇物 | ジクロル酢酸。 |

| 性状 | 無色もしくは薄い赤褐色の刺激臭のある液体。吸湿性を持ち、水、エタノール、エーテルに溶けやすい。強酸性。 |

| 毒性 | 吸入：粘膜が激しくおかされる。
皮膚：極めて刺激性、腐食性が強く、やけど（薬傷）、えそを生じる。 |

| 用途 | 試薬。 |

| 貯蔵 | 吸湿性があるので密閉し、耐腐食性、耐腐食性内張りのある容器に入れ、アルカリと隔離して保管。 |

| 廃棄 | 燃焼法。 |

ジクワット ★★☆

レグロックス、2,2'-ジピリジリウム-1,1'-エチレンジブロミド、ジクワットジブロミド／C₁₂H₁₂Br₂N₂　液体 固体 臭気 有色

劇物　ジクワット及びこれを含有する製剤。

性状　淡黄色結晶で水に溶けやすい。中性下、酸性下で安定。アルカリ性下で不安定。水溶液中では紫外線で分解する。腐食性がある。

毒性　吸入：鼻やのどなどの粘膜に炎症を起こし、はなはだしい場合は、吐き気、おう吐、下痢などを起こす。
皮膚：皮膚が刺激され、紅斑、浮腫などを起こす。放置すると皮膚より吸収され中毒を起こす。
眼：軽度の結膜充血などを起こす。

注意事項　①土壌などに強く吸着されて不活性化する性質がある。②誤って嚥下した場合には、消化器障害、ショックのほか、数日遅れて腎臓の機能障害、肺の軽度の障害を起こすことがあるので、特に症状がない場合にも至急医師による手当てを受ける。

用途　除草剤。

貯蔵　日光や火気を避け容器を密閉して、換気の良い冷所で保管。

廃棄　燃焼法：①木粉（おが屑）などに吸収させて、アフターバーナー及びスクラバーを具備した焼却炉で焼却する。
②そのままアフターバーナー及びスクラバーを具備した焼却炉の火室へ噴霧し、焼却する。

ジメチルアミン ★☆☆

N-メチルメタンアミン／(CH₃)₂NH　気体 液体 固体 臭気 有色

劇物　原体及びこれを含有する製剤。含有率50%を超えるもの。

性状　無色の液化ガス（気体）。市販品は含有率50%の溶液。魚臭（高濃度はアンモニア臭）。水、メタノール、エタノールに溶けやすい。蒸気は空気より重く、引火しやすい。腐食性が強く、塩基性。

毒性　吸入：鼻、のど、気管支などの粘膜が激しく刺激され、炎症を起こす。はなはだしい場合には肺水腫、呼吸困難を起こす。また、胃けいれん、おう吐、下痢などを起こす。
皮膚：皮膚が激しく刺激され、炎症を起こす。直接液に触れると凍傷を起こす。
眼：粘膜が激しく刺激され、炎症を起こす。直接液が入ると失明する。

用途　界面活性剤原料、ゴム加硫促進、皮なめし。

貯蔵　火気、酸化剤、酸素、爆発物、ハロゲン、圧縮空気、酸、塩基、直射日光を避け、換気の良い場所で40℃以下の温度で保管。

廃棄　燃焼法、活性汚泥法。

臭化エチル ★★★

ブロモエタン、ブロムエチル／C₂H₅Br

C_2H_5Br

液体 固体 臭気 有色

劇物	ブロムエチル。
性状	無色もしくは淡黄色の液体。揮発性で、エーテル臭を持つ。蒸気は空気より重く引火しやすい。水に不溶。エタノールに可溶。
毒性	頭痛、眼及び鼻孔の刺激、呼吸困難などとして現れ、皮膚につくと水疱を生じる。
用途	アルキル化剤。医薬・農薬・有機合成原料、冷凍剤原料。
貯蔵	火気、酸化剤、直射日光を避け、換気の良い冷所で保管。
廃棄	燃焼法：可燃性溶剤とともに、スクラバーを具備した焼却炉の火室へ噴霧し焼却する。

臭化水素酸 ★★☆

ブロム水素酸、ブロム水素／HBr・aq

$HBr \cdot aq$

液体 固体 臭気 有色

劇物	ブロム水素及びこれを含有する製剤。
性状	臭化水素（ガス）の溶液。市販品は、47〜49％水溶液で無色または微黄色の液体。臭化水素は刺激臭のある無色の、腐食性のガスである。水に極めて溶けやすい。腐食性が強く、強酸性。
毒性	吸入：のど、気管支、肺などが刺激され、粘膜をおかす。 皮膚：刺激性が強く、炎症、潰瘍を起こす。 眼：眼の粘膜が激しく刺激され、炎症を起こし、失明する。
注意事項	①大部分の金属、コンクリートなどを腐食する。②臭化水素酸には、爆発性、引火性はないが、各種の金属と反応して水素ガスを発生し、空気と混合して引火爆発する。③直接中和剤を散布すると発熱し飛散する。
用途	ブロム塩の製造、臭化アルキルの製造。
貯蔵	容器を密閉して涼しく、換気の良い場所で保管。
廃棄	中和法：水酸化ナトリウムまたは消石灰の水溶液で中和した後、多量の水で希釈して処理する。

臭化メチル ★★★

ブロモメタン、ブロムメチル、メチルブロマイド／CH₃Br

CH_3Br

気体 液体 固体 臭気 有色

劇物	ブロムメチル及びこれを含有する製剤。
性状	無色の圧縮液化ガス（気体）。わずかに甘いクロロホルム様の臭いがある。圧縮することにより、無色または淡黄緑色の液体となる。ガスは空気より重い。水に溶けにくい。アルコール、クロロホルム、エーテル、二硫化炭素、四塩化炭素、ベンゼンと混和。

重クロム酸アンモニウム　★☆☆

ニクロム酸アンモニウム、ピロクロム酸アンモニウム、重クロム酸アンモン／$(NH_4)_2Cr_2O_7$　液体 固体 臭気 有色

劇物	重クロム酸塩類及びこれを含有する製剤。
性状	黄赤もしくは暗赤、橙赤色の結晶。185℃で窒素ガスを発生する。水に溶けやすい。他の物質の燃焼を助長する。強力な酸化剤。
毒性	**吸入**：鼻、のど、気管支などの粘膜がおかされ、クロム中毒を起こす。 **皮膚**：皮膚炎または潰瘍を起こす。 **眼**：粘膜が刺激され、結膜炎を起こす。
用途	オフセット印刷。
貯蔵	可燃物及び禁忌物質から離して、冷所、換気の良い場所に密閉して保管。
廃棄	還元沈殿法。

重クロム酸カリウム　★★☆

ニクロム酸カリウム、ピロクロム酸カリウム、酸性クロム酸カリウム、重クロム酸カリ／$Cr_2K_2O_7$　液体 固体 臭気 有色

劇物	重クロム酸塩類及びこれを含有する製剤。
性状	黄赤色もしくは橙赤色の結晶。融点398℃、分解点500℃。水に可溶、エタノールに不溶。強力な酸化剤。
毒性	**吸入**：鼻、のど、気管支などの粘膜がおかされ、クロム中毒を起こす。 **皮膚**：皮膚炎または潰瘍を起こす。 **眼**：粘膜が刺激され、結膜炎を起こす。
用途	工業用酸化剤。
貯蔵	容器を密閉して、換気の良い場所で保管。
廃棄	還元沈殿法：希硫酸に溶かし、クロム酸を遊離させ、還元剤（硫酸第一鉄など）の水溶液を過剰に用いて還元した後、消石灰、ソーダ灰などの水溶液で処理し、水酸化クロム（Ⅲ）として沈殿ろ過する。溶出試験を行い、溶出量が判定基準以下であることを確認して埋立処分する。
鑑別	水によく溶け特有のオレンジ色を呈する。水溶液に酢酸鉛を加えると黄色沈殿を生じる。

248

重クロム酸ナトリウム　★★☆

重クロム酸ソーダ、ニクロム酸ナトリウム二水和物／$Na_2Cr_2O_7$　　液体 固体 臭気 有色

劇物	重クロム酸塩類及びこれを含有する製剤。
性状	赤または橙色の結晶。潮解性。水に易溶、アルコールに不溶。
毒性	灼熱感、咽頭痛、咳、喘鳴、息苦しさ。発赤、痛み、皮膚熱傷。
注意事項	可燃物と混合しないように注意する。
用途	酸化剤、顔料原料、媒染剤、製革用、鍍金用。
貯蔵	容器を密閉して、換気の良い場所で保管。
廃棄	還元沈殿法：希硫酸に溶かし、クロム酸を遊離させ、還元剤（硫酸第一鉄など）の水溶液を過剰に用いて還元した後、消石灰、ソーダ灰などの水溶液で処理し、水酸化クロム（Ⅲ）として沈殿ろ過する。溶出試験を行い、溶出量が判定基準以下であることを確認して埋立処分する。
漏洩	飛散したものは空容器にできるだけ回収、その後、硫酸第一鉄などの還元剤の水溶液を散布。消石灰、ソーダ灰などの水溶液で処理した後、多量の水を用いて洗い流す。

シュウ酸（蓚酸）　★★★

$(COOH)_2$　　液体 固体 臭気 有色

劇物	蓚酸及びこれを含有する製剤。ただし、含有率10％以下のものは除く。
性状	無色透明の稜柱状結晶である。水に溶けやすい。水溶液は過マンガン酸カリウム溶液を退色する。風化する。
毒性	神経をおかす。血液中の石灰分（カルシウムイオン）と結合し、蓚酸カルシウムとなり結石などを生じることで神経系をおかす。胃痛、おう吐、粘膜の炎症を起こし、腎臓がおかされる。
用途	捺染剤、木、コルク、綿、藁製品などの漂白剤、鉄錆のよごれ落とし、真鍮、銅みがき。
貯蔵	乾燥空気中で風化するので、密栓して保管。
廃棄	燃焼法：焼却炉で燃焼する。 活性汚泥法：ナトリウム塩とした後、活性汚泥で処理する。
鑑別	・水溶液を酢酸で弱酸性にして酢酸カルシウムを加えると結晶性の沈殿を生じる。 ・過マンガン酸カリウムの紫色を無色化する。 ・水溶液にアンモニア水で弱アルカリ性にし、塩化カルシウムを加えると、白色沈殿を生じる。

シュウ酸ナトリウム　★★☆

蓚酸ソーダ／$(COONa)_2$　　液体 固体 臭気 有色

劇物	蓚酸塩類及びこれを含有する製剤。ただし、蓚酸として含有率10％以下のものは除く。

性状	白色の結晶性粉末。水に易溶、エタノール、エーテルに不溶。
毒性	吸入：鼻の粘膜が刺激される。
	眼：粘膜が刺激され、炎症を起こす。
用途	分析化学、写真用試薬、繊維工業。
貯蔵	容器を密閉して冷乾所にて保管。
廃棄	燃焼法、活性汚泥法。

臭素 ★★☆

ブロム、ブロミン／Br₂   液体 固体 臭気 有色

劇物	臭素。
性状	赤褐色の液体。揮発性。強い刺激臭。気体は空気より重い（5.5倍）。不燃性。水、エタノール、有機溶剤に溶ける。
毒性	腐食性及び揮発性であるため、鼻、気管支などを強く刺激する。液に触れると激痛を伴う炎症または潰瘍を生じる。眼の粘膜が激しく刺激され炎症を起こす。
用途	化学薬品、アニリン染料の製造、写真用試薬、殺虫剤。
貯蔵	濃塩酸、アンモニア水などと離し、耐腐食性、耐腐食性内張りのある容器に入れて密閉し、換気の良い場所に保管。
廃棄	アルカリ法：アルカリ水溶液（石灰乳または水酸化ナトリウム水溶液）中に少量ずつ滴下し、多量の水で希釈して処理する。
	還元法：多量の水で希釈し還元剤（例えばチオ硫酸ナトリウム水溶液など）の溶液を加えた後中和する。その後、多量の水で希釈して処理する。
鑑別	・外観と臭気によって、容易に鑑別することができる。
	・澱粉糊液を橙黄色に染め、ヨウ化カリウム澱粉紙を藍変し、フルオレッセン溶液を赤変する。

硝酸 ★★★

HNO₃   液体 固体 臭気 有色

劇物	硝酸及びこれを含有する製剤。ただし、含有率10％以下のものは除く。
性状	極めて純粋な水分を含まない硝酸は無色または淡黄色の液体。息詰まるような刺激臭。有機物に接触すると自然発火する。高濃度のものは空気中で発煙する（刺激性白霧を発する）。不燃性。高濃度のものが水によく溶ける。金、白金、その他白金族の金属を除く諸金属を溶解し、硝酸塩を生ずる。
毒性	蒸気は眼、呼吸器などの粘膜及び皮膚に強い刺激性を持つ。高濃度のものが皮膚に触れるとガスを発生し、皮膚を白くさせる。その後、キサントプロテイン反応によって皮膚が黄変する。
注意事項	それ自体がNO₂（二酸化窒素）を含有し、過熱すると、有害な酸化窒素ガスを発生する。
用途	冶金、爆薬、硝酸塩の製造、セルロイド工業。

貯蔵	可燃物及び禁忌物質、熱源から離し、換気の良い場所で保管。
廃棄	中和法。
鑑別	銅屑を加えて熱すると藍色を呈して溶け、その際に赤褐色(せきかっ)の蒸気を発生する。

硝酸(しょうさん)ウラニル　★☆☆

硝酸ウラニウム／UO₂(NO₃)₂·6H₂O　液体 固体 臭気 有色

劇物	可溶性ウラン化合物及びこれを含有する製剤。
性状	淡黄色(たんこう)の結晶。不燃性。水に可溶。
毒性	放射性物質。皮膚、眼、粘膜への腐食性刺激がある。
用途	ガラス製造、写真用試薬、試薬。
貯蔵	容器を密閉して冷乾所にて保管。

硝酸銀(しょうさんぎん)　★★☆

AgNO₃　液体 固体 臭気 有色

劇物	無機銀塩類。
性状	無色透明の結晶。光によって分解して黒変(こくへん)する。強力な酸化剤。腐食性。水に極めて溶けやすい。アセトン、グリセリンに可溶。
毒性	吸入：鼻、のど、気管支の粘膜が刺激され、粘膜を腐食する。 皮膚：皮膚が刺激され、腐食する。 眼：粘膜が激しく刺激される。
注意事項	強熱すると酸化銀（Ⅱ）の有害な煙霧(えんむ)及びガスを発生する。
用途	銀塩原料試薬、鍍金(ときん)、写真用試薬。
貯蔵	ガラス瓶などを用いて、乾燥した冷暗所で保管。
漏洩	飛散したものは空容器にできるだけ回収し、その後、食塩水を用いて処理し、多量の水を用いて洗い流す。
廃棄	沈殿法、焙焼法。
鑑別	・水溶液に塩酸を加えると白色沈殿（塩化銀）を生じる。その溶液に硫酸と銅を加えて熱すると、赤褐色(せきかっ)の蒸気を発生する。 ・水溶液に塩化ナトリウムの水溶液を加えると白色沈殿を生じ、硫化水素を通じると黒色沈殿を生じる。

硝酸(しょうさん)タリウム　★★☆

TINO₃　液体 固体 臭気 有色

| 劇物 | 硝酸タリウム及びこれを含有する製剤。ただし、硝酸タリウムを0.3%以下を含有し、黒色に着色され、かつ、トウガラシエキスを用いて著しく辛く着味されているものを除く。 |
| 性状 | 白色の結晶。水、エタノールに溶けにくく、熱水には溶けやすい。 |

毒性	局所刺激性がある。飲むとけいれんを起こし、死にいたる。心臓、肝臓、腎臓の毛細血管に対して、特に毒性が強い。
用途	殺鼠剤。
貯蔵	容器を密閉して冷乾所にて保管。
廃棄	中和法。

硝酸第二銅　★☆☆

硝酸銅（Ⅱ）／Cu(NO₃)₂·3H₂O
$Cu(NO_3)_2 \cdot 3H_2O$

液体 固体 臭気 有色

劇物	無機銅塩類。
性状	濃青色の結晶。潮解性。水に極めて溶けやすい。エタノール、エーテルに可溶。酢酸エチルには溶けにくい。
注意事項	①可燃物と混合し加熱すると発火する。②強熱すると酸化銅（Ⅱ）の有害な煙霧及びガスを発生する。
用途	酸化剤、試薬。
貯蔵	可燃物、禁忌物質、熱から離して容器を密閉して保管。
廃棄	沈殿法、焙焼法。

硝酸鉛　★☆☆

硝酸鉛（Ⅱ）／Pb(NO₃)₂
$Pb(NO_3)_2$

液体 固体 臭気 有色

劇物	鉛化合物。
性状	無色透明の結晶。470℃で分解して一酸化鉛になる。水に溶けやすい。アンモニア水、アルカリに可溶。エタノールに不溶。不燃性。
毒性	**吸入**：鉛中毒を起こす。 **眼・皮膚**：刺激作用がある。
注意事項	強熱すると酸化鉛（Ⅱ）の有害な煙霧及びガスを発生する。
用途	鉛塩の製造、試薬。
貯蔵	容器を密閉し、火気、可燃物、禁忌物質、可燃性物質、還元物質から離して冷所、換気の良い場所で保管。
廃棄	沈殿隔離法、焙焼法。

硝酸バリウム　★☆☆

Ba(NO₃)₂
$Ba(NO_3)_2$

液体 固体 臭気 有色

劇物	バリウム化合物。
性状	無色透明の結晶。水にやや溶けやすい。
毒性	はなはだしい場合は、鼻、のど、気管支、肺などの粘膜が刺激され、炎症を起こす。
注意事項	①可燃物と混ざると易燃性で爆発性の混合物となる。②強熱すると有害な酸化窒素ガスを発生する。

| 用途 | 煙火の原料。 |

- 用途　煙火の原料。
- 貯蔵　酸化剤、還元剤、直射日光を避け、冷暗所に保管。
- 廃棄　**沈殿法**：水に溶かし、硫酸ナトリウムの水溶液を加えて処理し、沈殿ろ過して埋立処分する。
- 鑑別　白金線に試料をつけて、溶融炎で熱し、次に希塩酸で白金耳を湿して再び溶融炎での色をみると、緑黄色となる。

水酸化カリウム ★★★

苛性カリ／KOH　　液体 固体 臭気 有色

- 劇物　水酸化カリウム及びこれを含有する製剤。ただし、含有率５％以下のものを除く。
- 性状　白色の粒状結晶、潮解性を持つ。強アルカリ性、水に発熱しながら溶解。腐食性が強い。不燃性。炎色反応は紫色を示す。
- 毒性　濃厚水溶液は強アルカリ性で腐食性が強く、皮膚をはじめ体組織を損傷する。微粒子やミストを吸入すると鼻、のど、気管支、肺を刺激する。皮膚や結膜、角膜が激しくおかされ、失明する危険性が高い。
- 注意事項　水酸化カリウム水溶液には、爆発性、引火性はないが、アルミニウム、錫、亜鉛などの金属を腐食して水素ガスを発生し、これが空気と混合して引火爆発する。
- 用途　化学工業用、化粧品。
- 貯蔵　容器を密閉して、換気の良い場所で保管。
- 廃棄　**中和法**：水を加えて希薄な水溶液とし、酸（希塩酸、希硫酸など）で中和させた後、多量の水で希釈して処理する。
- 鑑別
  - 水溶液に酒石酸溶液を過剰に加えると、白色結晶性の沈殿を生じる。
  - 塩酸を加えて中和した後、塩化白金溶液を加えると黄色結晶性の沈殿を生じる。
- 漏洩　極めて腐食性が強いので、作業の際には十分に注意し、少量漏洩した場合、多量の水を用いて十分に希釈して洗い流す。

水酸化ナトリウム ★★★

苛性ソーダ／NaOH　　液体 固体 臭気 有色

- 劇物　水酸化ナトリウム及びこれを含有する製剤。ただし、含有率５％以下のものを除く。
- 性状　白色の粒状結晶で繊維状結晶様の破砕面を現す。潮解性を持つ。強アルカリ性。水に発熱しながら溶解。腐食性が強い。不燃性。炎色反応は黄色を示す。
- 毒性　腐食性が極めて強いため、眼に入った場合は結膜や角膜が激しくおかされ、失明する危険性が高い。また、高濃度溶液を経口摂取すると、口内、食道、胃などの粘膜を腐食して死亡する。
- 注意事項　苛性ソーダ水溶液は、爆発性でも引火性でもないが、アルミニウム、錫、亜鉛

などの金属を腐食して水素ガスを発生し、これが空気と混合して**引火爆発**する。

用途	石鹸製造、化学工業用、染料、パルプ工業、レーヨン、合成化学、試薬。
貯蔵	潮解性があるため、容器を密閉して保管。
廃棄	**中和法**：水を加えて希薄な水溶液とし、酸（希塩酸、希硫酸など）で中和させた後、多量の水で希釈して処理する。
鑑別	炎色反応は黄色になり、長時間続く。

水酸化バリウム ★☆☆

Ba(OH)₂ 　液体 固体 臭気 有色

劇物	バリウム化合物。
性状	一水和物及び八水和物が一般的なものである。 **一水和物**⇒白色の粉末。 **八水和物**⇒無色透明の結晶または白色の塊。水にやや溶けやすい。空気中の二酸化炭素を吸収しやすい。強アルカリ性。エタノールにわずかに溶け、エーテルに不溶。
毒性	**皮膚・吸入**：粘膜が刺激され、炎症を起こす。高濃度溶液を経口摂取すると、口内、食道、胃などの粘膜を腐食して死亡する。 **眼**：結膜や角膜が激しくおかされ、失明する。
注意事項	多量に摂取すると、おう吐、腹痛、下痢などの症状を起こす。
用途	試薬。
貯蔵	直射日光を避け、冷暗所に保管。
廃棄	**沈殿法**：水に溶かし、希硫酸を加えて中和し、沈殿ろ過して埋立処分する。
漏洩	希硫酸を用いて中和し、多量の水を用いて洗い流す。

水素化アンチモン ★☆☆

トリヒドロアンチモン、三水素化アンチモン、スチビン／ **H₃Sb** 　気体 固体 臭気 有色

劇物	アンチモン化合物及びこれを含有する製剤。
性状	無色でニンニク臭がある気体。水に難溶。空気中では常温でも徐々に分解する。
毒性	ヘモグロビンと結合し急激な赤血球の減少を導き、強い溶血作用が現れる。また、肺水腫や肝臓、腎臓にも影響し、頭痛、吐き気、衰弱、呼吸低下などの兆候が現れる。
注意事項	高圧ボンベに着火した場合には消火せずに燃焼させる。
用途	エピタキシャル成長用。
廃棄	多量の水に少量ずつガスを吹き込み、溶解し希釈した後、少量の硫酸を加える。その後、硫化ナトリウム水溶液を加えて沈殿させ、ろ過して埋立処理する。

254

スルホナール ★☆☆

ジエチルスルホンジメチルメタン／$C_7H_{16}O_4S_2$　液体 固体 臭気 有色

劇物	スルホナール。
性状	無色で稜柱状の粉末性結晶。臭気はなく、味もほとんどしない。水、溶媒に難溶だが、熱を加えてあたためると溶ける。
毒性	おう吐、めまい、胃腸障害、腹痛、下痢または便秘を起こし、運動失調、麻痺、腎臓炎、尿量減退、ポルフィリン尿(尿が赤色を呈する)として現れる。
用途	殺鼠剤。医薬（催眠剤）。
貯蔵	容器を密閉して冷乾所にて保管。
鑑別	木炭とともに熱すると、メルカプタンの臭気を放つ。

ダイアジノン ★★★

2-イソプロピル-4-メチルピリミジル-6-ジエチルチオホスフェイト／$C_{12}H_{21}N_2O_3PS$　液体 固体 臭気 有色

劇物	ダイアジノン及びこれを含有する製剤。ただし、含有率5％（マイクロカプセル製剤にあっては、30％）以下を含有するものを除く。
性状	黄淡褐色の特異臭（エステル臭）のある透明液体。純品は無色液体。水にほとんど溶けない。有機溶剤に溶けやすい。
毒性	縮瞳、意識混濁、全身いけんなどを起こす。結膜充血などを起こす。
注意事項	解毒剤としてPAMを使用しても効果が認められなかった場合は、硫酸アトロピン製剤に変えること。
用途	接触性殺虫剤。
貯蔵	酸化剤、還元剤、直射日光を避け、冷暗所で保管。
廃棄	燃焼法：①木粉（おが屑）などに吸収させて、アフターバーナー及びスクラバーを具備した焼却炉で焼却する。 ②可燃性溶剤とともにアフターバーナー及びスクラバーを具備した焼却炉の火室へ噴霧し、焼却する。

炭酸バリウム ★★☆

炭酸重土／$BaCO_3$　液体 固体 臭気 有色

劇物	バリウム化合物。
性状	白色粉末。水溶液はアルカリ性。不燃性。水に溶けにくい。酸に可溶だが、希硫酸には溶けない。アルコールに不溶。
毒性	鼻、のど、気管支、肺などの粘膜を刺激し、炎症を起こす。多量に摂取すると、おう吐、腹痛、下痢などの症状を起こすことがある。
用途	バリウム塩の製造、釉薬、光学ガラス。
貯蔵	強酸から離し、冷所、換気の良い場所で保管。
廃棄	沈殿法：水に懸濁し、希硫酸を加えて加熱分解した後、消石灰、ソーダ灰などの水溶液を加えて中和し、沈殿ろ過して埋立処分する。 固化隔離法：セメントを用いて固化し、埋立処分する。

チオセミカルバジド ★★☆

H₂NCSNHNH₂ `液体` `固体` `臭気` `有色`

劇物	原体は毒物、製剤は劇物。含有率0.3％以下で黒色に着色かつトウガラシ味に着味されている製剤は普通物とされる。
性状	白色の結晶。水、アルコールに可溶。
用途	アルデヒド、ケトン類の確認試薬、殺虫剤、防虫剤。
貯蔵	容器を密閉して冷乾所にて保管。

チメロサール ★★☆

[[(2-カルボキシラトフエニル)チオ](エチル)水銀酸ナトリウム、エチル水銀チオサリチル酸ナトリウム／NaOCOC₆H₄SHgC₂H₅] `液体` `固体` `臭気` `有色`

劇物	水銀化合物及びこれを含有する製剤（チメロサール0.1％超過：毒物、0.1％以下：劇物）。
性状	白色もしくは淡黄色結晶性粉末。水に溶けやすく、エタノールにも可溶。光により分解する。熱により酸化水銀（Ⅱ）を発生する。
毒性	**吸入**：鼻、のど、気管支の粘膜に炎症を起こし、水銀中毒を起こす。 **皮膚**：刺激作用があり、炎症を起こす。 **眼**：粘膜が激しく刺激される。
用途	医薬品。
貯蔵	冷所、換気の良い場所で保管。

DCIP ★☆☆

ジ(2-クロルイソプロピル)エーテル、2,2'-ジクロルジイソプロピルエーテル／C₆H₁₂Cl₂O `液体` `固体` `臭気` `有色`

劇物	DCIP及びこれを含有する製剤。
性状	淡黄色または透明の液体。特有の刺激臭。水に極めて溶けにくい。有機溶剤に溶けやすい。
毒性	**吸入**：倦怠感、頭痛、めまい、貧血、呼吸困難などを起こす。 **皮膚**：軽度の紅斑、浮腫などを起こすことがある。放置すると皮膚より吸収され中毒を起こす。 **眼**：粘膜が刺激され、角膜混濁、結膜充血、浮腫、虹彩炎などを起こす。
用途	根瘤線虫の駆除。
貯蔵	混触危険物質（ハロゲン、無機酸類、アミン類、イソシアン酸塩類、モノマー類、強酸類、酸化剤）、火気から離しておく。容器を密閉して、換気の良い場所で保管。
廃棄	燃焼法。

DDVP ★★☆

ジクロルボス、ジメチル-2,2-ジクロルビニルホスフェイト／C₄H₇Cl₂O₄P `液体` `固体` `臭気` `有色`

劇物	DDVP及びこれを含有する製剤。

性状	無色もしくは薄い黄色の油状液体。刺激性のエーテル様臭気。水にやや溶けにくい。有機溶剤に溶けやすい。水中で徐々に加水分解する。
毒性	激しい中枢神経刺激と副交感神経刺激が認められる。
注意事項	①アルカリで急激に分解すると発熱するので、分解させるときは希薄な消石灰などの水溶液を用いる。②解毒剤としてPAMを使用しても効果が認められなかった場合は、硫酸アトロピン製剤に変えること。
用途	農薬（毒性の低い有機リン剤で、散布後毒成分が早く消失するため、茶、桑などの残留毒をきらう作物に使われる。そのかわり残効性は極めて劣る）、防疫用。殺虫剤。
貯蔵	酸化剤から離して保管。
廃棄	燃焼法：①木粉（おが屑）などに吸収させてアフターバーナー及びスクラバーを具備した焼却炉で焼却する。 ②可燃性溶剤とともにアフターバーナー及びスクラバーを具備した焼却炉の火室へ噴霧し、焼却する。 アルカリ法：10倍量以上の水と撹拌しながら加熱還流して加水分解し、冷却後、水酸化ナトリウムなどの水溶液で中和する。

DEP ★★☆

トリクロルホン、トリクロルヒドロキシエチルジメチルホスホネイト、ディプテレックス／$C_4H_8Cl_3O_4P$　液体 固体 臭気 有色

劇物	DEP及びこれを含有する製剤。ただし、含有率10％以下のものを除く。
性状	白色結晶。弱い特異臭を持つ。水に溶けやすい。脂肪族炭化水素以外の有機溶剤に溶けやすい。農業用は黄褐色油状液体。
毒性	**吸入**：倦怠感、頭痛、めまい、吐き気、おう吐、腹痛、下痢、多汗などの症状を呈し、はなはだしい場合は、縮瞳、意識混濁、全身けいれんなどを起こす。 **皮膚**：放置すると皮膚より吸収され中毒を起こす。 **眼**：粘膜が刺激され、炎症を起こす。
注意事項	解毒剤としてPAMを使用しても効果が認められなかった場合は、硫酸アトロピン製剤に変える。
用途	接触性殺虫剤。
貯蔵	火気、強塩基から離し、冷所、換気の良い場所で、容器を密閉して保管。
廃棄	燃焼法、アルカリ法。

トリクロル酢酸 ★★☆

トリクロロ酢酸／CCl_3COOH　液体 固体 臭気 有色

劇物	トリクロロ酢酸。
性状	無色の結晶。強い腐食性、わずかな刺激臭を持つ。潮解性を持つため、水に極めて溶けやすく、エタノール、エーテルに溶ける。水溶液は強酸性を示す。
毒性	皮膚、粘膜を刺激し腐食する。
用途	有機合成原料、医薬原料、農薬（除草剤）、除タンパク剤。

貯蔵	冷所、換気の良い場所で保管。
廃棄	燃焼法：可燃性溶剤とともにアフターバーナー及びスクラバーを具備した焼却炉の火室へ噴霧し焼却する。
鑑別	水酸化ナトリウム溶液を加えて熱すると、クロロホルムの臭気を放つ。

トリクロロシラン ★★☆

三塩化シラン／SiHCl₃ 液体 固体 臭気 有色

劇物	トリクロロシラン及びこれを含有する製剤。
性状	無色の液体。刺激臭を持ち、可燃性である。空気中の湿気により発煙する。水により加水分解し、塩酸を生成する。引火性。
毒性	吸入：鼻、のど、気管支などの粘膜が刺激され、炎症を起こす。はなはだしい場合には肺水腫を起こし、呼吸困難を起こす。 皮膚：皮膚が刺激され、炎症を起こす。 眼：粘膜が激しく刺激され、炎症を起こす。はなはだしい場合は失明する。
注意事項	火災などで燃焼して塩化水素の有害なガスを発生する。
用途	特殊材料ガス。
貯蔵	火災発生の恐れがあるため、水とのいかなる接触の可能性を排除し保管。火気、酸化剤、直射日光を避け、換気の良い場所で密閉して保管。
廃棄	分解沈殿法。

トルイジン ★★☆

アミノトルエン／CH₃C₆H₄NH₂ 液体 固体 臭気 有色

劇物	トルイジン。
性状	オルト（o−）、メタ（m−）、パラ（p−）の三種の異性体がある。オルト、メタは無色または褐色の液体。パラは白色の固体。特異臭がある。水にわずかに溶け、アルコール、エーテルに可溶。
毒性	摂取すると、メトヘモグロビンが形成され、チアノーゼ症状を起こす。
用途	染料の原料、有機合成の材料。
貯蔵	火気、酸化剤から離して、冷所にて保管。
廃棄	燃焼法：可燃性溶剤とともに焼却炉の火室へ噴霧し焼却する。 活性汚泥法。

トルエン ★★★

トルオール、メチルベンゼン／C₆H₅CH₃ 液体 固体 臭気 有色

| 劇物 | トルエン。 |
| 性状 | 芳香（ベンゼン臭）を持つ無色透明の液体。麻酔性。蒸気は空気より重く引火しやすい。水にほとんど溶けず、アルコール、ベンゼンに可溶。 |

258

毒性	はじめ短時間の興奮期を経て、深い麻酔状態に陥ることがある。皮膚を刺激し、皮膚からも吸収され、吸入した場合と同様の中毒症状を起こす。頭痛、食欲不振、大赤血球性貧血を起こす。
注意事項	常温で容器上部空間の蒸気濃度が爆発範囲に入っているので、取扱いに注意する。
用途	香料、染色、サッカリン、合成高分子材料の原料、溶剤、分析試薬。
貯蔵	着火源、酸化剤、日光から離し、換気の良い冷所で保管。
廃棄	燃焼法：①ケイソウ土などに吸収させて開放型の焼却炉で少量ずつ焼却する。②焼却炉の火室へ噴霧し焼却する。

ナトリウム ★★★

金曹、金属ソーダ、金属ナトリウム／Na　　液体 固体 臭気 有色

劇物	ナトリウム。
性状	金属光沢を持つ銀白色の軟らかい固体。空気中で酸化されやすい。水と激しく反応して、水酸化ナトリウムと水素を生成し、反応熱により水素が発火、爆発する。反応性に富む。
毒性	皮膚：やけど（熱傷と薬傷）を起こす。 眼：粘膜に激しい炎症を起こす。
注意事項	①燃焼すると生成した酸化ナトリウムが空気中で水酸化ナトリウムになり、皮膚、鼻、のどが刺激される。②水、二酸化炭素、ハロゲン化炭化水素などと激しく反応するので接触させない。
用途	アマルガム製造、漂白剤の過酸化ナトリウムの製造、試薬。
貯蔵	石油の中もしくは流動パラフィンの中に浸漬保存する。
廃棄	燃焼法：スクラバーを具備した焼却炉の中で乾燥した鉄製容器を用い、油または油を浸した布などを加えて点火し、鉄棒でときどき撹拌して完全に燃焼させる。残留物は放冷後水に溶かし、希硫酸などで中和する。 溶解中和法：不活性ガスを通じて酸素濃度を3％以下にしたグローブボックス内で乾燥した鉄製容器を用い、エタノールを徐々に加えて溶かす。溶解後水を徐々に加えて加水分解し、希硫酸などで中和する。
漏洩	禁水を表示する。流動パラフィン浸漬品の場合、漏出したものは、速やかに拾い集めて、灯油または流動パラフィンの入った容器に回収する。
鑑別	黄色の炎色反応を示す。

ニトロベンゼン ★★★

ニトロベンゾール／$C_6H_5NO_2$　　液体 固体 臭気 有色

| 劇物 | ニトロベンゼン。 |
| 性状 | 淡黄色または褐色の油状の液体。アーモンド臭。水に溶けにくく、アルコール、エーテルに溶けやすい。寒冷時には凍結する。 |

毒性	蒸気を吸入すると中毒を起こし、皮膚や粘膜が青黒くなる（チアノーゼ）、頭痛、めまい、眠気が起こる。はなはだしい場合は、こん睡、意識不明となる。角膜などに障害を起こすことがある。
用途	純アニリンの製造原料。
貯蔵	火気、熱源、酸化剤から離し冷所、換気の良い場所で保管。
廃棄	燃焼法：おが屑と混ぜて焼却するか、または可燃性溶剤（アセトン、ベンゼンなど）に溶かし焼却炉の火室へ噴霧し焼却する。

二硫化炭素　　　　　　　　　　　　　　★★★

硫化炭素／CS₂　　　　　　　　　　　液体 固体 臭気 有色

劇物	二酸化炭素及びこれを含有する製剤。
性状	特異臭（麻酔性芳香）のある無色または淡黄色の液体。蒸気は空気より重い。アルコール、エーテル、ベンゼンと混合する。麻酔性、引火性（引火点－30℃）。ゴム、樹脂、イオウ、リン、ロウ、脂肪などをよく溶解する。
毒性	興奮状態を経て麻痺状態に入り意識がもうろうとし、呼吸麻痺を起こし、死亡することがある。回復期に猛烈な頭痛を伴う。慢性中毒の場合、はじめ、頭痛、四肢の疼痛、食欲不振などがあり、ついで、麻酔状態、てんかん様発作などの精神症状が加わる。
注意事項	①非常に蒸発しやすく、その蒸気は空気と混合して爆発性混合ガスとなるので、火気は絶対に近づけない。②引火点－30℃、発火点100℃の極めて燃焼しやすい液体で電球の表面に触れるだけで発火する。③静電気に対する対策を十分考慮する。
用途	溶媒、ゴム工場、セルロイド工場、油脂の抽出、倉庫の燻蒸。
貯蔵	少量ならば栓ガラス、多量ならば鋼製ドラムを使用する。低温でも引火性があるので、開封後は蒸留水を混ぜておくと安全に保管できる。火気、酸化剤、酸素、爆発物、ハロゲン、圧縮空気、酸、塩基、食品化学品などから離して保管。
廃棄	酸化法：①次亜塩素酸ナトリウム水溶液と水酸化ナトリウムの混合溶液を撹拌しながら二硫化炭素を滴下し酸化分解させた後、多量の水で希釈して処理する。 ②$CS_2 + 6NaOH + 8NaClO \rightarrow Na_2CO_3 + 2NaSO_4 + 8NaCl + 3H_2O$ ③発熱反応なので還流冷却器を付し、二硫化炭素ガスが外へ漏れないよう注意する。 ④反応容器の気層中の二硫化炭素ガスの検知を行う。 燃焼法：①スクラバーを具備した焼却炉の火室へ噴霧し焼却する。 ②建物や可燃性構築物から離れた安全な場所で、冷えて乾いた砂、または土の上で少量ずつ場所を変えて燃焼する。

発煙硫酸　★★★

オリウム／$H_2SO_4 \cdot nSO_3$　液体 固体 臭気 有色

劇物	発煙硫酸。
性状	無色油状の液体。空気に触れると煙霧を発生する。刺激臭がある。腐食性、刺激性が強い。
毒性	蒸気を吸うと肺水腫を起こす。
注意事項	①可燃物、有機物と接触させない。②水と急激に接触すると多量の熱を発生し、酸が飛散する。③水で薄めて生じた希硫酸は各種の金属を腐食して水素ガスを発生し、これが空気と混合して引火爆発する。④直接中和剤を散布すると発熱し、酸が飛散する。
用途	染料工業。
貯蔵	冷所、換気の良い場所で保管。
廃棄	中和法：徐々に石灰乳などの攪拌溶液に加えて中和させた後、多量の水で希釈して処理する。

BPMC（バッサ）　★★☆

フェノブカルブ、2-（1-メチルプロピル）-フェニル-N-メチルカルバメート／$C_{12}H_{17}NO_2$　液体 固体 臭気 有色

劇物	原体、製剤。含有率2％（マイクロカプセル製剤にあっては15％）を超えるもの。
性状	白色・淡褐色の固体（プリズム状）もしくは無色透明の液体。水に極めて溶けにくく、有機溶剤に溶けやすい。
毒性	**吸入**：倦怠感、頭痛、めまい、吐き気、おう吐、腹痛、下痢、多汗などの症状を呈し、はなはだしい場合は、縮瞳、意識混濁、全身けいれんなどを起こす。 **皮膚**：軽度の紅斑などを起こす。放置すると皮膚より吸収されて中毒を起こす。 **眼**：軽度の角膜混濁、結膜発赤、浮腫、虹彩充血などを起こす。
解毒	硫酸アトロピン製剤を用いた適切な解毒手当てを受ける。
用途	農薬。
貯蔵	酸化剤から離して保管。
廃棄	燃焼法、アルカリ法。

ピクリン酸　★★★

2,4,6-トリニトロフェノール／$C_6H_2(OH)(NO_2)_3$　液体 固体 臭気 有色

劇物	ピクリン酸。ただし、爆発薬を除く。
性状	無色もしくは黄色の無臭の結晶。急熱や衝撃により爆発することがある。水にやや溶けにくく、アルコール、アセトンに易溶。

| 毒性 | 薬品が触れた器官は黄色に染まる。粘膜を刺激し、呼吸困難を起こす。皮膚が黄色に染まり皮膚からも吸収され、頭痛、めまい、悪心、おう吐、皮疹を生じる。角膜障害などを生じる。 |

| 注意事項 | ①酸化鉄、酸化銅、硫黄、沃素などと混合した場合は、摩擦、衝撃により、さらに激しく爆発するので、これらのものと一緒に置かない。②ガソリン、アルコール類など燃焼しやすい物質と接触させることを避け、火気に対し安全で隔離された場所に貯蔵する。③ピクリン酸の金属塩類は、さらに衝撃などに敏感になるので注意する。 |

| 用途 | 火薬、染料。 |

| 貯蔵 | 金属容器を用いない。火気に対し安全で隔離された場所に、硫黄、ガソリン、アルコールなどと離して貯蔵する。指定された適切な物質で湿らせて保管。通常は、安全のため15％以上の水を含有させ保管。 |

| 廃棄 | 燃焼法：①炭酸水素ナトリウムと混合したものを少量ずつ紙などで包み、他の木材、紙などと一緒に危害を生ずる恐れがない場所で、開放状態で焼却する。
②大過剰の可燃性溶剤とともに、アフターバーナー及びスクラバーを具備した焼却炉の火室へ噴霧して焼却する。 |

| 鑑別 | ・白色羊毛をつけると鮮黄色に染まる。
・温飽和水溶液はシアン化カリウム溶液によって暗赤色を呈する。 |

| 漏洩 | 飛散したものが乾燥しないように、適量の水を散布して空容器でできるだけ回収し、その後、多量の水を用いて洗い流す。また、回収物の保管、輸送に際しても、十分に水を含んだ状態を保つようにする。用具及び容器は金属製のものを使用してはならない。 |

フェノール　★★★

石炭酸／C$_6$H$_5$OH　液体 固体 臭気 有色

| 劇物 | フェノールを含有する製剤。ただし、含有率5％以下のものを除く。 |

| 性状 | 白色針状結晶。空気中で赤変する。特有の臭いがあり、灼くような味を有する。固体は湿気を吸収して潮解する。水、エタノール、アルコール、ベンゼンに溶ける。タンパク質変性剤として利用。 |

| 毒性 | 皮膚や粘膜につくと薬品やけどを起こし、その部分は白色となる。内服すると口腔、咽喉、胃に高度の灼熱感を訴え、尿は特有の暗赤色を呈する。 |

| 用途 | 消毒剤、局部麻酔剤、合成樹脂。 |

| 貯蔵 | 空気や光線に触れると赤変するため遮光し、酸化剤と離して、冷所、換気の良い場所で保管。 |

| 廃棄 | 燃焼法：①木粉（おが屑）などに混ぜて焼却炉で焼却する。
②可燃性溶剤とともに焼却炉の火室へ噴霧し焼却する。
活性汚泥法。 |

| 鑑別 | ・水溶液に過クロル鉄液を加えると紫色を呈する。 |

- 水溶液に1/4量のアンモニアと数滴のさらし粉溶液を加えてあたためると、藍色を呈する。
- 白色の結晶で空気中で容易に赤変する。

弗化亜鉛（ふっか あえん） ★★☆

ジフルオロ亜鉛 液体 固体 臭気 有色

劇物	無機亜鉛塩類。
性状	不燃性の白色の結晶。水にやや溶けにくい。アンモニア水に可溶。加熱や酸類と反応して有害な弗化水素ガスを発生する。
毒性	粘膜が刺激され、炎症を起こす。
注意事項	①火災などで強熱されると酸化亜鉛の煙霧及び弗化水素ガスを発生する。煙霧は亜鉛熱を起こし、煙霧及びガスは有害。②酸と接触すると有害な弗化水素ガスを発生する。
貯蔵	容器を密閉して、換気の良い場所で保管。
廃棄	固化隔離法、焙焼法。

弗化鉛（ふっか なまり） ★★☆

弗化鉛（Ⅱ）、鉛（Ⅱ）ジフルオリド、二弗化鉛／PbF_2 液体 固体 臭気 有色

劇物	鉛化合物。
性状	不燃性の白色の結晶。水に不溶。硝酸に可溶。
毒性	粘膜が刺激され、炎症を起こす。
注意事項	①火災などで強熱されると酸化鉛（Ⅱ）の有毒な煙霧及び弗化水素ガスが発生する。②酸と接触すると有毒な弗化水素ガスを発生する。
用途	試薬、合成中間体。
貯蔵	冷所、換気の良い場所で容器を密閉して保管。
廃棄	沈殿法、固化隔離法。

弗化バリウム（ふっか） ★★☆

バリウムジフルオリド、バリウムフルオリド／BaF_2 液体 固体 臭気 有色

劇物	バリウム化合物。
性状	白色の結晶性粉末。水にわずかに溶け、酸、塩化アンモニウム水溶液に可溶。エタノール、エーテルにほとんど溶けない。
毒性	**吸入**：はなはだしい場合は、鼻、のど、気管支、肺などの粘膜が刺激され、炎症を起こす。 **眼**：異物感を与え、粘膜が刺激される。
注意事項	①多量に摂取すると、おう吐、腹痛、下痢などの症状を起こす。②火災などで強熱され、または酸と接触すると有毒な弗化水素ガスを発生する。
用途	熔接棒用クラックス、高純度アルミニウム製錬用、釉剤（ゆうざい）。

| 貯蔵 | 直射日光を避け、冷暗所に保管。 |
| 廃棄 | 沈殿法、固化隔離法。 |

ブロムアセトン ★☆☆

ブロモアセトン、臭化アセトン、モノブロムアセトン、1-ブロモ-2-プロパノン／CH₃COCH₂Br 　液体　固体　臭気　有色

劇物	ブロムアセトン及びこれを含有する製剤。
性状	無色もしくは黒色の液体。揮発性の催涙性刺激臭を持つ。水、エタノール、ジエチルエーテル、有機溶剤に混和する。放置すると重合する。遮光容器に密閉して保存。光にあたると黒色、紫色に変色する。
毒性	蒸気に強い催涙性がある。
貯蔵	容器を密閉して冷所、換気の良い場所で保管。

ヘキサフルオロアンチモン酸カリウム ★☆☆

硅弗化アンチモン酸カリウム／K[SbF₆] 　液体　固体　臭気　有色

劇物	アンチモン化合物及びこれを含有する製剤。
性状	白色の結晶性粉末。水に可溶だが、有機溶剤にほとんど溶けない。
毒性	粘膜が刺激され、炎症を起こす。
注意事項	①火災などで強熱されるとアンチモンの弗化物及び弗化水素の有毒なガスが発生する。②酸と接触すると有毒な弗化水素ガスを発生する。
貯蔵	冷所、換気の良い場所で容器を密閉して保管。

ベタナフトール ★★★

2-ナフトール、β-ナフトール／C₁₀H₇OH 　液体　固体　臭気　有色

劇物	ベタナフトール及びこれを含有する製剤。ただし、含有率1％以下のものを除く。
性状	白色の光沢のある結晶性粉末。フェノール臭がある。水にほとんど溶けず、エーテル、エタノールに溶ける。空気中では徐々に赤褐色に着色する。昇華性。
毒性	**吸入**：腎炎を起こし、はなはだしい場合には死亡する。また、肝臓をおかして黄疸が出たり、溶血を起こして血色素尿を起こすこともある。 **皮膚**：熱感やかゆみ、腫れなどの皮膚炎や湿疹を起こす。多量の場合、皮膚からも吸収され、吸入した場合と同様の中毒症状を起こす。 **眼**：粘膜が刺激され、充血を起こす。
用途	防腐剤、工業用の染料製造原料。
貯蔵	空気や光線に触れると赤変するため、遮光して保管。
廃棄	燃焼法：①焼却炉でそのまま焼却する。 　　　　②可燃性溶剤とともに焼却炉の火室へ噴霧し焼却する。
鑑別	・水溶液にアンモニア水を加えると紫色の蛍石彩を放つ。

- 水溶液に塩素水を加えると白濁し、これに過剰のアンモニア水を加えると透明になる。溶液は最初に緑色を呈し、後に褐色に変化する。
- 水溶液に塩化第二鉄溶液を加えると類緑色を呈し、後に白色沈殿を生じる。

| 漏洩 | 飛散したものは速やかに掃き集め、空容器に回収する。ベタナフトールで汚染された土砂、物体は同様の措置をとる。 |

ペンタクロルフェノール　★★★

PCP、ペンタクロロヒドロキシベンゼン／C_6HCl_5O　液体 固体 臭気 有色

劇物	ペンタクロルフェノール及びこれを含有する製剤。ただし、含有率1％以下のものを除く。
性状	白色結晶。昇華性があり、特異臭を持つ。水に難溶、有機溶媒に可溶。強い殺菌力、防腐力がある。
毒性	皮膚につくと炎症を起こし、吸入による中毒で循環器系に障害を起こして死にいたる。
用途	防腐、防虫剤、除草剤、殺菌剤。
貯蔵	火気、強酸化剤を避け、冷所、換気の良い場所で密閉して保管。

硼酸鉛　★☆☆

硼酸鉛一水和物、メタ硼酸鉛、ホウ酸鉛（Ⅱ）／$PbB_2O_4 \cdot H_2O$　液体 固体 臭気 有色

劇物	鉛化合物。
性状	白色粉末固体。酸に可溶だが、水、アルカリに不溶。
毒性	鉛中毒を起こす。異物感を与え、粘膜が刺激される。
注意事項	強熱すると酸化鉛（Ⅱ）の有害な煙霧を発生する。
用途	ペイント乾燥剤。
貯蔵	容器を密閉して保管。
廃棄	固隔離法、焙焼法。

硼弗化カリウム　★☆☆

テトラフルオロホウ酸カリウム、四弗化ホウ酸カリウム／$K[BF_4]$　液体 固体 臭気 有色

劇物	硼弗化水素酸及びその塩類。
性状	不燃性の無色もしくは白色の結晶。水にやや溶ける。エタノール、ジエチルエーテル、酢酸エチルにほとんど溶けない。水溶液は中性もしくは弱酸性を示す。
毒性	粘膜が刺激され、炎症を起こす。
注意事項	①火災などで強熱されると有害な三弗化ホウ素ガスを発生する。②酸と接触すると有害な弗化水素ガス及び三弗化ホウ素ガスを発生する。
用途	溶剤、アルミやスクラップ精製のマグネシウム除去剤、フラックス配合原料、銀ろう溶接、フラックス。

貯蔵	容器を密閉して、換気の良い場所で保管。
廃棄	分解沈殿法。

硼弗化水素酸 ★★☆

テトラフルオロホウ酸、四フッ化ホウ酸／HBF₄ `液体` `固体` `臭気` `有色`

劇物	硼弗化水素酸及びその塩類。
性状	不燃性の無色透明の液体。特有の刺激臭がある。水、エタノールに可溶。濃度の高いもの（60％以上）は、空気中で白煙を生じる。強酸でガラスを腐食する。
毒性	**吸入**：鼻、のど、気管支、肺などの粘膜が刺激され、おかされる。はなはだしい場合には肺水腫を起こし、**呼吸困難**を起こす。 **皮膚**：激しい痛みを感じ、皮膚の内部にまで浸透腐食する。薄い溶液でも指先に触れると爪の間に浸透し、激痛を感じる。 **眼**：粘膜などが激しくおかされ、失明する。
注意事項	①火災などで強熱されると有毒な弗化水素ガス及び三弗化ホウ素ガスを発生する。②大部分の金属、ガラス、コンクリートなどを激しく腐食する。③水と急激に接触すると多量の熱を発生し、酸が飛散する。④直接、中和剤を散布すると発熱し、酸が飛散するので、ある程度希釈してから中和する。⑤皮膚に接触した場合には、至急、医師による傷害部にグルコン酸カルシウムを塗布する。
用途	金属処理剤、重合触媒。
貯蔵	金属またはガラス容器で貯蔵してはいけない。容器は耐腐食内張りのある容器を使用し、強塩基、金属から離し、換気の良い場所に密閉して保管。
廃棄	分解沈殿法。

ホルムアルデヒド水溶液 ★★★

ホルマリン／HCHO・aq `気体` `液体` `固体` `臭気` `有色`

劇物	ホルムアルデヒド及びこれを含有する製剤。ただし、含有率1％以下のものを除く。
性状	ホルムアルデヒド（気体）の水溶液。無色の催涙性透明液体で刺激臭がある。水、アルコールに混和するが、エーテルには混和しない。溶液は中性（弱酸性）を示す。低温ではパラホルムアルデヒドとなって析出するので、常温で保存する。空気中で酸化され、ぎ酸を生じる。
毒性	粘膜などを激しく刺激し、鼻カタル（鼻炎）、気管支炎などの炎症を起こす。高濃度のものは皮膚に対しえそを起こさせ、しばしば湿疹を生じさせる。
注意事項	ホルマリン自体は引火性ではないが、溶液が高温に熱せられると含有アルコール（メタノールなど）がガス状となって揮散し、これに着火して燃焼する。
用途	殺菌剤、殺虫剤、合成樹脂、防腐剤。
貯蔵	酸化剤から離して常温で保管。

266

廃棄　酸化法：①多量の水を加えて希薄な水溶液とした後、次亜塩素酸塩水溶液を加え分解させ廃棄する。
②水酸化ナトリウム水溶液などでアルカリ性とし、過酸化水素水を加えて分解させ多量の水で希釈して処理する。

燃焼法：アフターバーナーを具備した焼却炉の火室へ噴霧し焼却する。

活性汚泥法。

鑑別
- アンモニア水を加え、さらに硝酸銀溶液を加えると、徐々に金属銀を析出する。
- アンモニア水を加えて、強アルカリ性とし、水浴上で蒸発すると、水に溶解しやすい白色、結晶性の物質を残す。
- 水溶液に硝酸を加え、フクシン亜硫酸溶液を加えると藍紫色になる。
- フェーリング溶液とともに熱すると、赤色の沈殿を生ずる。

無水クロム酸　★★☆

酸化クロム（Ⅵ）、三酸化クロム、クロム酸／CrO_3　液体 固体 臭気 有色

劇物　無水クロム酸を含有する製剤。
性状　暗赤色の針状結晶。潮解性があるため、水に極めて溶けやすく、硫酸、塩酸、エタノール、アセトン、エーテルに可溶。酸化性、腐食性が大きく、強酸性。
毒性　吸入：鼻、のど、気管支などの粘膜がおかされ、呼吸困難を起こす。
皮膚：薬傷を起こし、皮膚炎または潰瘍を起こす。
眼：粘膜が刺激され、結膜炎を起こす。
注意事項　潮解している場合でも可燃物と混合すると常温でも発火する。エタノールと混合すると発火、爆発する。
用途　酸化剤。
貯蔵　火気、可燃性物質、還元剤、塩基から離し、冷所、換気の良い場所で保管。
廃棄　沈殿隔離法。
漏洩　飛散したものは空容器にできるだけ回収し、その後、還元剤（硫酸第一鉄など）の水溶液を散布し、消石灰、ソーダ灰などの水溶液で処理した後、多量の水を用いて洗い流す。

メタクリル酸　★★☆

MAA／$CH_2=C(CH_3)COOH$　液体 固体 臭気 有色

劇物　メタクリル酸及びこれを含有する製剤。ただし、含有率25％以下のものを除く。
性状　無色透明の芳香を有する液体。水、エタノール、エーテルなどに可溶。日光、熱で重合する。また、凝固、溶融を繰り返すことにより、重合を起こす可能性がある。
毒性　吸入：鼻、のど、気管支などの粘膜が刺激され、炎症を起こす。
皮膚：皮膚が激しく刺激され、炎症を起こす。

注意事項	眼：粘膜が激しく刺激され、炎症を起こす。はなはだしい場合には失明する。 重合防止剤が添加されているが、加熱、直射日光、過酸化物、鉄錆（さび）などにより重合が始まり、爆発する。
用途	接着剤、イオン交換樹脂、プラスチック改質剤、熱硬化性塗料。
貯蔵	火気、酸化剤から離し、冷所、換気の良い場所で保管。
廃棄	燃焼法。

メタノール ★★★

メチルアルコール、木精（もくせい）／CH$_3$OH `液体` `固体` `臭気` `有色`

劇物	メタノール。
性状	無色透明の揮発性の液体で、特異な香気がある。蒸気は空気より重く引火（引火点11℃）しやすい。水、エタノール、ジエチルエーテルに可溶。
毒性	飲むと、頭痛、めまい、おう吐、下痢、腹痛などを起こし、致死量に近ければ麻酔状態となり視神経がおかされ、失明することがある。
注意事項	①引火しやすく、また、その蒸気は空気と混合して爆発性混合ガスを形成するので火気は近づけない。②常温で容器上部空間の蒸気濃度が爆発範囲に入っているので注意する。③高濃度の蒸気に長期間暴露された場合、失明する。
用途	樹脂、塗料などの溶剤、燃料。
貯蔵	着火源と離し換気の良い場所で保管。
廃棄	燃焼法：①ケイソウ土などに吸収させ開放型の焼却炉で焼却する。 ②焼却炉の火室へ噴霧し焼却する。 活性汚泥法。
解毒	アルカリ剤による中和療法。
鑑別	・あらかじめ熱灼した酸化銅を加えると、ホルムアルデヒドができ、酸化銅は還元されて金属銅色を呈する。 ・サリチル酸と濃硫酸とともに熱すると、芳香（ほうこう）あるサリチル酸メチルエステルを生じる。

メトミル ★★☆

メソミル、S-メチル-N-[(メチルカルバモイル)-オキシ]-チオアセトイミデート／C$_5$H$_{10}$N$_2$O$_2$S `液体` `固体` `臭気` `有色`

毒・劇物	含有率45％を超える原体・製剤を毒物、含有率45％以下の製剤を劇物とする。
性状	白色の結晶性粉末。わずかに硫黄臭を持つ。水にやや溶けやすい。アセトン、エタノール、メタノールに溶けやすい。
毒性	**吸入**：倦怠感（けんたい）、頭痛、めまい、吐き気、おう吐、腹痛、下痢、多汗などの症状を呈し、はなはだしい場合は、縮瞳（しゅくどう）、意識混濁（こんだく）、全身けいれんなどを起こす。 **皮膚**：放置すると皮膚より吸収され中毒を起こす。 **眼**：軽度の結膜発赤（はっせき）、浮腫（ふしゅ）、虹彩充血（こうさい）などを起こす。
注意事項	中毒症状が発現した場合には、至急、医師による硫酸アトロピン製剤を用いた解毒手当てを受ける。

用途	殺虫剤、農薬。
貯蔵	酸化剤から離し、密閉して換気の良い場所で保管。
廃棄	燃焼法：①そのままスクラバーを具備した焼却炉で焼却する。 ②可燃性溶剤とともにスクラバーを具備した焼却炉の火室へ噴霧し、焼却する。 アルカリ法：水酸化ナトリウム水溶液と加温して加水分解する。
漏洩	乾燥した土、砂あるいは不燃性物質で吸収し、あるいは覆って容器に移す。漏洩物を掃き集めて空容器に回収する。

モノクロロ酢酸 ★★☆

モノクロル酢酸、クロロ酢酸／CH₂ClCOOH 　液体 固体 臭気 有色

劇物	モノクロル酢酸。
性状	潮解性の白色もしくは無色、単斜晶系の結晶。刺激臭を持つ。水に溶けやすい。アルコール、ベンゼンに溶ける。結晶に3態あり、融点が異なる（α：63℃、β：56℃、γ：50℃）。腐食性あり。
毒性	**皮膚**：極めて刺激性、腐食性が強く、やけど（薬傷）、えそを生じる。 **眼**：角膜が刺激されて炎症を起こす。
用途	有機合成、医薬、パーマ液。
貯蔵	塩基性物質から離し、換気の良い場所に密閉して保管。
廃棄	燃焼法：可燃性溶剤とともにアフターバーナー及びスクラバーを具備した焼却炉の火室へ噴霧し焼却する。

沃化銀 ★★☆

ヨード銀(I)、銀(I)ヨージド、銀ヨージド／AgI 　液体 固体 臭気 有色

劇物	無機銀塩類。
性状	黄色の粉末。水、エタノール、エーテルにほとんど溶けない。硝酸、チオ硫酸ナトリウム水溶液、シアン化カリウム水溶液に可溶。感光性が強く、光にあたると徐々に銀を遊離して黒ずむ。
毒性	**眼**：異物感を与え、粘膜が刺激される。
注意事項	強熱すると有害な酸化銀（Ⅱ）の煙霧及びガスを発生する。
用途	写真工業用原材料。
貯蔵	直射日光を避け、冷暗所に保管。
廃棄	焙焼法。

沃化水素酸 ★★☆

ヨード水素酸／HI・aq 　気体 液体 固体 臭気 有色

| 劇物 | 沃化水素及びこれを含有する製剤。 |

| 性状 | 沃化水素（気体）は無色の刺激性、腐食性のガス。沃化水素酸は、普通沃化水素の58％水溶液である。褐色または淡黄色の液体で、激しい刺激臭があり、腐食性も強い。水、エタノールに可溶。強酸性を示す。 |

性状 沃化水素（気体）は無色の刺激性、腐食性のガス。沃化水素酸は、普通沃化水素の58％水溶液である。褐色または淡黄色の液体で、激しい刺激臭があり、腐食性も強い。水、エタノールに可溶。強酸性を示す。

毒性 吸入：毒性が強く、濃厚な蒸気を吸入すると、肺水腫を起こして死亡する。
皮膚：刺激性が強く炎症、潰瘍を起こす。
眼：眼の粘膜が激しく刺激され、炎症を起こし、失明する。

注意事項 ①大部分の金属、コンクリートなどを腐食する。②沃化水素酸は爆発性でも引火性でもないが、各種の金属と反応して水素ガスを発生し、これが空気と混合して引火爆発する。③直接中和剤を散布すると発熱し飛散する。

用途 試薬、還元剤。

貯蔵 容器は直射日光や火気を避け、40℃以下の温度で保管。

廃棄 中和法：水酸化ナトリウム水溶液で中和した後、多量の水で希釈して処理する。

漏洩 漏洩した液は、ある程度水で徐々に希釈した後、消石灰、ソーダ灰で中和し、多量の水を用いて洗い流す。

沃化メチル ★☆☆

ヨードメチル、ヨードメタン／CH_3I　　　液体 固体 臭気 有色

劇物 沃化メチル及びこれを含有する製剤。

性状 無色透明の液体もしくは淡黄色液体でエーテル臭を持つ。光により沃素を遊離して褐色となる。蒸気は空気より重い。燃えにくい。水に微溶、エチルアルコール、エチルエーテル、石油ベンジンと混和する。揮発性。

毒性 吸入：麻酔性があり、悪心、おう吐、めまいなどを起こし、はなはだしい場合は意識不明となり、肺水腫を起こす。
皮膚：皮膚との接触時間が長い場合は、発赤、水疱形成などを生じる。
眼：液が眼に入ると粘膜がおかされる。

用途 屈折基準、検出液（ピリジン）、医薬中間体、メチル化剤、集合触媒、農薬（燻蒸剤）、脂肪族ハロゲン化物の殺虫剤。

貯蔵 容器を密閉して冷乾所にて保存。

廃棄 燃焼法、活性汚泥法。

沃素 ★★☆

ヨード、ヨジウム／I_2　　　液体 固体 臭気 有色

劇物 沃素。

性状 金属光沢のある黒灰色結晶。催涙性の特異臭を持つ。常温で茶色の蒸気を出して昇華する。水に難溶。沃化カリウム、沃化水素酸に可溶。アルコール、エーテルなどにも可溶。澱粉を加えると紫色を呈する。

270

毒性	皮膚に触れると褐色に染め、その揮散する蒸気を吸入すると、めまいや頭痛を伴う一種の酩酊を起こす。
用途	分析、写真、消毒剤、レントゲン造影剤、殺菌剤、防カビ剤。
貯蔵	金属、アンモニア、テレピン油などから離して、容器を密閉して冷所で保管。
鑑別	澱粉溶液に加えると藍色を呈し、これを熱すると退色し、冷えると再び藍色を現し、さらにチオ硫酸ソーダの溶液を加えると脱色する。

硫化カドミウム ★☆☆

カドミウムイエロー（無機顔料）／CdS　液体 固体 臭気 有色

劇物	カドミウム化合物。
性状	黄橙色の粉末。硫化亜鉛（ZnS）を含むと青黄色になる。水にほとんど溶けないが、熱硝酸、熱濃硫酸に可溶。濃厚酸や温希厚酸には、硫化水素を発生しながら溶解する。
毒性	カドミウム中毒を起こす。異物感を与え、粘膜が刺激される。
用途	試薬、顔料、電池製造。
貯蔵	容器を密閉して冷乾所にて保存。
廃棄	固化隔離法、焙焼法。

硫酸 ★★★

H_2SO_4　液体 固体 臭気 有色

劇物	硫酸及びこれを含有する製剤。ただし、含有率10％以下のものを除く。
性状	無色、油状の液体。金属を腐食する。比重が重い（1.84）。不燃性で、強酸性を示す。濃い硫酸は猛烈に水を吸収する。
毒性	皮膚に触れた場合、激しいやけど（薬傷）を引き起こす。
注意事項	①可燃物、有機物と接触させない。②水と急激に接触すると多量の熱を発生し酸が飛散する。③水で薄めて生じた希硫酸は、各種の金属を腐食して水素ガスを発生し、これが空気と混合して引火爆発する。④直接中和剤を散布すると発熱し、酸が飛散する。
用途	化学工業原料、肥料。
貯蔵	酸化剤から離し、容器を密閉して、換気の良い場所で保管。
廃棄	中和法：徐々に石灰乳などの撹拌溶液に加え中和させた後、多量の水で希釈して処理する。
鑑別	・希釈水溶液に塩化バリウムを加えると、白色の沈殿を生じるが、この沈殿は塩酸や硝酸に溶けない。 ・水で薄めると激しく発熱し、蔗糖、木片などに触れるとそれらを炭化して黒くする。

第4章　毒物及び劇物の性質

271

硫酸亜鉛

ZnSO₄・7H₂O

$ZnSO_4・7H_2O$

★★☆

液体 固体 臭気 有色

劇物	無機亜鉛塩類。
性状	一般には七水和物が流通している。
	七水和物⇒白色の結晶。風解性があり、溶液は弱酸性を示す。水に溶けやすいが、グリセリンに可溶。
毒性	**吸入**：鼻、のど、気管、気管支などの粘膜をおかす。
	皮膚：刺激作用があり、皮膚炎または潰瘍を起こす。
	眼：粘膜がおかされ、炎症を起こす。
注意事項	火災などで強熱されると酸化亜鉛の煙霧及びガスを発生する。煙霧は亜鉛熱を起こし、煙霧及びガスは有害なので注意する。
用途	医薬品、媒染剤、試薬。
貯蔵	施錠して保管。
廃棄	**沈殿法**：水に溶かし、水酸化カルシウム、炭酸カルシウム等の水溶液を加えて処理し、沈殿ろ過して埋立処分する。
	焙焼法。
鑑別	・水に溶かして塩化バリウムを加えると白色の沈殿を生じる。
	・水に溶かして硫化水素を通じると白色の沈殿を生じる。

硫酸ジメチル

ジメチル硫酸、ジメチル＝スルファート、硫酸メチル／(CH₃O)₂SO₂

ジメチル硫酸、ジメチル＝スルファート、硫酸メチル／$(CH_3O)_2SO_2$

★☆☆

液体 固体 臭気 有色

劇物	ジメチル硫酸。
性状	無色の油状液体で、わずかな特異臭（玉ねぎ臭）がある。水と反応して硫酸水素メチル（モノメチル硫酸）とメタノールを発生する。エーテル・アセトンに混和（可溶）する。
毒性	数時間から24時間後に次のような影響が現れる。
	吸入：中枢神経に作用して睡気、麻痺、けいれん、こん睡などを起こす。はなはだしい場合は肺水腫を起こす。
	皮膚：発赤、水ぶくれ、痛覚喪失、やけど（薬傷）を起こす。また、皮膚から吸収され全身中毒を起こす。
用途	有機合成のメチル化剤。
貯蔵	熱源、酸化剤から離し、冷所、換気の良い場所で保管。
廃棄	**燃焼法**：焼却炉で焼却する。
	アルカリ法：多量の水または希アルカリ水溶液を加え、放置または撹拌して分解させた後、酸またはアルカリで中和して廃棄する。

硫酸タリウム ★★☆

硫酸タリウム（I）、硫酸ニタリウム、硫酸第一タリウム／Tl₂SO₄　液体 固体 臭気 有色

劇物	硫酸タリウム及びこれを含有する製剤。ただし、0.3％以下のもので黒色に着色され、かつトウガラシを用いて著しく着味されているものを除く。
性状	無色もしくは白色の結晶、水に溶け、熱水には溶けやすい。
毒性	おう吐、けいれん、麻痺、呼吸障害などを起こし、次第に虚脱症状となる。
用途	殺鼠剤。
貯蔵	直射日光を避け、冷暗所にて保管。

硫酸銅（Ⅱ）五水和物 ★★★

硫酸第二銅、銅剤、胆礬／CuSO₄·5H₂O　液体 固体 臭気 有色

劇物	無機銅塩類。
性状	五水和物が一般に流通している。胆礬とも呼ばれている。 **五水和物**⇒青色結晶で風解性がある。水に溶けやすく、水溶液は酸性を示す。無水物は、白色粉末。
毒性	**吸入**：鼻、のどの粘膜が刺激され、炎症を起こす。 **皮膚**：刺激作用があり、炎症を起こす。 **眼**：粘膜が激しく刺激される。
注意事項	強熱すると酸化銅（Ⅱ）の煙霧及びガスを発生する。煙霧及びガスは有害なので注意する。
用途	農業用殺菌剤、顔料、銅メッキ、医薬、試薬。
貯蔵	風解性があるため、密栓して貯蔵する。
廃棄	沈殿法：水に溶かし、消石灰、ソーダ灰などの水溶液を加えて処理し、沈殿ろ過して埋立処分する。 焙焼法：多量の場合には還元焙焼法により金属銅として回収する。
鑑別	・本薬品の無水物に水を加えると青色を呈する。 ・硝酸バリウムを加えると白色の沈殿を生じる。

第4章　毒物及び劇物の性質

燐化亜鉛

★★★

Zn₃P₂

液体 固体 臭気 有色

劇物 燐化亜鉛及び燐化亜鉛を含有する製剤。ただし、燐化亜鉛1％以下を含有し、黒色に着色され、かつ、トウガラシエキスを用いて著しくからく着味されているものを除く。

性状 暗赤色から暗灰色の結晶または粉末で、乾燥状態では安定しており、水及びアルコールに溶けないが、ベンゼン及び二硫化炭素に可溶である。塩酸と反応してホスフィンを発生する。湿った空気中ではゆっくりと分解する。

毒性 嚥下吸入したときは、胃及び肺で胃酸や水と反応して、**有毒ガス（ホスフィン）を発生する**ことにより中毒症状を呈する。

用途 殺鼠剤。

貯蔵 乾燥した場所で密閉容器に保管。

廃棄 **酸化法**。多量の次亜塩素酸ナトリウムと水酸化ナトリウムの混合水溶液を撹拌しながら少量ずつ加えて酸化分解する。

漏洩 飛散した物質の表面を速やかに土砂などで覆い、密閉可能な空容器にできるだけ回収して密閉する。汚染された土砂なども同様の措置をする。

鑑別 希酸にホスフィンを出して溶解する。

ロテノン

★☆☆

デリスの根／C₂₃H₂₂O₆

液体 固体 臭気 有色

劇物 ロテノン及びこれを含有する製剤。ただし、2％以下のものを除く。

性状 白色の結晶。水に不溶。溶媒（ベンゼン、アセトン、クロロホルムなど）に可溶。

注意事項 酸素にて分解する。

用途 接触性殺虫剤。

貯蔵 酸素によって分解し、効力を失うため、空気と光線を遮断して貯蔵する。

第5章

模擬試験

全国の試験問題を抜粋し、原則原文のまま掲載しています。出題される範囲に大きな違いはありません。毎年、同じような問題が出題されていますので、模擬試験を繰り返し行い、知識の習得に努めましょう。毒物・劇物の性状や鑑定方法などを問われやすい薬品は第3章に抜粋してまとめてあります。そちらも確認しましょう。

問1　次は、毒物及び劇物取締法第1条について述べたものであるが、（　）内に入る語句の組み合わせとして、正しいものはどれか。（静岡）

この法律は、毒物及び劇物について、（　ア　）上の見地から必要な（　イ　）を行うことを目的とする。

	ア	イ
1	公衆衛生	規制
2	保健衛生	規制
3	公衆衛生	取締
4	保健衛生	取締

問2　以下の物質を含有する製剤と法第3条の2第5項の規定により品目ごとに政令で定められている用途に関する組み合わせのうち、誤っているものを1つ選びなさい。（中国五県：鳥取・島根・岡山・広島・山口）

1　四アルキル鉛 － ガソリンへの混入
2　モノフルオール酢酸の塩類 － 野ねずみの駆除
3　ジメチルエチルメルカプトエチルチオホスフエイト － 倉庫内、コンテナ内又は船倉内におけるねずみ、昆虫等の駆除
4　モノフルオール酢酸アミド － かんきつ類、りんご、なし、桃又はかきの害虫の防除

問題　次の文は、毒物及び劇物取締法第12条第1項の記述である。下記の設問に答えなさい。（香川）

毒物劇物営業者及び特定毒物研究者は、毒物又は劇物の容器及び被包に、「（**問3**）」の文字及び毒物については（**問4**）をもつて「毒物」の文字、劇物については（**問5**）をもつて「劇物」の文字を表示しなければならない。

問3　（　）内にあてはまる語句として正しいものを下欄から1つ選びなさい。

1　医薬部外品　　2　危険物　　3　取扱注意　　4　医薬用外

問4　（　）内にあてはまる語句として正しいものを下欄から1つ選びなさい。

1　白地に赤色　　2　赤地に白色　　3　黒地に白色　　4　白地に黒色

問5 （　　）内にあてはまる語句として正しいものを下欄から1つ選びなさい。

1　白地に赤色　　2　赤地に白色　　3　黒地に白色　　4　白地に黒色

問6　毒物及び劇物取締法第3条の3の条文に関する以下の記述について、（　　）にあてはまる語句として、正しい組み合わせはどれか。（北海道）

（　ア　）、幻覚又は麻酔の作用を有する毒物又は劇物（これらを含有するものを含む。）であって政令で定める物は、みだりに（　イ　）し、若しくは（　ウ　）し、又はこれらの目的で（　エ　）してはならない。

	ア	イ	ウ	エ
1	興奮	販売	授与	貯蔵
2	幻聴	販売	吸入	貯蔵
3	幻聴	摂取	授与	所持
4	興奮	摂取	吸入	所持

問7　以下の記述は、毒物及び劇物取締法の条文の一部である。（　　）の中に入る字句として、正しいものの組み合わせはどれか。（東北六県合同：青森、岩手、宮城、秋田、山形、福島）

第8条第2項

次に掲げる者は、前条の毒物劇物取扱責任者となることができない。

一　（　a　）未満の者

二　心身の障害により毒物劇物取扱責任者の業務を適正に行うことができない者として厚生労働省令で定めるもの

三　麻薬、大麻、あへん又は覚せい剤の中毒者

四　毒物若しくは劇物又は薬事に関する罪を犯し、罰金以上の刑に処せられ、その執行を終り、又は執行を受けることがなくなつた日から起算して（　b　）を経過していない者

番号	a	b
1	十八歳	三年
2	二十歳	二年
3	二十歳	三年
4	十八歳	二年

問8　毒物又は劇物の取扱いに関する次のア～エの記述のうち、正しいものはいくつあるか。（茨城）

ア　特定毒物研究者は、毒物又は劇物が盗難にあうことを防ぐのに必要な措置を講じなければならない。

イ　毒物又は劇物の販売業者は、毒物若しくは劇物がその店舗の外に飛散したり、漏れることを防ぐのに必要な措置を講じなければならない。

ウ　毒物又は劇物の製造業者は、その製造所の外において毒物若しくは劇物を運搬する場合には、毒物若しくは劇物が飛散したり、漏れることを防ぐのに必要な措置を講じなければならない。

エ　毒物劇物営業者は、毒物又は劇物の容器として、飲食物の容器として通常使用される物を使用してはならない。ただし、相手方の求めに応じて毒物又は劇物を開封し、小分けして販売する場合はこの限りではない。

1　なし　　2　1つ　　3　2つ　　4　3つ　　5　4つ

問9　次の文は、毒物劇物営業者が、毒物又は劇物を販売し、又は授与するときに、譲受人に対して行わなければならない当該毒物又は劇物の性状及び取扱いに関する情報（以下「情報」という。）の提供について記述したものである。記述の正誤について、正しい組み合わせはどれか。（群馬）

ア　提供した情報の内容に変更を行う必要が生じたときは、30日以内に、当該譲受人に対し、変更後の情報を提供しなければならない。

イ　1回につき200mg以下の劇物を販売するときは、譲受人に対して情報の提供を行う義務はない。

ウ　譲受人に対し、既に、情報の提供が行われている場合であっても、譲受人に対し、必ず当該毒物又は劇物の情報を提供しなければならない。

エ　情報の提供は、邦文で行わなければならない。

	ア	イ	ウ	エ
1	誤	正	誤	正
2	誤	誤	誤	正
3	正	正	誤	誤
4	正	誤	正	正

問10　次のうち、毒物及び劇物取締法第22条第1項で規定する、業務上取扱者として届け出なければならない者として、正しいものを選びなさい。（埼玉）

1 無機シアン化合物を使用して電気めつきを行う事業者
2 黄燐を使用して金属熱処理を行う事業者
3 塩素を使用してしろありの防除を行う事業者
4 クロルピクリンを使用してねずみの防除を行う事業者

第1回模擬試験問題
（化学）

解答はp.310

問11 酸及び塩基に関する記述の正誤について、正しい組み合わせはどれか。（東京）

a 水に塩基を溶かすと、水酸化物イオン濃度が減少し、水素イオン濃度が増加する。

b 水溶液中で溶質のほとんどが電離している塩基を、強塩基という。

c 温度が25℃で、水溶液がpH 7を示すとき、溶液中の水素イオンと水酸化物イオンの濃度は一致する。

d 温度が一定のとき、酢酸の電離度は濃度が大きくなるほど大きくなる。

	a	b	c	d
1	正	正	誤	正
2	誤	正	正	誤
3	誤	正	誤	誤
4	誤	誤	正	正

問12 酸・塩基に関する次の記述のうち、誤っているものはどれか。（神奈川）

1 強酸と弱塩基の中和滴定では指示薬としてメチルオレンジを用いる。

2 中和滴定において、中和点の水溶液は必ず中性を示す。

3 ブレンステッド・ローリーの定義によると、酸とは水素イオンを他に与える物質であり、塩基とは水素イオンを他から受け取る物質である。

4 中和点の前後では水溶液のpHは急激に変化する。

5 溶けている酸・塩基の物質量に対する電離している酸・塩基の物質量の割合を電離度という。電離度は一般に濃度が小さいほど、温度が高いほど、値が大きくなる。

第5章 模擬試験（第1回・法規／化学）

問13 次のa～eは原子の電子配置の模式図である。a～eの電子配置をもつ原子の性質に関する記述として誤りを含むものはどれか。選択肢から選びなさい。（富山）

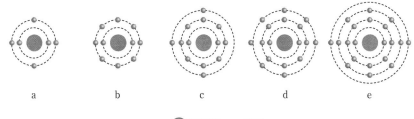

a   b   c   d   e

⬤ 原子核   ● 電子

【選択肢】
1　aの電子配置をもつ原子は、他の原子と結合をつくる際、単結合だけでなく、二重結合や三重結合もつくることができる。
2　bの電子配置をもつ原子は非常に安定であり、他の原子と反応しにくい。
3　cの電子配置をもつ原子はdの電子配置をもつ原子と比べてイオン化エネルギーが小さい。
4　dの電子配置をもつ原子の価電子の数は1である。
5　eの電子配置をもつ原子は2価の陽イオンになりやすい。

問14 次の物質と化学式の組み合わせのうち、正しいものはどれか。下欄の中から選びなさい。（山梨）
【下欄】
1　エタノール　　　　　－　CH_3OH
2　酢酸　　　　　　　　－　C_2H_5COOH
3　アセトン　　　　　　－　CH_3COCH_3
4　ホルムアルデヒド　　－　CH_3CHO
5　ジメチルエーテル　　－　$C_2H_5OC_2H_5$

問15 次のうち、0.2mol/Lの硫酸500mLを過不足なく中和するのに必要な0.4mol/L水酸化ナトリウム水溶液の量として正しいものはどれか。（長野）
1　25mL
2　50mL

3　250mL
4　500mL
5　1000mL

問16　金属の反応に関する記述について、正しいものの組み合わせを1〜5の中から1つ選びなさい。（岐阜）
a　亜鉛に塩酸を加えると、水素を発生する。
b　銅に希塩酸を加えると、水素を発生する。
c　カルシウムは、水と反応して水素を発生する。
d　金は、熱濃硫酸と反応して溶ける。
1　a、b　　2　a、c　　3　b、c　　4　b、d　　5　c、d

問17　35％の食塩水250gに水を加えたら、25％の食塩水ができた。次のうち、加えた水の量として、正しいものはどれか。（静岡）
1　50g　　2　100g　　3　150g　　4　200g

問18　次の金属イオンの反応に関する記述について、誤っているものを1〜5から1つ選べ。（関西広域連合：滋賀、京都、大阪、兵庫、奈良、和歌山、鳥取、徳島）
1　Pb^{2+}を含む水溶液に希塩酸を加えると、白色の沈殿を生成する。
2　Cu^{2+}を含む水溶液に硫化水素を通じると、黒色の沈殿を生成する。
3　Ba^{2+}を含む水溶液は、黄緑色の炎色反応を呈する。
4　Na^+を含む水溶液に炭酸アンモニウム水溶液を加えると、白色の沈殿を生成する。
5　K^+を含む水溶液は、赤紫色の炎色反応を呈する。

問19　電池に関する以下の記述について、（　）の中に入る字句の正しい組み合わせとして、最も適当なものはどれか。（東北六県合同：青森、岩手、宮城、秋田、山形、福島）

　電池において、酸化反応が起こって電子が流れ出す電極を（　a　）、電子が流れ込んで還元反応が起こる電極を（　b　）という。また、素焼き板を隔てて、銅板を浸した硫酸銅（Ⅱ）の水溶液と、亜鉛板を浸した硫酸亜鉛の水溶液を組み合わせた電池を（　c　）電池という。

第5章　模擬試験（第1回・化学）

281

番号	a	b	c
1	正極	負極	ボルタ
2	正極	負極	ダニエル
3	負極	正極	ボルタ
4	負極	正極	ダニエル

問20 次の糖（糖類）のうち、単糖（単糖類）であるものはどれか。（三重）
1　スクロース　　　2　セルロース　　　3　ラクトース　　　4　フルクトース

第1回模擬試験問題
（一般）

問21 以下のうち、燐化亜鉛に関する記述として、誤っているものを1つ選びなさい。（中国五県：鳥取・島根・岡山・広島・山口）
1　暗灰色の結晶または粉末で、乾燥状態では安定しており、水及びアルコールに溶けないが、ベンゼン及び二硫化炭素に可溶である。
2　廃棄する場合は、焼却する、または可溶性塩としたのち活性汚泥で処理をする。
3　嚥下吸入したときは、胃及び肺で胃酸や水と反応して、有毒ガスを発生することにより中毒症状を呈する。

問題 次の物質を含有する製剤について、劇物として取り扱いを受けなくなる濃度を下欄から選びなさい。なお、同じ番号を何度選んでもよい。（香川）
問22 ジメチル－4－メチルメルカプト－3－メチルフエニルチオホスフエイト（別名：MPP、フェンチオン）
問23 ジメチルアミン
問24 ベタナフトール
問25 ホルムアルデヒド
【下欄】
1　1％以下　　　2　2％以下　　　3　5％以下　　　4　10％以下
5　50％以下

問題 次の物質の貯蔵方法として最も適当なものを下欄から選びなさい。
（愛媛県）

問26 アクロレイン
問27 ブロムメチル
問28 クロロホルム
問29 ナトリウム
問30 弗化水素酸

【下欄】

1　空気中にそのまま貯えることはできないので、通常石油中に貯える。石油も酸素を吸収するから、長時間のうちには、表面に酸化物の白い皮を生じる。

2　常温では気体なので、圧縮冷却して液化し、圧縮容器に入れ、直射日光その他、温度上昇の原因を避けて、冷暗所に保管する。

3　鋼、鉄、コンクリート又は木製のタンクにゴム、ポリ塩化ビニルあるいはポリエチレンのライニングをほどこしたものに貯蔵する。火気厳禁。

4　冷暗所に貯える。純品は空気と日光によって変質するので、少量のアルコールを加えて分解を防止する。

5　火気厳禁。非常に反応性に富む物質なので、安定剤を加え、空気を遮断して貯蔵する。

問題 以下の物質について、該当する性状をA欄から、識別方法をB欄から、それぞれ最も適当なものを下から1つ選びなさい。（九州・沖縄統一：福岡・大分・佐賀・熊本・長崎・宮崎・鹿児島・沖縄）

物質名	性状	識別方法
硝酸銀	**問31**	**問33**
アニリン	**問32**	**問34**
メチルスルホナール	—	**問35**

【A欄】（性状）

1　無色又は微黄色の吸湿性の液体。強い苦扁桃様の香気を有し、光線を屈折させる。

2　無色の針状結晶あるいは白色の放射状結晶塊。空気中で容易に赤変する。

第 5 章　模擬試験（第 1 回・化学／一般）

3 無色又は褐色の油状の液体。特有の臭気があり、空気に触れると赤褐色になる。

4 無色透明の結晶。光によって分解して黒変する。

【B欄】（識別法）

1 水に溶かして塩酸を加えると、白色の沈殿を生成する。その液に硫酸と銅粉を加えて熱すると、赤褐色の蒸気を発生する。

2 木炭とともに熱すると、メルカプタンの臭気を放つ。

3 水溶液にさらし粉を加えると、紫色を呈する。

4 水溶液に過クロール鉄液を加えると紫色を呈する。

【問題】 次の物質の取扱い上の注意事項として、最も適当なものはどれか。（北海道）

ア メタクリル酸 　問36

イ 過酸化尿素 　　問37

ウ ジボラン 　　　問38

1 二酸化マンガンなどの重金属塩により、分解が促進されることがある。

2 湿った空気中では、急激に分解、発熱し、自然発火することがある。

3 重合防止剤が添付されているが、加熱、直射日光、過酸化物、鉄錆（さび）などにより重合が始まり、爆発することがある。

4 加熱すると、有害な酸化窒素ガスが発生する。

問39 硝酸の識別方法に関する以下の記述について、（　　）の中に入る最も適当なものはどれか。（東北六県合同：青森、岩手、宮城、秋田、山形、福島）

銅屑（くず）を加えて熱すると、溶解する際に蒸気を生成し、その蒸気の色調は（　　）である。

1 藍色　　2 赤褐色　　3 紫色　　4 白色

問40 次のうち、ホルマリンの廃棄方法として、誤っているものはどれか。なお、廃棄方法は厚生労働省で定める「毒物及び劇物の廃棄の方法に関する基準」に基づくものとする。（東北六県合同：青森、岩手、宮城、秋田、山形、福島）

1 酸化法　　2 燃焼法　　3 活性汚泥法　　4 希釈法

第1回模擬試験問題
（農業用品目）

解答はp.311

問題 次はクロルピクリンに関する記述である。 **問41**～**問45** の問いに答えなさい。（東京）

クロルピクリンは（　①　）であり、これを含有する製剤は、毒物及び劇物取締法により（　②　）に指定されている。化学式は（　③　）で、農薬としての用途は（　④　）であり、最も適切な廃棄方法は（　⑤　）である。

問41 （　①　）にあてはまるものはどれか。
1　刺激臭のある固体
2　刺激臭のある液体
3　無臭の固体
4　無臭の液体

問42 （　②　）にあてはまるものはどれか。
1　毒物
2　劇物
3　3％を超えて含有するものは毒物、3%以下を含有するものは劇物
4　3％以下を含有するものを除き、劇物

問43 （　③　）にあてはまるものはどれか。

1

2

3

CCl_3NO_2

4

285

問44　（　④　）にあてはまるものはどれか。
1　殺鼠剤
2　有機燐系殺虫剤
3　植物成長調整剤
4　土壌燻蒸剤

問45　（　⑤　）にあてはまるものはどれか。
1　回収法　　2　中和法　　3　沈殿法　　4　分解法

問46　次のうち、省令第4条の2に規定する毒物及び劇物に該当するもの（農業用品目）の、正しい組み合わせを1〜5から1つ選べ。ただし、物質はすべて原体とする。（関西広域連合：滋賀、京都、大阪、兵庫、奈良、和歌山、鳥取、徳島）
a　クロルメチル　　b　黄燐　　c　燐化亜鉛　　d　アバメクチン
1　a、b　　2　a、c　　3　b、c　　4　b、d　　5　c、d

問47　シアン化水素の性状として、最も適切なものはどれか。（茨城）
1　淡黄褐色の液体で水に難溶。
2　濃い藍色の結晶で水に可溶。風解性がある。
3　白色から淡黄色の粉体で水に難溶。特異臭を帯びている。
4　無色の液体または気体。特異臭（焦げたアーモンド臭）を帯びている。
5　斜方六面体結晶。水に難溶。

問題　次の物質の貯蔵方法として、最も適当なものを下の選択肢から選びなさい。（栃木）
問48　シアン化カリウム
問49　アンモニア水
問50　ブロムメチル
【選択肢】
1　光を遮り少量ならばガラス瓶、多量ならばブリキ缶あるいは鉄ドラム缶を用い、酸類とは離して、空気の流通の良い乾燥した冷所に密封して貯蔵する。
2　常温では気体なので、圧縮冷却して液化し、圧縮容器に入れ、直射日光、その他温度上昇の原因を避けて、冷暗所に貯蔵する。
3　揮発しやすいため、良く密栓して貯蔵する。

問題 次の薬物の常温常圧下における主な性状について、最も適当なものを下欄から1つ選びなさい。（群馬）

問51 DDVP
問52 モノフルオール酢酸ナトリウム
問53 硫酸銅
問54 塩素酸ナトリウム
問55 ブロムメチル

【下欄】
1 白色の粉末で、吸湿性があり酢酸のにおいを有する。
2 無色の気体で、クロロホルム様のにおいを有する。
3 暗灰色又は暗赤色の光沢を持つ粉末で、空気中で分解する。
4 淡黄色透明の液体で、メルカプタン臭を有する。
5 濃い藍色の結晶で、風解性を有する。
6 無色油状の液体で、微臭を有する。
7 白色の正方単斜状の結晶で、潮解性を有する。

問56 次のうち、燐化アルミニウムに関する記述として、適切でないものを選びなさい。（埼玉）
1 これを含有する製剤は特定毒物に該当する。
2 徐々に分解して燐化水素が発生する。
3 あらかじめ水に溶解させ、散布する。
4 発生した気体を吸入した場合、頭痛、吐き気、めまい等の症状を起こす。

問57 次のうち、2－（1－メチルプロピル）－フェニル－N－メチルカルバメート（別名：フェノブカルブ）に関する記述として、最も適切なものを選びなさい。（埼玉）
1 ガラスを腐食するためガラス容器中で貯蔵してはならない。
2 水に溶けやすい。
3 無色透明の液体又はプリズム状の結晶である。
4 水酸化ナトリウム水溶液を加えて加温すると重合する。

問58 次のうち、アンモニア水に関する記述として、最も適切なものを選びなさい。（埼玉）
1 赤色透明の液体である。

2　吸入した場合、細胞の代謝酵素を阻害し、てんかん性痙攣をおこす。

3　廃棄は主に燃焼法で行う。

4　アンモニアが揮発しやすいため、密栓して保管する。

問59　次のうち、1,3－ジカルバモイルチオー2－（N，N－ジメチルアミノ）－プロパン塩酸塩（別名：カルタップ）の用途と廃棄方法の組み合わせとして、最も適切なものを選びなさい。（埼玉）

　　　　用途　　廃棄方法
1　殺虫剤　　還元法
2　殺虫剤　　燃焼法
3　除草剤　　還元法
4　除草剤　　燃焼法

問60　次のうち、1,1′－ジメチル－4,4′－ジピリジニウムジクロリド（別名：パラコート）に関する記述として、最も適切なものを選びなさい。（埼玉）

1　黄褐色油状の液体である。

2　誤って嚥下した場合には、数日遅れて肝臓や腎臓等の機能障害を起こすことがある。

3　廃棄は主に分解法で行う。

4　土壌等に強く吸着されて活性化する。

第1回模擬試験問題
（特定品目）

問題　次の物質の性状について、最も適切なものを下欄からそれぞれ1つ選びなさい。（千葉）

問61　アンモニア

問62　塩素

問63　トルエン

問64　重クロム酸カリウム

問65　蓚酸

【下欄】

1　無色、可燃性のベンゼン臭を有する液体。エタノール、ベンゼン、エーテルに可溶である。

2　常温においては臭気を有する黄緑色の気体である。冷却すると、黄色溶液を経て黄白色固体となる。

3　橙赤色の柱状結晶である。水に可溶。アルコールには不溶。

4　特有の刺激臭がある無色の気体で、圧縮することによって、常温でも簡単に液化する。

5　２モルの結晶水を有する無色又は白色、稜柱状の結晶で、乾燥空気中で風化する。加熱すると昇華、急に加熱すると分解する。

問題　次の物質について、貯蔵方法の説明として最も適当なものの番号を下欄から選びなさい。（神奈川）

問66 アンモニア水
問67 過酸化水素水
問68 水酸化カリウム
問69 ホルマリン
問70 メチルエチルケトン

【下欄】

1　引火しやすく、また、その蒸気は空気と混合して爆発性の混合ガスとなるので、火気は絶対に近づけないようにして貯蔵する。

2　二酸化炭素と水を吸収する性質が強いため、密栓して貯蔵する。

3　低温では混濁することがあるので、常温で貯蔵する。

4　少量ならば褐色ガラス瓶、大量ならばカーボイ等を使用し、３分の１の空間を保って貯蔵する。直射日光を避け、冷所に有機物、金属塩、樹脂、油類、その他有機性蒸気を放出する物質と引き離して貯蔵する。

5　温度の上昇により空気より軽いガスを生成し、また、揮発しやすいので、密栓して貯蔵する。

問71　次の記述のうち、塩素の常温常圧下での性状として正しいものはどれか。（新潟）

1　窒息性臭気をもつ黄緑色の液体である。
2　窒息性臭気をもつ黄緑色の気体である。
3　窒息性臭気をもつ無色の液体である。
4　窒息性臭気をもつ無色の気体である。

問72　次のうち、塩素の用途として最も適するものはどれか。（新潟）

1　還元剤　　2　防錆剤　　3　界面活性剤　　4　酸化剤

問73　次の記述のうち、硅弗化ナトリウムの常温常圧下での性状として正しいものはどれか。(新潟)
1　赤褐色の結晶で、アルコールに溶ける。
2　赤褐色の結晶で、アルコールに溶けない。
3　白色の結晶で、アルコールに溶ける。
4　白色の結晶で、アルコールに溶けない。

問74　次のうち、硅弗化ナトリウムの用途として最も適するものはどれか。(新潟)
1　殺菌剤　　2　漂白剤　　3　釉薬　　4　染料

問75　次の記述のうち、重クロム酸カリウムの常温常圧下での性状として正しいものはどれか。(新潟)
1　橙赤色の結晶で、水に溶けない。　　2　橙赤色の結晶で、水に溶ける。
3　黒色の結晶で、水に溶けない。　　4　黒色の結晶で、水に溶ける。

問題　次に物質の識別方法として、最も適当なものを選択肢から選びなさい。(富山)
問76　硫酸
問77　四塩化炭素
問78　一酸化鉛
問79　アンモニア水
問80　過酸化水素水
【選択肢】
1　過マンガン酸カリウムを還元し、クロム酸塩を過クロム酸塩に変える。また、ヨード亜鉛からヨードを析出する。
2　この物質とアルコール性の水酸化カリウムを銅粉とともに煮沸すると、黄赤色の沈殿を生成する。
3　この物質に濃塩酸を潤したガラス棒を近づけると、白い霧を生じる。また、この物質に塩酸を加えて中和した後、塩化白金溶液を加えると、黄色、結晶性の沈殿を生じる。
4　この物質を希硝酸に溶かすと、無色の液となり、これに硫化水素を通すと、黒色の沈殿を生成する。
5　希釈した水溶液に塩化バリウムを加えると、塩酸や硝酸に不溶の白色沈殿が生じる。

第 2 回模擬試験問題
（法規）

解答はp.312

問1 次のうち、毒物及び劇物取締法上、正しい記述を１つ選びなさい。（香川）

1 この法律は、毒物及び劇物について、環境衛生上の見地から必要な取締を行うことを目的としている。
2 「毒物」とは、毒物及び劇物取締法別表第一に掲げる物であって、医薬品以外のものをいう。
3 毒物及び劇物の製造業又は輸入業の登録は、５年ごとに更新を受けなければ、その効力を失う。
4 毒物劇物取扱者試験合格者は、合格した都道府県においてのみ、毒物劇物取扱責任者となることができる。
5 特定品目毒物劇物取扱者試験の合格者は、毒物及び劇物取締法第２条第３項に定める特定毒物を取り扱う輸入業の営業所において、毒物劇物取扱責任者となることができる。

問2 以下の製剤のうち、劇物に該当するものとして正しいものの組み合わせを下から１つ選びなさい。（九州）
ア 過酸化水素を８％含有する製剤
イ 四アルキル鉛を１％含有する製剤
ウ 水酸化ナトリウムを10％含有する製剤
エ ホルムアルデヒドを１％含有する製剤
1 ア、イ　　2 ア、ウ　　3 イ、エ　　4 ウ、エ

問題 **問3**～**問7**の文章で正しいものには［1］を、誤っているものには［2］を示しなさい。（愛媛）

問3 毒物又は劇物を販売又は授与するためには、毒物又は劇物の販売業の登録を受けなければならず、特定毒物を製造するためには、毒物若しくは劇物の製造業者又は学術研究のため特定毒物を製造し、若しくは使用することができる者としての許可を受けなければならない。

問4 毒物劇物営業者は、登録票の記載事項に変更を生じたときは、登録票の書換え交付を申請しなければならない。

問5 毒物劇物営業者は、登録票の再交付を受けた後、失った登録票を発見したときは、その製造所、営業所又は店舗の所在地の都道府県知事に、これ

を返納しなければならない。

問6 毒物又は劇物の製造業又は輸入業の登録は、製造所又は営業所ごとに厚生労働大臣が、販売業の登録は、店舗ごとにその店舗の所在地の都道府県知事が行う。

問7 毒物劇物営業者は、毒物又は劇物を直接に取り扱わない場合は、店舗ごとに毒物劇物取扱責任者を置く必要はない。

問8 次の文は、特定毒物に関する記述である。記述の正誤について、正しい組み合わせを下欄から選びなさい。（三重）

a 特定毒物研究者は、特定毒物を学術研究以外の用途に供してはならない。

b 特定毒物研究者は、特定毒物を輸入してはならない。

c 特定毒物を所持することができるのは、特定毒物研究者又は特定毒物使用者のみである。

d 特定毒物使用者は、品目や用途に制限を受けることなく特定毒物を使用することができる。

【下欄】

	a	b	c	d
1	正	誤	誤	誤
2	正	誤	正	誤
3	誤	正	正	正
4	誤	正	誤	誤

問9 次のうち、法第12条第2項の規定により、毒物又は劇物の製造業者が、その製造した毒物又は劇物の容器及び被包に表示しなければ、販売してはならないとされている事項として、定められていないものはどれか。（愛知）

1 毒物又は劇物の名称

2 毒物又は劇物の成分及びその含量

3 毒物又は劇物の製造業者の住所（法人にあっては、その主たる事務所の所在地）

4 毒物劇物取扱責任者の氏名

問10 車両を使用して、1回の運搬につき1,000キログラムを超える毒物又は劇物の運搬を他に委託するときは、その荷送人は運送人に対し、あらかじめ書面を交付しなければならない。次のうち、この書面に記載しなければならない事項として、誤っているものはどれか。（静岡）
1 毒物又は劇物の数量
2 毒物又は劇物の成分
3 毒物又は劇物の製造業者の氏名
4 事故の際に講じなければならない応急の措置の内容

問11 毒物又は劇物の容器及び被包への表示に関する記述について、正しいものを1〜5の中から1つ選びなさい。（岐阜）
1 毒物については「医療用外」の文字及び赤地に白色をもって「毒物」の文字
2 毒物については「医薬部外」の文字及び赤地に白色をもって「毒物」の文字
3 毒物については「医薬用外」の文字及び白地に黒色をもって「毒物」の文字
4 劇物については「医薬用外」の文字及び白地に赤色をもって「劇物」の文字
5 劇物については「医薬用外」の文字及び赤地に白色をもって「劇物」の文字

問12 次のうち、アクリルニトリルを、車両を使用して1回につき6,000キログラム運搬する場合に2人分以上備えることとして、法令で定められていないものはどれか。（長野）
1 ヘルメット
2 保護手袋
3 保護長ぐつ
4 保護衣
5 有機ガス用防毒マスク

問13 次の記述のうち、毒物及び劇物取締法施行令の規定に照らし、着色に関する規制について、誤っているものの組み合わせはどれか。下欄の中から選びなさい。（山梨）
ア 毒物劇物営業者は、四アルキル鉛を含有する製剤は、赤色、青色、黄色

又は緑色に着色していなければ、特定毒物使用者に譲り渡してはならない。

イ　毒物劇物営業者は、モノフルオール酢酸アミドを含有する製剤は、青色に着色されていなければ、特定毒物使用者に譲り渡してはならない。

ウ　加鉛ガソリンの製造業者は、紫色に着色されたものでなければ販売してはならない。

エ　毒物劇物営業者は、ジメチルエチルメルカプトエチルチオホスフェイトを含有する製剤は紅色に着色されていなければ特定毒物使用者に譲り渡してはならない。

オ　毒物劇物営業者は、モノフルオール酢酸の塩類を含有する製剤は、濃紺色に着色されていなければ、特定毒物使用者に譲り渡してはならない。

１　ア、ウ　　２　ア、オ　　３　イ、ウ　　４　イ、エ　　５　ウ、オ

問題　毒物及び劇物取締法施行令第40条に関する記述について、（　　）の中に入れるべき字句として正しいものはどれか。（福井）

法第15条の２の規定により、毒物若しくは劇物又は法第11条第２項に規定する政令で定める物の廃棄の方法に関する技術上の基準を次のように定める。

一　中和、加水分解、酸化、還元、（　**問14**　）その他の方法により、毒物及び劇物並びに法第11条第２項に規定する政令で定める物のいずれにも該当しない物とすること。

二　ガス体又は揮発性の毒物又は劇物は、保健衛生上危害を生ずるおそれがない場所で、少量ずつ放出し、又は（　**問15**　）させること。

三　（　**問16**　）の毒物又は劇物は、保健衛生上危害を生ずるおそれがない場所で、少量ずつ燃焼させること。

四　前各号により難い場合には、地下（　**問17**　）以上で、かつ、地下水を汚染するおそれがない地中に確実に埋め、海面上に引き上げられ、若しくは浮き上がるおそれがない方法で海水中に沈め、又は保健衛生上危害を生ずるおそれがないその他の方法で処理すること。

問14	1　燃焼	2　濃縮	3　蒸発	4　稀釈
問15	1　蒸発	2　燃焼	3　拡散	4　揮発
問16	1　可燃性	2　難溶性	3　液体	4　固体
問17	1　１メートル	2　３メートル	3　５メートル	4　７メートル

問題 次の文章は、毒物及び劇物取締法の条文の抜粋である。（　　）内にあてはまる正しい語句を選択肢から選びなさい。（富山）

（毒物又は劇物の交付の制限等）

第15条　毒物劇物営業者は、毒物又は劇物を次に掲げる者に交付してはならない。

一　（ **問18** ）の者

二～三　略

2　毒物劇物営業者は、厚生労働省令の定めるところにより、その交付を受ける者の（ **問19** ）を確認した後でなければ、第3条の4に規定する政令で定める物を交付してはならない。

3　毒物劇物営業者は、帳簿を備え、前項の確認をしたときは、厚生労働省令の定めるところにより、その確認に関する事項を記載しなければならない。

4　毒物劇物営業者は、前項の帳簿を、最終の記載をした日から（ **問20** ）、保存しなければならない。

【選択肢】

問18　1　15歳未満　2　18歳以下　3　18歳未満　4　20歳以下
　　　　5　20歳未満

問19　1　年齢　2　使用目的　3　氏名及び年齢　4　氏名及び住所
　　　　5　氏名及び使用目的

問20　1　1年間　2　2年間　3　3年間　4　5年間　5　10年間

第2回模擬試験問題（化学）

解答はp.312

問21　次のうち、アルカリ土類金属元素はどれか。（新潟）
1　ヘリウム
2　リチウム
3　カルシウム
4　アルミニウム

問22　脂肪族炭化水素はどれか。（神奈川）
1　スチレン　　2　ナフタレン　　3　アセチレン　　4　キシレン
5　トルエン

問23 塩化アンモニウム、酢酸ナトリウム、硝酸、水酸化バリウムそれぞれの0.1mol/L水溶液について、pHの小さいものから並べた順番として、正しいものはどれか。（東京）

1 硝酸 ＜ 酢酸ナトリウム ＜ 塩化アンモニウム ＜ 水酸化バリウム
2 硝酸 ＜ 塩化アンモニウム ＜ 酢酸ナトリウム ＜ 水酸化バリウム
3 水酸化バリウム ＜ 塩化アンモニウム ＜ 酢酸ナトリウム ＜ 硝酸
4 水酸化バリウム ＜ 酢酸ナトリウム ＜ 塩化アンモニウム ＜ 硝酸

問24 10w/w%水酸化カルシウム水溶液300gに20w/w%水酸化カルシウム水溶液200gを加えると、何w/w%の水酸化カルシウム水溶液ができるか。正しいものを下欄から1つ選びなさい。（千葉）

【下欄】

1 12.0w/w%　　2 14.0w/w%　　3 15.0w/w%　　4 16.0w/w%
5 18.0w/w%

問25 次のうち、メタン（CH_4）4.0gが完全燃焼する時、生成する水の質量として、正しいものを選びなさい。なお、メタンが完全燃焼する時の化学反応式は次のとおりとし、各物質の分子量は、$CH_4=16$、$O_2=32$、$CO_2=44$、$H_2O=18$とする。（埼玉）

［化学式反応式］ $CH_4 + 2O_2 \rightarrow CO_2 + 2H_2O$

1 4.5g　　2 8.0g　　3 9.0g　　4 18.0g

問26 次の物質とその炎色反応の組み合わせのうち、正しいものはどれか。（群馬）

物質　　　　　　　　炎色反応
ア　カリウム（K）　—　黄色
イ　ナトリウム（Na）　—　深緑色
ウ　リチウム（Li）　—　深紅色
エ　バリウム（Ba）　—　黄緑色

1 ア、イ　　2 ア、エ　　3 イ、ウ　　4 ウ、エ

問27 6mol/Lの水酸化ナトリウム水溶液50mL中に含まれる水酸化ナトリウムの質量は何gか。ただし、原子量は、Na＝23、O＝16、H＝1とする。（栃木）

1 6　　2 12　　3 18　　4 24

問28 次の記述の法則名はどれか。(茨城)

『同温、同圧のもとで、同体積の気体は、気体の種類に関係なく、同数の分子を含む。』
1　質量保存の法則　　2　気体反応の法則　　3　アボガドロの法則
4　定比例の法則　　　5　倍数比例の法則

問29 次のうち、pH 2の水溶液の性質に関する記述として、最も適当なものはどれか。(東北六県合同：青森、岩手、宮城、秋田、山形、福島)
1　フェノールフタレイン溶液を加えると、赤色になる。
2　赤色リトマス紙を青色に変える。
3　BTB(ブロモチモールブルー)溶液を加えると、黄色になる。
4　メチルオレンジ溶液を加えると、黄色になる。

問30 次のうち、過マンガン酸カリウムに塩酸を加えると塩素が発生する反応として、正しいものはどれか。(北海道)
1　$KMnO_4 + 8HCl \rightarrow KCl + MnCl_3 + 4H_2O + 2Cl_2$
2　$2KMnO_4 + 16HCl \rightarrow 2KCl + 2MnCl_2 + 8H_2O + 5Cl_2$
3　$KMnO_3 + 6HCl \rightarrow KCl + MnCl_3 + 3H_2O + Cl_2$
4　$K_2MnO_3 + 6HCl \rightarrow 2KCl + MnCl_2 + 3H_2O + Cl_2$

問題 オゾンに関する以下の記述について、(　)に入る最も適当な字句を下欄の1～3の中からそれぞれ1つ選びなさい。(中国五県：鳥取・島根・岡山・広島・山口)

オゾンは酸素の同素体である。

製法は、酸素に(**問31**)を当てるか、乾いた空気中での無声放電によって、酸素をオゾンに変化させる。

性質としては、特有のにおいがある(**問32**)の(**問33**)である。

さらに、強い(**問34**)作用や殺菌作用をもち、空気や飲料水の殺菌、動物性繊維の漂白などに利用されている。

また、湿ったヨウ化カリウムデンプン紙を(**問35**)にし、空気中のオゾン検出に用いられる。

【下欄】
問31　1　電波　　2　γ線　　3　紫外線
問32　1　淡青色　　2　淡黄色　　3　無色
問33　1　固体　　2　気体　　3　液体

問題　アルコールの酸化反応に関する次の記述について、 **問36** 〜 **問38** の中に入る最も適当なものはどれか。（福井）

第一級アルコールを酸化すると、まず（　**問36**　）になり、さらに酸化すると、（　**問37**　）を生成する。第二級アルコールを酸化すると（　**問38**　）を生成する。

問36　1　アルデヒド　　　2　エーテル　　　3　ケトン　　　4　アミン
問37　1　アルキン　　　2　シクロアルカン　　　3　スルホン酸
　　　4　カルボン酸
問38　1　アルデヒド　　　2　エーテル　　　3　ケトン　　　4　アミン

問39　せっけんに関する以下の記述について、（　　　）の中に入れるべき字句の最も適当な組み合わせを下から１つ選びなさい。（九州・沖縄統一：福岡・大分・佐賀・熊本・長崎・宮崎・鹿児島・沖縄）

（　ア　）の脂肪酸と（　イ　）の水酸化ナトリウムの塩であるせっけんは、水溶液の中で加水分解して（　ウ　）を示す。

	ア	イ	ウ
1	弱酸	強塩基	弱塩基性
2	弱酸	弱塩基	弱酸性
3	強酸	弱塩基	弱塩基性
4	強酸	強塩基	弱酸性

問40　次の問題について、（　　　）内にあてはまる数値を求めなさい。ただし、原子量は、水素を１、炭素を12、酸素を16、ナトリウムを23、塩素を35.5、硫黄を32とし、標準状態での１molの気体の体積は22.4Lとする。（愛媛）

0.10mol/Lの塩酸30mLに、0.10mol/Lの水酸化ナトリウム水溶液10mLを加え、さらに水を加えて全体を200mLにした溶液のpHは（　**問40**　）である。ただし、強酸及び強塩基の電離度は1.0とし、混合する前後で溶液の体積の総量に変化はないものとする。

第2回模擬試験問題
（一般）

解答はp.313

問41 次のa～eのうち、すべての物質が毒物に指定されているものの、正しい組み合わせを1～5から1つ選べ。ただし、物質はすべて原体とする。（関西広域連合：滋賀、京都、大阪、兵庫、奈良、和歌山、鳥取、徳島）

a　臭化銀、重クロム酸カリウム、メチルアミン
b　ジボラン、セレン化水素、四弗化硫黄
c　塩化第二水銀（別名：塩化水銀（Ⅱ））、塩化ホスホリル、酢酸タリウム
d　ジクロル酢酸、2-メルカプトエタノール、モノフルオール酢酸
e　ヒドラジン、弗化スルフリル、ホスゲン

1　a、b　　2　a、d　　3　b、e　　4　c、d　　5　c、e

問題 次の物質の貯蔵方法として、最も適するものを、下欄から選びなさい。（香川）
問42 カリウム
問43 アクリルアミド
問44 弗化水素酸
問45 ピクリン酸

【下欄】
1　銅、鉄、コンクリート又は木製のタンクにゴム、鉛、ポリ塩化ビニルあるいはポリエチレンのライニングを施したものを用いて貯蔵する。火気厳禁。
2　少量ならばガラス瓶、多量ならばブリキ缶又は鉄ドラム缶を用い、酸類とは離して風通しの良い乾燥した冷所に密栓して貯蔵する。
3　高温又は紫外線下では容易に重合するので、冷暗所に貯蔵する。
4　空気中にそのまま貯蔵することはできないため、通常石油中に貯蔵する。水分の混入、火気を避けて貯蔵する。
5　火から遠ざけて冷所に貯蔵する。ヨード、硫黄、ガソリン、アルコールと離して貯蔵する。鉄、鉛、銅等の金属容器を使用しないこと。

問題 以下の物質の注意事項について、最も適当なものを下欄の1～5の中からそれぞれ1つ選びなさい。（中国五県：鳥取・島根・岡山・広島・山口）
問46 沃化水素酸
問47 メタクリル酸

| 問48 | 三酸化二ヒ素 |
| 問49 | キシレン |

【下欄】

1 大部分の金属、コンクリート等を腐食する。この物質自体に爆発性や引火性はない金属と反応してガスを発生し、このガスが空気と混合して引火爆発するおそれがある。

2 火災等で強熱されると発生する煙霧は、少量の吸入であっても強い溶血作用がある。

3 重合防止剤が添加されているが、加熱、直射日光、過酸化物、鉄錆等により重合がはじまり、爆発することがある。

4 可燃物と混合すると常温でも発火することがあり、200℃付近に加熱するとルミネッセンスを発しながら分解する。

5 引火しやすく、また、その蒸気は空気と混合して爆発性混合ガスとなるので火気は絶対に近づけず、静電気に対する対策を十分考慮する。

問題 次の物質の貯蔵方法として、最も適当なものを下欄から選びなさい。（三重）

問50	トリクロル酢酸
問51	ナトリウム
問52	ベタナフトール
問53	黄燐^{りん}

黄燐（りん）

【下欄】

1 空気中にそのまま貯蔵することができないため、通常、石油中に貯蔵する。

2 潮解性があるため、密栓して冷所に貯蔵する。

3 空気や光線に触れると赤変するため、遮光して貯蔵する。

4 空気に触れると発火しやすいので、水中に沈めて瓶に入れ、さらに砂を入れた缶中に固定して、冷暗所に貯蔵する。

問題 次の各問の劇物の性状として、最も適当なものは下の選択肢のうちどれか。（愛知）

問54	硝酸銀
問55	アニリン
問56	臭化銀
問57	酢酸エチル

【選択肢】
1　無色透明な結晶で、水に溶ける。光によって分解して黒変する。
2　特有の臭気がある無色透明な液体で、空気に触れると赤褐色を呈する。
3　可燃性の無色透明の液体で、果実様の芳香を発する。
4　淡黄色粉末で、水に難溶である。シアン化カリウム水溶液に可溶である。

問58　次は、ジメチル－２,２－ジクロルビニルホスフェイト（別名：DDVP）について述べたものであるが、（　　）内に入る語句の組み合わせとして、正しいものはどれか。（静岡）

刺激性で、微臭のある比較的揮発性の（　ア　）の液体である。

（　イ　）の一種で、毒性としては、激しい中枢神経刺激と（　ウ　）刺激が生じる。

	ア	イ	ウ
1	無色油状	有機燐製剤	副交感神経
2	無色油状	パラコート製剤	交感神経
3	赤褐色水性	有機燐製剤	交感神経
4	赤褐色水性	パラコート製剤	副交感神経

問題　次の物質の鑑別方法について、最も適当なものを下欄から1つ選びなさい。（岐阜）
問59　ベタナフトール
問60　四塩化炭素
【下欄】
1　水蒸気蒸留して得られた留液に、水酸化ナトリウム溶液を加えてアルカリ性とし、硫酸第一鉄溶液及び塩化第二鉄溶液を加えて熱し、塩酸で酸性とすると藍色を呈する。
2　アルコール性の水酸化カリウムと銅紛とともに煮沸すると、黄赤色の沈殿を生じる。
3　希釈水溶液に塩化バリウムを加えると、白色の沈殿を生じる。
4　水溶液を酢酸で弱酸性にして酢酸カルシウムを加えると、結晶性の沈殿を生じる。
5　水溶液に塩化第二鉄溶液を加えると類緑色を呈し、のちに白色沈殿を生じる。

問61　毒性に関する次の記述の正誤について、正しいものの組み合わせはどれか。（長野）

a　LD$_{50}$の値が小さいほど、その物質の致死毒性は強いといえる。

b　血液成分に変化を与え、又は破壊し、呼吸困難をきたすものを神経毒という。

c　薬品や毒性物質を長期間、反復して吸収し続けると発生する中毒を「慢性中毒」という。

	a	b	c
1	正	正	正
2	正	正	誤
3	正	誤	正
4	誤	誤	正
5	誤	誤	誤

問題　次の物質の分類として、正しいものはどれか。下欄の中から選びなさい。（山梨）

問62　１・３－ジカルバモイルチオ－２－（N・N－ジメチルアミノ）－プロパン塩酸塩（別名：カルタップ）

問63　エチル＝（Z）－３－〔N－ベンジル－N－〔〔メチル（１－メチルチオエチリデンアミノオキシカルボニル）アミノ〕チオ〕アミノ〕プロピオナート（別名：アラニカルブ）

問64　２・３・５・６－テトラフルオロ－４－メチルベンジル＝（Z）－（１RS・３RS）－３－（２－クロロ－３・３・３－トリフルオロ－１－プロペニル）－２・２－ジメチルシクロプロパンカルボキシラート（別名：テフルトリン）

問65　ジメチル－４－メチルメルカプト－３－メチルフェニルチオホスフェイト（別名：フェンチオン）

問66　５－メチル－１・２・４－トリアゾロ〔３・４－b〕ベンゾチアゾール（別名：トリシクラゾール）

【下欄】

1　カーバメート系殺虫剤

2　メラニン生合成阻害殺菌剤

3　ピレスロイド系殺虫剤
4　ネライストキシン系殺虫剤
5　有機リン系殺虫剤

問題　次の物質を含有する製剤について、劇物の扱いから除外される濃度の上限として、正しいものはどれか。（北海道）

ア　エチルジフェニルジチオホスフェイト（別名：エジフェンホス、EDDP）（ **問67** ）以下

イ　シアナミド（ **問68** ）以下

ウ　ジメチルジチオホスホリルフェニル酢酸エチル（別名：フェントエート、PAP）（ **問69** ）以下

エ　2′,4−ジクロロ−α,α,α−トリフルオロ−4′−ニトロメタトルエンスルホンアニリド（別名：フルスルファミド）（ **問70** ）以下

問67	1　1%	2　2%	3　3%	4　6%
問68	1　1%	2　3%	3　6%	4　10%
問69	1　1%	2　2%	3　3%	4　6%
問70	1　0.1%	2　0.3%	3　0.6%	4　1%

問題　次の物質の廃棄方法として、最も適切なものを選択肢から選びなさい。（富山）

問71　エチレンクロルヒドリン

問72　アンモニア

問73　S−メチル−N−［（メチルカルバモイル）−オキシ］−チオアセトイミデート（別名：メトミル（メソミル））

問74　塩化第一銅

問75　硫酸亜鉛

【選択肢】

1　水に溶かし、水酸化カルシウム、炭酸カルシウム等の水溶液を加えて処理し、沈殿ろ過して埋立処分する。

2　水で希薄な水溶液として、酸（希塩酸、希硫酸等）で中和させた後、多量の水で希釈して処理する。

3　可燃性溶剤とともにスクラバーを備えた焼却炉で焼却する。焼却炉は有機ハロゲン化合物を焼却するのに適したものとする。

4　セメントを用いて固化し、埋立処分する。

5　可燃性溶剤とともにスクラバーを備えた焼却炉の火室へ噴霧し、焼却す

る。又は、水酸化ナトリウム水溶液等と加温して加水分解する。

問76 常温常圧下で液体であるものはどれか。（新潟）
1 チアクロプリド
2 ２－チオ－３・５－ジメチルテトラヒドロ－１・３・５－チアジアジン
（別名：ダゾメット）
3 カルボスルファン
4 ジエチル－３・５・６－トリクロル－２－ピリジルチオホスフェイト
（別名：クロルピリホス）

問題 次の物質について、原体の性状及び製剤の用途の説明として最も適当なものの番号を下欄から選びなさい。（神奈川）
問77 ２'，４－ジクロロ－α，α，α－トリフルオロ－４'－ニトロメタトルエンスルホンアニリド【別名：フルスルフアミド】
問78 ２－クロルエチルトリメチルアンモニウムクロリド【別名：クロルメコート】
問79 ２－ジフェニルアセチル－１,３－インダンジオン【別名：ダイファシノン】
問80 １－（６－クロロ－３－ピリジルメチル）－Ｎ－ニトロイミダゾリジン－２－イリデンアミン【別名：イミダクロプリド】
【下欄】
1 無色結晶で無臭。小麦やハイビスカスの植物成長調整剤として用いられる。
2 白色の結晶性粉末。野菜や花き等の土壌病害を防除する土壌殺菌剤や除草剤等として用いられる。
3 黄色の結晶性粉末。農地や山林の農作物に対する殺鼠剤として用いられる。
4 弱い特異臭のある無色の結晶。稲、野菜、果樹等のウンカ類、アブラムシ類、カメムシ類等の害虫を防除する殺虫剤として用いられる。
5 淡黄色の結晶性粉末。アブラナ科野菜の根こぶ病等の病害を防除する土壌殺菌剤として用いられる。

問題 次は、水酸化ナトリウムの安全データシートの一部である。**問81**〜
問85 の問いに答えなさい。（東京）

安全データシート
　　　　作　成　日　令和5年7月9日
　　　　氏　　　名　株式会社　A　社
　　　　住　　　所　東京都新宿区西新宿2-8-1
　　　　電話番号　03-5321-1111

【製品名】　水酸化ナトリウム

【組成及び成分情報】
　　化学名　　　：水酸化ナトリウム
　　化学式　　　：　①
　　CAS番号：1310－73－2

【取扱い及び保管上の注意】
　　　②

【物理的及び化学的性質】
　　外観等：　③　の粒状固体
　　臭い　：無臭
　　溶解性：エタノールに　④

【安定性及び反応性】
　　　⑤

【廃棄上の注意】
　　　⑥

問81　　①　にあてはまる化学式はどれか。

1　KOH
2　Na_2SiF_6
3　NaOH
4　HCHO

問82　　②　にあてはまる「取扱い及び保管上の注意」の正誤について、
正しい組み合わせはどれか。

a 皮膚や目につかないように、適切な保護具を着用する。
b 光、熱により分解して、有害な窒素酸化物のガスを生成するため、直射日光を避けて保管する。
c 二酸化炭素と水を吸収する性質が強いため、容器を密栓して保管する。

	a	b	c
1	正	正	正
2	正	正	誤
3	正	誤	正
4	誤	正	正

問83 ③ 、 ④ にあてはまる「物理的及び化学的性質」として、正しい組み合わせはどれか。

	③	④
1	白色	溶けやすい
2	白色	ほとんど溶けない
3	緑色	溶けやすい
4	緑色	ほとんど溶けない

問84 ⑤ にあてはまる「安全性及び反応性」の正誤について、正しい組み合わせはどれか。
a 水溶液はアルミニウム、錫、亜鉛等の金属を腐食し、水素を発生させる。
b 酸性物質と反応することはない。
c 揮発性が高く、引火しやすい。

	a	b	c
1	正	誤	誤
2	誤	正	誤
3	誤	誤	正
4	誤	誤	誤

問85 ⑥ にあてはまる「廃棄上の注意」として、最も適切なものはどれか。
1 可燃性溶剤等の燃料とともに、アフターバーナー及びスクラバーを備えた焼却炉で焼却する。

2　セメントを用いて固化し、溶出試験を行い、溶出量が判定基準以下であることを確認して埋立処分する。

3　活性汚泥法により処分する。

4　水を加えて希薄な水溶液とし、希塩酸で中和させた後、多量の水で希釈して処理する。

問題　次の物質の毒性について、最も適切なものを下欄からそれぞれ１つ選びなさい。（千葉）

問86　蓚酸（しゅう）

問87　クロム酸ナトリウム

問88　メタノール

問89　水酸化カリウム

問90　クロロホルム

【下欄】

1　頭痛、めまい、嘔吐、下痢、腹痛などを起こし、致死量に近ければ麻酔状態になり、視神経が侵され、眼がかすみ、失明することがある。

2　口と食道が赤黄色に染まり、後に青緑色に変化する。腹痛を起こし、血の混じった便をする。重症になると、尿に血が混ざり、痙攣を起こし、さらに気を失う。

3　原形質毒であり、脳の節細胞を麻酔させ、赤血球を溶解する。

4　血液中のカルシウム分を奪取し、神経系を侵す。急性中毒症状は、胃痛、嘔吐、口腔・咽喉の炎症、腎障害である。

5　高濃度の水溶液は、腐食性が強く、皮膚に触れると激しく侵す。ダストやミストを吸入すると、呼吸器官を侵し、眼に入った場合には、失明のおそれがある。

問題　次の物質の性状、鑑別法について答えなさい。（埼玉）

●過酸化水素水について、次の問題に答えなさい。

問91　性状として、正しいものを別紙から選びなさい。

問92　鑑識法として、適切なものを次のうちから選びなさい。

1　過マンガン酸カリウムを混合すると、退色する。

2　ヨウ化亜鉛を混合すると、退色する。

●ホルマリンについて、次の問題に答えなさい。

問93　性状として、正しいものを別紙から選びなさい。

問94　鑑識法に関する記述として、適切なものを選びなさい。

第５章　模擬試験（第２回・特定品目）

307

1　さらし粉を加えると紫色を呈する。
2　アンモニア水を加え、さらに硝酸銀溶液を加えると、金属銀を析出する。また、フェーリング溶液とともに熱すると、赤色の沈殿を生ずる。

●重クロム酸アンモニウムについて、次の問題に答えなさい。
問95　性状として、正しいものを別紙から選びなさい。
問96　廃棄方法として、最も適切なものを選びなさい。
1　分解法
2　還元沈殿法

●酸化第二水銀について、次の問題に答えなさい。
問97　性状として、正しいものを別紙から選びなさい。
問98　鑑識法として、適切なものを選びなさい。
1　無水炭酸ナトリウムの粉末とともに吹管炎で熱灼すると特有の臭いを出し、冷えると赤色の塊となる。
2　試験管に入れて熱するとはじめに黒色に変わり、さらに熱すると完全に揮散する。

●蓚酸について、次の問題に答えなさい。
問99　性状として、正しいものを別紙から選びなさい。
問100　鑑識法に関する記述として、適切なものを選びなさい。
1　水溶液をアンモニア水で弱アルカリ性にして塩化カルシウムを加えると、白色沈殿を生じる。
2　水溶液に水酸化カルシウムを加えると赤色沈殿を生じる。

【別紙】
1　赤色又は黄色の粉末で水に難溶であるが、酸には易溶である。
2　刺激臭を有し、常温では無色透明な液体であるが、低温では析出が起こり混濁する。
3　橙赤色の結晶で、185℃で気体の窒素を生成し、ルミネッセンスを発して分解する。
4　結晶水を有する無色の稜柱状結晶で、乾燥空気中で風化し、加熱すると昇華するが、急に加熱すると分解する。
5　無色透明の液体で、強い酸化力と還元力を併有しており、アルカリ存在下では分解作用が著しい。

問1 4

問2 3

（施行令第16条）ジメチルエチルメルカプトエチルチオホスフエイト：かんきつ類、りんご、なし、ぶどう、桃、あんず、梅、ホツプ、なたね、桑、しちとうい又は食用に供されることがない観賞用植物若しくはその球根の害虫の防除

問3 4　　**問4** 2　　**問5** 1　毒物及び劇物の表示基準。（➡p.35）

問6 4　シンナー等の乱用の禁止規定。（➡p.17）

問7 1　毒物劇物取扱責任者の資格。（➡p.29）

問8 4

エ：毒物及び劇物取締法（毒物又は劇物の取扱）

第十一条　毒物劇物営業者及び特定毒物研究者は、毒物又は劇物が盗難にあい、又は紛失することを防ぐのに必要な措置を講じなければならない。

　2　毒物劇物営業者及び特定毒物研究者は、毒物若しくは劇物又は毒物若しくは劇物を含有する物であつて政令で定めるものがその製造所、営業所若しくは店舗又は研究所の外に飛散し、漏れ、流れ出、若しくはしみ出、又はこれらの施設の地下にしみ込むことを防ぐのに必要な措置を講じなければならない。

　3　毒物劇物営業者及び特定毒物研究者は、その製造所、営業所若しくは店舗又は研究所の外において毒物若しくは劇物又は前項の政令で定める物を運搬する場合には、これらの物が飛散し、漏れ、流れ出、又はしみ出ることを防ぐのに必要な措置を講じなければならない。

　4　毒物劇物営業者及び特定毒物研究者は、毒物又は厚生労働省令で定める劇物については、その容器として、飲食物の容器として通常使用される物を使用してはならない。

問9 1

ア：施行令第40条の９　毒物劇物営業者は、前項の規定により提供した毒物又は劇物の性状及び取扱いに関する情報の内容に変更を行う必要が生じたときは、速やかに、当該譲受人に対し、変更後の当該毒物又は劇物の性状及び取扱いに関する情報を提供するよう努めなければならない。

ウ：施行令第40条の９　物劇物営業者は、毒物又は劇物を販売し、又は授与するときは、その販売し、又は授与する時までに、譲受人に対し、当該毒

物又は劇物の性状及び取扱いに関する情報を提供しなければならない。ただし、当該毒物劇物営業者により、当該譲受人に対し、既に当該毒物又は劇物の性状及び取扱いに関する情報の提供が行われている場合その他厚生労働省令で定める場合は、この限りでない。

問10　1　業務上取扱者（➡p.45）

第 1 回模擬試験解答解説
（化学）
問題はp.279

問11　2　水に塩基を溶解すると水酸化物イオン(OH^-)とカチオンに解離する。弱酸（酢酸）は濃度が高い時には電離度が低く、濃度が薄くなると電離度が高くなる。

問12　2　中和滴定において、中和点の水溶液は必ず中性を示すわけではない。例えば、強酸と弱塩基の中和においては、中和点の水溶液は酸性を示す。

問13　4　dの価電子の数は7（➡p.57）

問14　3　エタノールC_2H_5OH、酢酸CH_3COOH、ホルムアルデヒド$HCHO$、ジメチルエーテルCH_3OCH_3

問15　4　0.2mol/L×2価×500mL＝0.4mol/L×1価×VmL　　VmL＝500mL

問16　2　銅に希塩酸を加えても水素は発生しない。金は、熱濃硫酸に加えても溶けない。

問17　2　0.35×250÷0.25＝350g　350g－250g＝100g

問18　4　Na^+を含む水溶液は沈殿物を作らない。金属イオンの定性分析（➡p.116）

問19　4　ダニエル電池（➡p.113）

問20　4
　スクロース：グルコース＋フルクトースの二糖類
　セルロース：$α$-または$β$-グルコースが多数結合した多糖類
　ラクトース：グルコース＋乳糖の二糖類

第 1 回模擬試験解答解説
（一般）
問題はp.282

問21　2
　燐化亜鉛廃棄：酸化法。多量の次亜塩素酸ナトリウムと水酸化ナトリウムの

混合水溶液を撹拌しながら少量ずつ加えて酸化分解する。

問22　2　　問23　5　　問24　1　　問25　1　　濃度除外を持つ薬品（➡p.140）

問26　5　　問27　2　　問28　4　　問29　1　　問30　3

アクロレインは安定剤を加える、ブロムメチルは圧縮冷却と圧縮容器、クロロホルムはアルコールを加える、ナトリウムは石油中、弗化水素酸はポリエチレンのライニングといったキーワードを覚えるとよい。

問31　4　　問32　3　　問33　1　　問34　3　　問35　2

硝酸銀：（➡p.251）、アニリン：（➡p.220）、メチルスルホナール：無色無臭で光沢のある葉状結晶　用途：催眠剤、殺鼠剤　木炭と共に熱するとメルカプタンの臭気を放つ

問36　3　　問37　1　　問38　2

メタクリル酸（➡p.267）、過酸化尿素（➡p.233）、ジボラン（➡p.201）

問39　2　硝酸（➡p.250）　　問40　4　ホルマリン（➡p.266）

第 1 回模擬試験解答解説（農業用品目）

問題はp.285

問41　2　　問42　2　　問43　3　　問44　4　　問45　4

クロルピクリン（➡p.239）

問46　5　農業用品目一覧は、「毒物及び劇物取締法施行規則　別表第一」を参照。

アバメクチン：毒物（1.8%以下含有製剤劇物）　別名アベルメクチンB1

用途　殺虫剤・寄生虫駆除剤　アベルメクチンB1aとアベルメクチンB1bの混合物。単に「アバメクチン」と表した場合は、これらの混合物を指す。

問47　4　　問48　1　　問49　3　　問50　2

問51　6　　問52　1　　問53　5　　問54　7　　問55　2

問56　3　　問57　3　　問58　4　　問59　2　　問60　2

第 1 回模擬試験解答解説（特定品目）

問題はp.288

問61　4　　問62　2　　問63　1　　問64　3　　問65　5

性状について問われやすい毒物・劇物（➡p.143）

問66　5　　問67　4　　問68　2　　問69　3　　問70　1

貯蔵方法について問われやすい毒物・劇物 （➡p.156）

| 問71 | 2 | 問72 | 4 | 問73 | 4 | 問74 | 3 | 問75 | 2 |
| 問76 | 5 | 問77 | 2 | 問78 | 4 | 問79 | 3 | 問80 | 1 |

鑑別方法を問われやすい毒物・劇物 （➡p.169）

第2回模擬試験解答解説
（法規）

問題はp.291

問1 3　1．保健衛生上の見地　2．医薬品及び医薬部外品以外のもの　4．全国で毒物劇物取扱責任者となれる　5．特定品目を取り扱う輸入業

問2 2　四アルキル鉛を1％含有する製剤は毒物、ホルムアルデヒドは1％以下で普通物。

問3 1

問4 2　登録票の記載事項に変更が生じたときは、登録票の書換え交付を申請することができる。

問5 1

問6 2　製造業または輸入業の登録は所在地の都道府県知事が行う。

問7 1

問8 1　b．特定毒物研究者は特定毒物を輸入できる　c．毒物劇物営業者も所持できる　d．品目や用途が決められている

問9 4　**問10** 3

問11 4　毒物については「医薬用外」の文字及び赤地に白色をもって「毒物」の文字。

問12 1　運搬する車両に備える保護具 （➡p.177）

問13 5　ウ．オレンジに着色しなければならない。

オ．深紅色に着色しなければならない。

問14 4　**問15** 4　**問16** 1　**問17** 1

毒物・劇物の廃棄方法の基準 （➡p.45）

問18 3　**問19** 4　**問20** 4

毒物及び劇物の譲渡には手続きがある （➡p.38）

第2回模擬試験解答解説
（化学）

問題はp.295

問21 3　ヘリウムは貴ガス、リチウムはアルカリ金属、アルミニウムは13族ホウ素族の金属元素。

問22　3　スチレン：芳香族炭化水素　ナフタレン：多環芳香族炭化水素
キシレン：芳香族炭化水素　トルエン：芳香族炭化水素

問23　2　硝酸（HNO_3）は強酸、塩化アンモニウム（NH_4Cl）はアンモニア
（弱塩基）と塩酸（強酸）の塩なので弱酸、酢酸ナトリウムは酢酸（弱酸）
と水酸化ナトリウム（強塩基）の塩なので弱塩基、水酸化バリウムは強塩基。

問24　2　（300g×0.1＋200g×0.2）÷（300g＋200g）＝0.14

問25　3　4.0g÷16＝0.25mol　0.25mol×2＝0.5mol　18g×0.5mol＝9g

問26　4　カリウム：紫色　ナトリウム：黄色

問27　2　NaOH分子量＝23＋16＋1＝40　6mol/L×40×0.05L＝12

問28　3

・質量保存の法則：閉鎖系においては時間が経過しても物質の総質量が保たれる。

・気体反応の法則：気体同士が反応するとき、同温・同圧のもとでは、反応に関する気体の体積の間に、簡単な整数比が成り立つ。

・定比例の法則：物質が化学反応する時、反応に関与する物質の質量の割合は、常に一定である。

・倍数比例の法則：2種類の元素AとBが化合して、いくつかの異なる化合物を作るとき、一定質量のAとBの質量の間には、簡単な整数比が成り立つ。

問29　3　フェノールフタレイン溶液は無色となる。赤色リトマス紙は赤色のままとなる。メチルオレンジ溶液は赤色となる。

問30　2　化学反応式（➡p.96）

問31　3　　問32　1　　問33　2　　問34　3　　問35　3

問36　1　　問37　4　　問38　3　アルコールの種類と反応（➡p.131）

問39　1

問40　2　水素イオン量0.1mol/L×0.03L＝0.003mol　水酸化物イオン量
0.1mol/L×0.01L＝0.001mol　中和後の水素イオン量0.003－0.001＝0.002mol
水素イオン濃度0.002mol÷0.2L＝0.01mol/L　0.01mol/L×1.0（電離度）
＝0.01mol/L＝$1.0×10^{-2}$　pH＝$-\log_{10}1.0×10^{-2}$＝2　pH2

第2回模擬試験解答解説
（一般）

問題はp.299

問41　3

特定毒物：モノフルオール酢酸

劇物：臭化銀、重クロム酸カリウム、メチルアミン、酢酸タリウム、ジクロ

ル酢酸

貯蔵方法について問われやすい毒物・劇物（➡p.156）　アクリルアミド（➡p.217）

貯蔵方法について問われやすい毒物・劇物（➡p.156）　トリクロル酢酸（➡p.257）

性状について問われやすい毒物・劇物（➡p.143）

第2回模擬試験解答解説
（農業用品目）

問題はp.302

問61　3　神経毒とは、生物学的、化学的、物理的な要因により、中枢神経系や末梢神経系の構造や機能に悪影響を及ぼす毒性を指す。

問62　4

問63　1　アラニカルブ：分子式$C_{17}H_{25}N_3O_4S_2$　白色結晶固体、無臭。植物体内への浸透移行性を有するカーバメート系の殺虫剤。

問64　3　　問65　5

問66　2　トリシクラゾール：浸透移行性の殺菌剤であり、その作用機構は病原菌のメラニン生合成の阻害であると考えられており、いもち病菌の稲体への侵入糸の形成を阻害して、予防効果を示す。無色結晶、無臭。

問67　2

問68　4　シアナミド：無色の吸湿性、潮解性の結晶。用途：有機合成原料、チオ尿素原料、農薬（植物成長調整剤）、医薬。

問69　3　フェントエート（PAP）：無色透明油状液体、有機リン臭。有機リン系殺虫剤であり、中枢神経系のアセチルコリンエステラーゼ活性を阻害する。

問70　2　フルスルファミド：淡黄色固体結晶、僅かな芳香臭（常温常圧下）。ベンゼンスルホンアニリド誘導体の土壌殺菌剤であり、根こぶ病菌の休眠胞子の発芽を抑制し、根毛への感染を阻害するとともに、主根及び側根への感染も抑制し防除する。

問71　3　　問72　2　　問73　5　　問74　4　　問75　1

314

問76 3
●チアクロプリド：黄色粉末、無臭。ネオニコチノイド系の殺虫剤であり、その作用機構は昆虫神経のシナプス後膜のニコチン性アセチルコリン受容体に結合し、神経の興奮とシナプス伝達の遮断を引き起こすことで殺虫活性を示す。
●ダゾメット：無色結晶、わずかな特徴的臭気。殺線虫・殺菌・除草剤であり、その作用機構は、土壌中で速やかにメチルイソチオシアネート（MITC）に分解し、MITCが土壌中の微生物等と接触して、それらのSH基を阻害する。
●カルボスルファン：褐色液体、明確な臭気なし。黄色澄明、粘稠性液体、無臭。カルボフラン誘導体のカーバメート系殺虫剤であり、その作用機構はカルボスルファンが変化したカルボフランが昆虫の神経伝達系に存在する、アセチルコリンエステラーゼの活性を阻害する。
●クロルピリホス：常温では無色または白色の結晶。メルカプタン臭。有機リン系の殺虫剤であり、中枢神経系のアセチルコリンエステラーゼ活性を阻害することにより殺虫活性を有する。

問77 5　フルスルファミドについては、p.314問70の解説参照。

問78 1　クロルメコートクロリド（クロルメコート）：無色結晶固体、無臭。成長抑制作用を有する植物成長調整剤。ジベレリンの生合成を阻害する。

問79 3　ダイファシノン：淡黄色結晶性粉末。ダイファシン系の殺鼠剤であり、田畑及び山林の野鼠（やそ）防除に使用が認められている。抗血液凝固作用がある。解毒剤（ビタミンK_1）を経口投与、静脈注射することにより回復する。

問80 4　イミダクロプリド：無色結晶、弱い特異臭。クロロニコチニル系の殺虫剤。天然の殺虫剤であるニコチンと共通の作用機構をもつが、稲の害虫に対する殺虫活性はニコチンの3000倍以上高く、他方、哺乳動物に対する毒性は9分1以下である。

第2回模擬試験解答解説（特定品目）
問題はp.305

問81 3　**問82** 3　**問83** 1　**問84** 1
問85 4　水酸化ナトリウム（➡p.253）
問86 4　**問87** 2　**問88** 1　**問89** 5　**問90** 3
毒性について問われやすい毒物・劇物（➡p.149）
問91 5　**問92** 1　**問93** 2　**問94** 2
問95 3　**問96** 2　重クロム酸アンモニウム（➡p.248）
問97 1　**問98** 2　酸化第二水銀（➡p.194）　**問99** 4　**問100** 1

法令・基礎化学 索引

索引 法令・基礎化学 索引

な行

は行

特定毒物・毒物・劇物名 索引

320

索引 特定毒物・毒物・劇物名 索引

323

324

●著者
松井 奈美子（まつい なみこ）
専門学校東京テクニカルカレッジ・バイオテクノロジー科卒業、同校助手を経て
バイオテクノロジー科専任講師となる。働きながら明星大学教育学部で教育学を
学び卒業。毒物劇物取扱責任者、上級バイオ技術者認定（日本バイオ技術教育学
会）、中学校・高等学校教諭一種免許（理科）、日本農芸化学会会員。現在、同校
にて、大腸菌を用いた遺伝子組換え実験や組換え酵素タンパク質解析などのバイ
オ実験教育を行うとともに、実験に用いる毒物、劇物を正しく取り扱うための安
全教育を担当している。また、長年、毒物劇物取扱責任者資格取得のための講座
を担当しており、多くの合格者を輩出している。シュノーケリングが趣味。

本書に関するお問い合わせは、書名・発行日・該当ページを明記の上、下記のいずれ
かの方法にてお送りください。電話でのお問い合わせはお受けしておりません。
・ナツメ社webサイトの問い合わせフォーム
　https://www.natsume.co.jp/contact
・FAX（03-3291-1305）
・郵送（下記、ナツメ出版企画株式会社宛て）
なお、回答までに日にちをいただく場合があります。正誤のお問い合わせ以外の書籍
内容に関する解説・受験指導は、一切行っておりません。あらかじめご了承ください。

●本文イラスト／なかの まいこ
●本文デザイン・DTP／有限会社プッシュ
●編集協力／山角 優子（有限会社ヴュー企画）
●編集担当／遠藤 やよい（ナツメ出版企画株式会社）

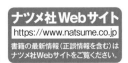

ナツメ社Webサイト
https://www.natsume.co.jp
書籍の最新情報（正誤情報を含む）は
ナツメ社Webサイトをご覧ください。

いっぱつごうかく
一発合格！　毒物劇物取扱者試験テキスト&問題集第3版

2011年7月26日　第1版第1刷発行
2019年8月1日　第2版第1刷発行
2024年4月4日　第3版第1刷発行
2024年12月1日　第3版第2刷発行

著　者　松井奈美子　　　©Matsui Namiko, 2011, 2019, 2024
発行者　田村正隆

発行所　株式会社ナツメ社
　　　　東京都千代田区神田神保町1-52 ナツメ社ビル1F（〒101-0051）
　　　　電話　03（3291）1257（代表）　FAX　03（3291）5761
　　　　振替　00130-1-58661
制　作　ナツメ出版企画株式会社
　　　　東京都千代田区神田神保町1-52 ナツメ社ビル3F（〒101-0051）
　　　　電話　03（3295）3921（代表）

印刷所　ラン印刷社

ISBN978-4-8163-7523-1　　　　Printed in Japan